国家执业资格考试应试宝典系列丛书

执业资格考试规划教材

2018 国家护士执业资格考试应试宝典·精练（上册）

总主编　喻友军　屈　刚
主　编　李耀军　张钱友
编　者　（按姓氏汉语拼音排序）
　　　　董小文　郭　勋　黄婉臻
　　　　李耀军　钱志勇　余尚昆
　　　　曾令斌　张钱友

科学出版社

北京

·版权所有　侵权必究·

举报电话：010-64030229；010-64034315；13501151303（打假办）

内　容　简　介

　　本书是"2018国家护士执业资格考试应试宝典"丛书之一。本书由具有多年护士执业资格考试辅导经验的教师团队编写。该团队对近些年来的考试题目进行了认真的研究，其辅导的中专学生连续九年参加全国护士执业资格考试平均通过率达95%以上，大专学生达100%。本书严格按照国家护士执业资格考试大纲要求，根据疾病所属系统进行命题，既考虑知识的全面性，又结合考试实际，突出重点，力求覆盖所有考点，并与本丛书《2018国家护士执业资格考试应试宝典·考点精粹》的内容紧密对接。本书包括消化系统疾病，皮肤及皮下组织疾病，妊娠、分娩和产褥期疾病，泌尿生殖系统疾病，肌肉骨骼系统和结缔组织疾病及肿瘤患者的护理等知识，共六章。题型分 A_1、A_2、A_3、A_4 四种，各种题型的题量都按照考试大纲的要求进行配置。对于一些学生不容易理解的难题用※进行标记，并在参考答案中给予解析。其中 A_3 及 A_4 型题全部配有解析，不再逐一标明。对于近两年新增考点，本书以综合病例题型加以考察并突出显示，方便学生有重点地复习，提高学习效率。

　　本书主要供参加国家护士执业资格考试的考生使用，也可作为自学考试、专升本考试、成人高考及在校学生学习期间的参考资料。

图书在版编目（CIP）数据

2018国家护士执业资格考试应试宝典·精练（上册）/ 李耀军，张钱友主编. —北京：科学出版社，2018.1

（国家执业资格考试应试宝典系列丛书·执业资格考试规划教材）

ISBN 978-7-03-055574-8

Ⅰ.2… Ⅱ.①李… ②张… Ⅲ. 护士–资格考试–习题集

Ⅳ. R192.6-44

中国版本图书馆 CIP 数据核字（2017）第287276号

责任编辑：张　茵　丁彦斌 / 责任校对：王晓茜
责任印制：赵　博 / 封面设计：张佩战

版权所有，违者必究。未经本社许可，数字图书馆不得使用

科 学 出 版 社 出版
北京东黄城根北街16号
邮政编码：100717
http://www.sciencep.com

三河市书文印刷有限公司　印刷
科学出版社发行　各地新华书店经销

*

2018年1月第　一　版　开本：787×1092　1/16
2018年1月第一次印刷　印张：9 3/4
字数：249 600
定价：42.50元
（如有印装质量问题，我社负责调换）

总 前 言

"2018国家护士执业资格考试应试宝典"丛书为国家护士执业资格考试的复习参考书。本丛书以近年来护士执业资格考试考点为参照，认真分析研究了历年考试真题所覆盖的知识点，并采纳众多考生的反馈意见，汲取国内目前已出版的各种护士执业考试辅导用书的优点，总结自2009年来编者所在院校教学与护考的成功经验精编而成，力求为广大考生提供最全面、最精要的备考知识，让考生用最少的复习时间，掌握最多的知识点，取得最理想的考试成绩。2009~2017年国家护士执业资格考试中，由编者所辅导的20 000余名护理、助产专业考生，中专学生考试平均通过率达95%以上，大专学生达100%。

"2018国家护士执业资格考试应试宝典"丛书包括考点精粹、精练（上册、中册、下册）、模拟试题和掌中宝六本，以国家最新考试大纲为蓝本，既考虑知识点的全面性，又结合考试实际，瞄准考点、突出重点、突破难点，在编写形式上力求便于考生理解和记忆，试题均备有参考答案，难题备有解析。考点精粹分册对大纲考点科学重组，系统排序，要点提炼，重点标注并详实阐述；精练分册以系统疾病为单元，以经典试题再现知识点，与护考无缝对接，便于考生边复习边检测；模拟试题分册依照国家统一考试单元编写，共6套试卷1440题，每套含专业实务与实践能力两部分，考点覆盖面广，模拟性、针对性、预测性强，方便考生顺利由各科目的系统复习向综合性实战模拟过渡，达到事半功倍的效果；掌中宝内容精炼，易于随身携带。

本丛书主要供参加国家护士执业资格考试的各类考生和参与辅导工作的教师使用，亦可作为自学考试、成人高考和在校学生学习期间的参考资料。

本丛书编写参考了国内护考相关的教材教辅用书，在此一并致谢。鉴于各种原因，书中难免有不足之处，敬请各位同仁和广大读者批评指正！

喻友军　屈　刚
2017年11月

目 录

第1章 消化系统疾病患者的护理 …………… 1
　第1节 消化系统解剖生理 …………………… 1
　第2节 口炎患者的护理 ……………………… 1
　第3节 小儿腹泻患者的护理 ………………… 2
　第4节 慢性胃炎患者的护理 ………………… 8
　第5节 消化性溃疡患者的护理 ……………… 9
　第6节 肠梗阻患者的护理 ………………… 15
　第7节 急性阑尾炎患者的护理 …………… 18
　第8节 腹外疝患者的护理 ………………… 20
　第9节 溃疡性结肠炎患者的护理 ………… 24
　第10节 痔患者的护理 ……………………… 25
　第11节 肛瘘患者的护理 …………………… 28
　第12节 直肠肛管周围脓肿患者的护理 …… 29
　第13节 肝硬化患者的护理 ………………… 31
　第14节 细菌性肝脓肿患者的护理 ………… 34
　第15节 肝性脑病患者的护理 ……………… 35
　第16节 胆道感染患者的护理 ……………… 36
　第17节 胆石症患者的护理 ………………… 39
　第18节 胆道蛔虫病患者的护理 …………… 43
　第19节 急性胰腺炎患者的护理 …………… 45
　第20节 上消化道大量出血患者的护理 …… 47
　第21节 慢性便秘患者的护理 ……………… 50
　第22节 急腹症患者的护理 ………………… 50

第2章 皮肤及皮下组织疾病患者的护理 …… 54
　第1节 皮肤及皮下组织化脓性感染患者的护理 …………………………………… 54
　第2节 手部急性化脓性感染患者的护理 …………………………………… 55

第3章 妊娠、分娩和产褥期疾病患者的护理 … 57
　第1节 女性生殖系统解剖生理 …………… 57
　第2节 妊娠期妇女的护理 ………………… 58
　第3节 分娩期妇女的护理 ………………… 60
　第4节 产褥期妇女的护理 ………………… 63
　第5节 流产患者的护理 …………………… 65
　第6节 早产患者的护理 …………………… 66
　第7节 过期妊娠患者的护理 ……………… 67
　第8节 妊娠期高血压疾病患者的护理 …… 67
　第9节 异位妊娠患者的护理 ……………… 69
　第10节 胎盘早剥患者的护理 ……………… 70
　第11节 前置胎盘患者的护理 ……………… 71
　第12节 羊水量异常患者的护理 …………… 73
　第13节 多胎妊娠及巨大胎儿的护理 ……… 74
　第14节 胎儿窘迫患者的护理 ……………… 75

　第15节 胎膜早破患者的护理 ……………… 77
　第16节 妊娠合并症患者的护理 …………… 78
　第17节 产力异常患者的护理 ……………… 82
　第18节 产道异常患者的护理 ……………… 83
　第19节 胎位异常患者的护理 ……………… 84
　第20节 产后出血患者的护理 ……………… 85
　第21节 羊水栓塞患者的护理 ……………… 87
　第22节 子宫破裂患者的护理 ……………… 87
　第23节 产褥感染患者的护理 ……………… 88
　第24节 晚期产后出血患者的护理 ………… 89

第4章 泌尿生殖系统疾病患者的护理 ……… 91
　第1节 泌尿生殖系统的解剖生理 ………… 91
　第2节 肾小球肾炎患者的护理 …………… 91
　第3节 肾病综合征患者的护理 …………… 93
　第4节 急性肾衰竭患者的护理 …………… 94
　第5节 慢性肾衰竭患者的护理 …………… 95
　第6节 尿路感染患者的护理 ……………… 97
　第7节 泌尿系统损伤患者的护理 ………… 98
　第8节 尿石症患者的护理 ………………… 100
　第9节 前列腺增生患者的护理 …………… 101
　第10节 外阴炎患者的护理 ………………… 102
　第11节 阴道炎患者的护理 ………………… 102
　第12节 宫颈炎和盆腔炎患者的护理 ……… 105
　第13节 功能失调性子宫出血患者的护理 … 107
　第14节 痛经患者的护理 …………………… 109
　第15节 绝经综合征患者的护理 …………… 110
　第16节 子宫内膜异位症患者的护理 ……… 110
　第17节 子宫脱垂患者的护理 ……………… 111
　第18节 急性乳腺炎患者的护理 …………… 111

第5章 肌肉骨骼系统和结缔组织疾病患者的护理 …………………………………… 113
　第1节 脊柱与脊髓损伤患者的护理 ……… 113
　第2节 关节脱位患者的护理 ……………… 114
　第3节 骨和关节化脓性感染患者的护理 … 115
　第4节 腰腿痛和颈肩痛患者的护理 ……… 116
　第5节 类风湿关节炎患者的护理 ………… 117
　第6节 系统性红斑狼疮患者的护理 ……… 119
　第7节 骨质疏松症患者的护理 …………… 122

第6章 肿瘤患者的护理 ……………………… 123
　第1节 食管癌患者的护理 ………………… 123
　第2节 胃癌患者的护理 …………………… 124

第 3 节　原发性肝癌患者的护理……………126
第 4 节　胰腺癌患者的护理…………………127
第 5 节　大肠癌患者的护理…………………128
第 6 节　肾癌患者的护理……………………130
第 7 节　膀胱癌患者的护理…………………131
第 8 节　宫颈癌患者的护理…………………132
第 9 节　子宫肌瘤患者的护理………………133
第 10 节　卵巢癌患者的护理…………………135
第 11 节　子宫内膜癌患者的护理……………136
第 12 节　葡萄胎患者的护理…………………136
第 13 节　侵蚀性葡萄胎患者的护理…………137
第 14 节　绒毛膜癌患者的护理………………138
第 15 节　白血病患者的护理…………………139
第 16 节　颅内肿瘤患者的护理………………141
第 17 节　乳腺癌患者的护理…………………142
第 18 节　原发性支气管肺癌患者的护理…143
第 19 节　骨肉瘤患者的护理…………………147
第 20 节　甲状腺肿瘤患者的护理……………148
附：全麻患者的护理……………………………148

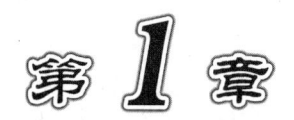

第1章 消化系统疾病患者的护理

第1节 消化系统解剖生理

A₁型题

1. 下列关于大肠功能的描述，错误的是
A. 吸收水分
B. 排便
C. 吸收少量水、电解质
D. 大肠液的消化酶可分解纤维素
E. 大肠中细菌可合成维生素B、维生素K

※2. 空腹时，大肠的运动形式最多见的一种是
A. 集团蠕动　　　　B. 分节运动
C. 袋状往返运动　　D. 多袋推进运动
E. 紧张性收缩

3. 胃壁腺体中，分泌盐酸的细胞是
A. G细胞　　　　　B. 主细胞
C. 黏液细胞　　　　D. 壁细胞
E. D细胞

4. 单纯母乳喂养儿肠道内的优势细菌为
A. 双歧杆菌
B. 嗜酸杆菌
C. 大肠埃希菌
D. 白念珠菌（假丝酵母菌）
E. 空肠弯曲菌

5. 婴儿易发生溢乳的原因是
A. 胃较垂直
B. 胃容量小
C. 胃排空时间长
D. 贲门发育差，幽门括约肌发育好，胃呈水平位
E. 常发生胃逆蠕动

※6. 关于胰液的描述下列不正确的是
A. 每日分泌量750～1500ml
B. 主要成分为水、碳酸氢盐和消化酶
C. pH为7.4～8.4
D. 以迷走神经调节为主
E. 其分泌受迷走神经和体液的双重调节

※7. 母乳在婴儿胃中的排空时间是
A. 1～2小时　　　　B. 2～3小时
C. 3～4小时　　　　D. 4～5小时
E. 5～6小时

8. 牛羊乳喂养的婴儿粪便颜色呈
A. 墨绿色　　　　B. 淡黄色
C. 白陶土色　　　D. 黄绿色
E. 深黄色

A₂型题

患儿女，5个月。近1个月来常有流涎，但无发热及拒奶，生长发育可。流涎的原因可能是
A. 疱疹性口炎　　B. 单纯性口炎
C. 生理性流涎　　D. 溃疡性口炎
E. 鹅口疮

参考答案与难题解析

A₁型题：1.D 2.C 3.D 4.A 5.D 6.D 7.B 8.B

2题解析：大肠的运动形式包括袋状往返运动、分节或多袋推进运动和蠕动三种。其中，袋状往返运动是空腹时大肠最多见的运动形式。

6题解析：胰液的分泌受体液因素（促胃液素、缩胆囊素、促胰液素）和迷走神经的双重控制，以体液调节为主。

7题解析：食物在胃中排空的时间：水1.5～2小时，母乳2～3小时，牛奶3～4小时。

A₂型题：C

第2节 口炎患者的护理

A₁型题

1. 有效预防小儿口炎的措施是
A. 经常保持口腔清洁
B. 常用抗生素预防感染
C. 3%过氧化氢溶液清洗口腔
D. 2%碳酸氢钠溶液清洗口腔
E. 0.1%依沙吖啶溶液清洗口腔

2. 应与健康儿隔离的口炎是
A. 鹅口疮　　　　B. 口角炎
C. 溃疡性口腔炎　D. 单纯性口炎
E. 疱疹性口腔炎

3. 鹅口疮的病原体为
A. 链球菌　　　　B. 大肠埃希菌
C. 空肠弯曲菌　　D. 白念珠菌
E. 金黄色葡萄球菌

A₂型题

1. 患儿男，10个月。因哭闹、发热、流涎就诊，医

生诊断为溃疡性口腔炎。护士为家长做健康指导，**错误**的是
- A. 进普食
- B. 勤喂水
- C. 清洁口腔时动作轻柔
- D. 注意保持口周皮肤干燥
- E. 涂药时应用棉签在溃疡面上滚动涂药

2. 患儿女，生后 20 天。发现口腔黏膜有异常来院就诊。查体：口腔黏膜有白色乳凝块样小点，汇聚成小片，不易拭去。目前患儿饮食正常，未发现其他全身症状。护士为患儿清洁口腔宜使用的溶液是
- A. 来苏水
- B. 0.1%依沙吖啶溶液
- C. 2%碳酸氢钠溶液
- D. 3%过氧化氢溶液
- E. 0.9%氯化钠溶液

3. 患儿女，1 岁。因发热、食欲差、哭闹就诊，医生诊断为疱疹性口腔炎。为减轻口痛，护士应指导家长在患儿进食前，在病损处为患儿涂抹
- A. 3%过氧化氢溶液
- B. 5%金霉素鱼肝油
- C. 2%利多卡因溶液
- D. 0.1%依沙吖啶溶液
- E. 10 万 U/ml 制霉菌素鱼肝油

4. 患儿男，9 个月。因哭闹、拒食就诊。体格检查：体温 38.0℃，口腔黏膜内见多个小溃疡，覆以黄白色纤维渗出物。最可能是下列哪一种疾病
- A. 鹅口疮
- B. 齿龈炎
- C. 溃疡性口腔炎
- D. 单纯性口腔炎
- E. 疱疹性口腔炎

5. 患儿男，1 岁，就诊时医生诊断为疱疹性口腔炎。该患儿的口腔炎是由下列哪一种病毒感染引起
- A. 单纯疱疹病毒Ⅱ型
- B. 单纯疱疹病毒Ⅰ型
- C. 巨细胞病毒
- D. 柯萨奇病毒
- E. 腺病毒

6. 患儿女，11 个月。因哭闹、发热、流涎 1 天就诊。查体：体温 39.2℃，口腔颊部有多个小溃疡，溃疡表面有灰白色假膜覆盖，诊断为溃疡性口腔炎。该患儿的口腔炎是由下列哪种病原体感染所致
- A. 白念珠菌
- B. 大肠埃希菌
- C. 幽门螺杆菌
- D. 铜绿假单胞菌
- E. 链球菌

7. 患儿男，2 岁。就诊时医生诊断为疱疹性口腔炎。护士在为患儿口腔涂药后应协助患儿闭口
- A. 5 分钟
- B. 10 分钟
- C. 15 分钟
- D. 20 分钟
- E. 25 分钟

A₃型题

（1～4 题共用题干）

患儿女，1 个月。因肺炎应用抗生素治疗半个月。今日护士见其口腔颊黏膜有乳凝块样附着物，不易擦掉，强行擦去时可见红色创面。

1. 该患儿的口腔炎为
- A. 鹅口疮
- B. 口角炎
- C. 单纯性口腔炎
- D. 溃疡性口腔炎
- E. 疱疹性口腔炎

2. 为患儿做口腔护理的时间应在
- A. 餐后 2 小时
- B. 餐后 60 分钟
- C. 餐后 15 分钟
- D. 餐后 30 分钟
- E. 餐后即可

3. 护士处理患儿使用过的奶具时，应选下列何种溶液浸泡后再煮沸消毒
- A. 1%氧乙酸溶液
- B. 3%过氧化氢溶液
- C. 5%碳酸氢钠溶液
- D. 含氯消毒液
- E. 75%乙醇溶液

4. 局部治疗时宜选用的药物为
- A. 西瓜霜
- B. 疱疹净（碘苷）
- C. 红霉素鱼肝油
- D. 2%碳酸氢钠溶液
- E. 10 万 U/ml 制霉菌素鱼肝油

参考答案与难题解析

A₁型题：1.A 2.E 3.D
A₂型题：1.A 2.C 3.C 4.E 5.B 6.E 7.B
A₃型题：1.A 2.B 3.C 4.E

1 题解析：鹅口疮常继发于营养不良、长期应用广谱抗生素或糖皮质激素患儿，无临床症状仅有体征。该患儿抗生素治疗半个月，无流涎、疼痛、发热等症状，只有口腔黏膜乳凝块样物的症状，符合鹅口疮的诊断。

2 题解析：口腔护理的时间以餐后 1 小时左右为宜，以免患儿呕吐。

3 题解析：鹅口疮为白念珠菌感染所致，鹅口疮患儿使用过的奶瓶放入 5%碳酸氢钠溶液浸泡 30 分钟后可杀死真菌菌丝和孢子。

4 题解析：制霉菌素是一种抗真菌的抗生素，有广谱抗真菌作用，对念珠菌最敏感。鱼肝油对黏膜有保护、润滑作用，同时可促进黏膜生长达到营养作用，且无副作用。

第 3 节　小儿腹泻患者的护理

A₁型题

1. 预防婴儿臀红最重要的护理措施为
- A. 俯卧位
- B. 勤换尿布
- C. 臀部涂爽身粉
- D. 暴露臀部皮肤
- E. 大便后及时清洗臀部并保持干燥

2. 重型小儿腹泻与轻型的主要区别点为
- A. 蛋花样大便

B．溢乳伴呕吐
C．大便腥臭有黏液
D．大便镜检见大量脂肪滴
E．水电解质明显紊乱

※3．腹泻脱水的患儿，当判断脱水性质有困难时，先按何种情况处理
A．高渗性脱水　　B．等渗性脱水
C．低渗性脱水　　D．输生理维持液
E．输 1/3 张液体

4．重度脱水的主要诊断依据为
A．出现休克症状
B．眼窝及前囟凹陷
C．精神委靡，烦躁不安
D．哭时少泪及尿量减少
E．口唇黏膜干燥，皮肤苍白

5．脱水患儿经补液后血容量恢复的主要临床表现为
A．尿量增加　　　B．皮肤弹性恢复
C．血压恢复正常　D．眼窝凹陷恢复
E．口舌湿润，无口渴

※6．下列哪一项是口服补液的适应证
A．休克
B．新生儿
C．明显呕吐、腹泻
D．轻、中度脱水无明显周围循环障碍
E．心、肾功能不全或有严重并发症

7．轮状病毒肠炎所致腹泻的临床特点与下列哪一项**不符**
A．大便无腥臭味
B．多发生在秋、冬季
C．常伴上呼吸道感染症状
D．常伴腹泻、里急后重
E．全身感染中毒症状不明显

※8．婴儿腹泻口服补液时，传统口服补液盐（ORS）的配方是
A．氯化钠 1.5g，氯化钾 2.5g，碳酸氢钠 3.5g，葡萄糖 10g
B．氯化钾 2.5g，氯化钠 3.5g，碳酸氢钠 1.5g，葡萄糖 20g
C．氯化钠 3.5g，氯化钾 2.5g，碳酸氢钠 1.5g，葡萄糖 20g
D．氯化钠 3.5g，氯化钾 1.5g，碳酸氢钠 2.5g，葡萄糖 20g
E．氯化钠 3.5g，氯化钾 1.5g，碳酸氢钠 2.5g，葡萄糖 10g

9．轻型婴儿腹泻患儿的首要护理措施是
A．加强口腔护理　B．详细记录出入量
C．调整与限制饮食　D．加强臀部护理

E．管理好粪便和呕吐物

※10．口服补液盐中加入葡萄糖的主要作用是
A．补充电解质
B．降低血清钾浓度
C．预防酮症酸中毒
D．增加肠道对水钠重吸收
E．使口服补液盐具有一定的渗透压

11．有助于维护和修复小儿肠道黏膜屏障功能的药物是
A．青霉素　　　B．小檗碱
C．制霉菌素　　D．双歧杆菌
E．蒙脱石散

A₂型题

1．患儿女，10 个月。呕吐、腹泻 2 天，补液治疗后出现低血钾症状。护士遵医嘱为患儿补钾，下列处理**不正确**的是
A．患儿有尿后再进行补钾
B．静脉补钾的浓度不超过 0.3%
C．必要时可将含钾液静脉缓慢推注
D．最好用输液泵控制输液速度
E．滴注速度不可过快

2．患儿女，1 岁。腹泻 4 天。大便 4～5 次/日，为黄色糊状便，含脓血及黏液。查体：体温 38.8℃，皮肤弹性尚可，心肺正常。大便镜检：大量红白细胞。考虑该患儿腹泻的原因可能为
A．肠道外感染导致　B．肠道菌群失调
C．轮状病毒感染　　D．肠内细菌感染
E．消化酶分泌减少

3．患儿女，8 个月。因婴儿腹泻重度脱水入院，经输液后脱水症状减轻，已排尿，但出现腹胀，心音低钝，四肢无力，四肢腱反射减弱。应考虑发生了
A．低血镁　　　　B．低血糖
C．低血钙　　　　D．低血钾
E．代谢性酸中毒

4．患儿女，1 岁。腹泻 3 天，每天 5～6 次，伴有轻度呕吐，皮肤弹性差。诊断为轻型腹泻。目前应给予的饮食管理为
A．禁食 2 小时
B．禁食 4 小时
C．禁食 6 小时
D．减少食量，停止不当饮食
E．停止一切辅食，只喂乳类食物和水

※5．患儿男，1 岁。体重 10kg，患腹泻伴中度脱水。该患儿液体丢失约为
A．1200ml　　　B．300ml
C．750ml　　　D．400ml

E. 200ml

6. 患儿女，1岁半。因呕吐、腹泻4天，4小时无尿入院。查体：重度脱水貌，四肢凉。护士遵医嘱为患儿快速滴入2∶1等张含钠液，正确的配制方法为
A. 2份0.9%氯化钠溶液，1份1.4%碳酸氢钠溶液
B. 2份5%葡萄糖溶液，1份0.9%氯化钠溶液
C. 2份0.9%氯化钠溶液，1份5%葡萄糖溶液
D. 2份1.4%碳酸氢钠溶液，1份0.9%氯化钠溶液
E. 2份5%葡萄糖溶液，1份1.4%碳酸氢钠溶液

7. 患儿女，1岁2个月。患儿腹泻来诊。家长下列哪一项表述提示护士需要进一步对家长进行健康教育
A. "我会适当减少给孩子的食物量"
B. "我会多给孩子吃点脂肪丰富的食物"
C. "我会让孩子一次少吃一点"
D. "我会给孩子多用吸水性强的尿布"
E. "孩子每次大便后我会用温水帮孩子清洗臀部"

※8. 患儿女，1岁。因腹泻导致脱水，静脉输液后已排尿，现输液瓶中有葡萄糖溶液300ml，加10%氯化钾溶液，最多不得超过的量是
A. 10ml   B. 8ml
C. 9ml   D. 7ml
E. 6ml

9. 患儿女，3个月。母乳喂养，腹泻近2个月，大便5~6次/日，糊状，无脓血及黏液，精神、食欲好，面部湿疹，多种药物治疗无效，现体重6kg。诊断为
A. 迁延性腹泻   B. 病毒性肠炎
C. 生理性腹泻   D. 真菌性肠炎
E. 大肠埃希菌肠炎

10. 患儿男，10个月。腹泻伴等渗性脱水。第一天补液时应选择的含钠液体是
A. 2/3张至等张   B. 1/2~2/3张
C. 1/3~1/2张   D. 1/4~1/3张
E. 1/5~1/4张

11. 患儿男，9个月。腹泻4天，无呕吐。体格检查：精神尚可，前囟、眼窝稍凹陷，口唇黏膜稍干燥。诊断为婴儿腹泻伴轻度脱水，予以口服补液时下列措施中哪一项是错误的
A. 可选用ORS液
B. 8~12小时服完
C. 补液期间应禁止饮水
D. 如发现眼睑水肿，改喂白开水
E. 累积损失量约需补ORS液50ml/kg

12. 患儿女，8个月。患支气管肺炎。用多种抗生素治疗20天，体温下降，病情好转。近2天再次发热、腹泻、呕吐，大便5~6次/日，呈暗绿色水样，味腥臭，有黏液，镜检可见大量白细胞、脓细胞及革兰阳性球菌。最可能的诊断是
A. 真菌性肠炎
B. 病毒性肠炎
C. 细菌性痢疾
D. 金黄色葡萄球菌性肠炎
E. 侵袭性大肠埃希菌性肠炎

※13. 患儿男，10个月。腹泻3天，大便4~6次/天，伴有轻度呕吐，皮肤弹性稍差。给予家长饮食管理的指导哪一项不妥
A. 暂禁食4~6小时
B. 减少食量，停止不当饮食
C. 调整原则为由少到多，由稀到稠
D. 患儿可继续母乳喂养，暂停辅食
E. 根据患儿的耐受情况对饮食进行调整

14. 患儿男，8个月。因腹泻、呕吐频繁，医嘱为禁食。护士告知家长患儿需要禁食的时间是
A. 2~4小时   B. 4~6小时
C. 6~8小时   D. 8~10小时
E. 10~12小时

※15. 患儿女，5个月。腹泻2天，每天10余次，稀水便，呕吐，尿少，精神委靡，前囟凹陷，呼吸深快，口唇樱桃红。考虑该患儿腹泻伴有
A. 休克   B. 酸中毒
C. 败血症   D. 低钾血症
E. 中毒性脑病

16. 患儿男，6个月。腹泻、呕吐2天，眼窝轻度凹陷，皮肤弹性稍差，口唇略干，尿量略少，血清钠138mmol/L。判断该患儿的脱水程度是
A. 无脱水   B. 轻度脱水
C. 中度脱水   D. 重度脱水
E. 极重度脱水

※17. 患儿女，10个月。因呕吐、腹泻中度脱水入院。估计其累积损失量为
A. 30~50ml/kg   B. 50~70ml/kg
C. 50~100ml/kg D. 100~120ml/kg
E. 120~150ml/kg

18. 患儿女，3岁。因4天前患金黄色葡萄球菌肠炎入院。患儿半年来"感冒"反复发作，家长多次自行给予阿莫西林、头孢呋辛、氨苄西林、罗红霉素等药物治疗。出院时护士对家长进行健康指导应特别强调
A. 合理喂养   B. 注意饮食卫生
C. 多进行户外活动 D. 注意小儿个人卫生
E. 滥用抗生素对身体是有害的

19. 患儿男，7个月。因腹泻、呕吐2天入院。在治

疗时下列哪一项**不妥**
A．立即使用止泻药　B．控制肠道感染
C．给予助消化药　　D．纠正水电解质紊乱
E．给予微生态调节剂

20．患儿女，1岁，体重10kg。因发热、腹泻3天入院。精神委靡，皮肤弹性差，眼窝明显凹陷，四肢冰凉，尿极少。扩容后予以补充累积损失量的输液，滴速一般为
A．17～19ml/kg　　B．14～16ml/kg
C．11～13ml/kg　　D．8～10ml/kg
E．5～7ml/kg

21．患儿男，2个月，5.2kg。母乳喂养，未添加任何辅食，大便5～6次/日，黄色糊状便，无臭味。大便细菌培养阴性。该患儿的治疗下列哪一项正确
A．庆大霉素　　　　B．阿莫西林
C．利巴韦林（病毒唑）　D．诺氟沙星（氟哌酸）
E．添加辅食及助消化药

22．患儿女，6岁。因腹泻5天入院，被诊断为中度低渗性脱水。护士为患儿家长做健康指导时，下列哪一项**不是**低渗性脱水的特点
A．易出现休克
B．失钠大于失水
C．黏膜干燥，口渴重
D．主要为细胞外液减少
E．多见于营养不良患儿

23．患儿，10个月，体重8kg。腹泻3天，水样便，每天10余次，伴呕吐4～5次/日，尿量明显减少，眼窝凹陷，皮肤弹性极差，四肢尚暖，血清钠125mmol/L。静脉输液时首先应用哪一种液体
A．2∶1等张含钠液160ml，30分钟内输入
B．1/2张含钠液800ml，8～12小时输入
C．1/3张含钠溶液550ml，8～12小时输入
D．2/3张含钠溶液550ml，8～12小时输入
E．1/5张含钠溶液550ml，8～12小时输入

24．患儿男，8个月。混合喂养，辅食添加过程中出现腹泻2天而来就诊。护理评估：神志清，精神可，口唇略干，皮肤弹性稍差，前囟轻度凹陷。下列对家长进行健康指导的措施**不必要**的是
A．讲解饮食调整的目的和方法
B．教会口服补液盐的配制方法
C．讲解保护臀部皮肤的方法
D．讲述脱水补液的具体方法
E．讲述预防腹泻的知识和辅食添加的方法

25．患儿女，5个月。近2日发生腹泻，呈黄绿色稀便，内有奶瓣和泡沫。为防止患儿发生脱水应选择

A．静脉补充林格液
B．少量多次给予米汤
C．少量多次喂温开水
D．静脉补充10%葡萄糖溶液
E．少量多次喂服稀释的ORS液

26．患儿女，1岁。因轻度等渗性脱水入院，在补液中当脱水与酸中毒纠正后，突然发生惊厥。护士应首先考虑患儿出现了
A．低血糖　　　　　B．低钠血症
C．低钙血症　　　　D．低钾血症
E．低镁血症

27．患儿男，1岁。因发热、腹泻、呕吐2天入院，被诊断为高渗性脱水。在下列症状中患儿最早出现的表现为
A．尿少　　　　　　B．乏力
C．口渴　　　　　　D．血压下降
E．皮肤弹性极差

28．患儿女，10个月。于11月份发生腹泻，伴发热、轻咳、呕吐，大便为黄色蛋花汤样，每日十余次，量多，无腥臭味，前囟、眼窝稍凹陷，尿量减少，大便镜检见脂肪滴，白细胞0～2个/HP。下列治疗措施哪一项**不正确**
A．根据脱水程度进行补液
B．补液的同时纠正酸中毒
C．有尿后，静脉补钾浓度为0.2%
D．暂停乳类食品，代之以豆类代乳品
E．及时、足量、足疗程给予抗生素治疗大肠埃希菌感染

29．患儿女，9个月。腹泻、呕吐3天。查体：烦躁不安，眼窝凹陷明显，皮肤弹性差，尿量少。医嘱给予3∶2∶1静脉滴注，护士正确的配制是
A．3份5%葡萄糖溶液，2份0.2%氯化钾溶液，1份0.9%氯化钠液
B．3份1.4%碳酸氢钠溶液，2份0.2%氯化钾溶液，1份0.9%氯化钠液
C．3份5%葡萄糖溶液，2份0.9%氯化钠溶液，1份1.4%碳酸氢钠溶液
D．3份0.9%氯化钠溶液，2份5%葡萄糖溶液，1份1.4%碳酸氢钠溶液
E．3份1.4%碳酸氢钠溶液，2份0.9%氯化钠溶液，1份0.9%氯化钠溶液

30．患儿女，8个月。因腹泻、呕吐数日来院就诊，臀部皮肤发红，伴有皮疹。应采取的护理措施是
A．保暖　　　　　　B．涂甲紫
C．蓝光疗法　　　　D．用塑料布包裹
E．每次便后清洗臀部、吸干，并涂鱼肝油

31．患儿女，8个月。以病毒性肠炎入院，不宜进食

的食物有
A. 母乳　　　　B. 纯牛乳
C. 发酵乳　　　D. 去乳糖配方奶粉
E. 豆类代乳品

32. 患儿男，8个月。腹泻，排黄绿色稀水样便2天，每日4～5次，精神状态好。为预防脱水给口服补液盐（ORS），其张力是
A. 2/3张　　　B. 1/2张
C. 1/3张　　　D. 1/4张
E. 1/5张

33. 患儿女，10个月。腹泻2天，大便13～15次/日，蛋花汤样。判断患儿脱水程度的评估指标**不包括**
A. 前囟　　　　B. 尿量
C. 肠鸣音　　　D. 皮肤弹性
E. 精神状态

34. 患儿男，4个月。轻度腹泻。家长主诉给患儿清洁臀部时，婴儿哭闹明显。护士进行健康评估时要特别注意评估患儿的
A. 体温　　　　B. 呼吸
C. 尿量　　　　D. 肛周皮肤
E. 每日大便次数

35. 患者女，8个月。体重8kg。因腹泻入院治疗。医嘱予2∶1等张含钠液滴注，输液速度为20ml/（kg·h）。护士每小时应为患儿输入的液体量是
A. 120ml　　　B. 140ml
C. 160ml　　　D. 180ml
E. 200ml

A₃型题

（1～3题共用题干）

患儿女，7个月。10月中旬的一天突然发热、咳嗽，随后呕吐3次，大便稀，送医院前1天大便10余次，呈黄色水样，黏液少，无腥臭味。查体：体温38.9℃，精神委靡，皮肤弹性略差，前囟及眼窝凹陷，哭时泪少，咽稍充血，心、肺检查无异常，大便镜检白细胞0～2个/HP，有少量脂肪球。

1. 最可能的疾病是
A. 真菌性肠炎
B. 轮状病毒肠炎
C. 黏附性大肠埃希菌肠炎
D. 产毒性大肠埃希菌肠炎
E. 侵袭性大肠埃希菌肠炎

2. 最主要的护理诊断是
A. 体温过高
B. 体液不足
C. 有感染的危险
D. 有皮肤完整性受损的危险
E. 营养失调：低于机体需要量

3. 对该患儿正确的饮食护理是
A. 禁食10小时　　B. 继续添加辅助食品
C. 继续母乳喂养　　D. 积极应用广谱抗生素
E. 如呕吐明显可鼻饲牛奶

（4、5题共用题干）

患儿女，9个月。因腹泻、呕吐3天，于8月2日入院。大便7～8次/日，蛋花汤样，略带腥臭，1天来口干尿少。患儿牛奶喂养，未加辅食，乳具较少消毒。既往无腹泻史。查体：体温38.2℃，精神差，前囟、眼窝明显凹陷，哭时泪少，口唇干燥，心肺正常，腹软，肠鸣音活跃。大便常规：黄色有黏液，白细胞数2～4个/HP。

4. 最可能的医疗诊断为
A. 肠炎（因饮食因素所致）中度脱水
B. 肠炎（由肠道病毒引起）中度脱水
C. 肠炎（由肠道病毒引起）重度脱水
D. 肠炎（由致病性大肠埃希菌引起）中度脱水
E. 肠炎（由致病性大肠埃希菌引起）重度脱水

5. 导致该患儿腹泻的原因与下列哪一项**无关**
A. 婴儿胃肠道功能较薄弱
B. 人工喂养，乳具较少消毒
C. 婴儿血中免疫球蛋白及胃肠sIgA较成人少
D. 天气过热，使胃酸和消化酶分泌减少
E. 乳糖酶缺乏，不能耐受乳类食品

（6～8题共用题干）

患儿男，8个月。腹泻、呕吐3天，尿量稍少，皮肤弹性略差，口唇微干，眼窝轻度凹陷。血清钠浓度为135mmol/L。

6. 该患儿失水约占其体重的
A. 4%　　　　B. 8%
C. 10%　　　D. 12%
E. 14%

7. 其脱水的程度及性质为
A. 中度高渗性脱水　　B. 轻度高渗性脱水
C. 轻度等渗性脱水　　D. 中度等渗性脱水
E. 轻度低渗性脱水

8. 给该患儿补充累积损失量用ORS液，按体重计算入量应为
A. 30ml/kg　　B. 40ml/kg
C. 60ml/kg　　D. 90ml/kg
E. 100ml/kg

（9～11题共用题干）

患儿女，8个月，体重6.8kg。呕吐、腹泻4天，大便10～15次/日，呈蛋花汤样，有腥臭味，尿量极少，皮肤弹性差，可见花纹，四肢厥冷，前囟、眼窝明显凹陷。大便镜检：白细胞3～5个/HP。血清钠138mmol/L。

9. 最初24小时补液总量及前8小时液体种类为
  A. 100～120ml/kg，2∶3∶1液
  B. 120～150ml/kg，4∶3∶2液
  C. 120～150ml/kg，2∶3∶1液
  D. 150～180ml/kg，2∶1液
  E. 150～180ml/kg，2∶3∶1液
10. 对患儿进行补液治疗，首批静脉输入的液体是
  A. 2∶1等张含钠液 20ml/kg
  B. 1/2张含钠液 50～100ml/kg
  C. 1/2张含钠液 100～120ml/kg
  D. 2/3张含钠液 50～100ml/kg
  E. 2∶1等张含钠液 100～120ml/kg
11. 患儿脱水的程度及性质为
  A. 中度等渗性脱水 B. 中度低渗性脱水
  C. 重度等渗性脱水 D. 重度低渗性脱水
  E. 重度高渗性脱水

（12～15题共用题干）

患儿男，10个月。呕吐、腹泻3天，大便呈蛋花汤样带黏液，无腥臭味，无尿7小时，前囟、眼窝凹陷极明显，血钠126mmol/L，诊断为小儿秋季腹泻。

12. 该患儿感染的病原体主要为
  A. 轮状病毒   B. 柯萨奇病毒
  C. 变形杆菌   D. 金黄色葡萄球菌
  E. 致腹泻大肠埃希菌
13. 患儿脱水的程度和性质为
  A. 中度低渗性脱水 B. 中度等渗性脱水
  C. 重度低渗性脱水 D. 重度等渗性脱水
  E. 重度高渗性脱水
14. 若护士发现患儿出现四肢厥冷、脉搏细弱、血压下降，提示可能出现了
  A. 心力衰竭   B. 贫血
  C. 休克   D. 低钾血症
  E. 低钙血症
15. 首要处理措施是
  A. 应用升压药   B. 记出入量
  C. 限制饮食   D. 静脉补液
  E. 应用抗生素

（16、17题共用题干）

患儿，6个月。因腹泻伴呕吐4天，尿少1天入院。患儿发育正常，人工喂养，4天来每日大便10～15次，每次量较多，呈蛋花汤样，每天呕吐4～5次，为胃内容物。查体：体温37℃，脉搏138次/分，呼吸31次/分，血压57/37mmHg，精神委靡，面色苍白，口干，眼窝及前囟凹陷明显，皮肤弹性较差，肛周皮肤破溃出血。

16. 评估患儿肛周皮肤破溃的相关因素不包括
  A. 尿液刺激   B. 粪便刺激
  C. 尿布不透气   D. 擦拭时力量过大
  E. 未及时更换体位
17. 为使患儿的臀红尽快痊愈，护士为患儿鹅颈灯局部照射，照射的距离和时间为
  A. 20～30cm，10～15分钟
  B. 25～35cm，20～30分钟
  C. 30～40cm，15～20分钟
  D. 30～50cm，20～30分钟
  E. 40～60cm，15～25分钟

参考答案与难题解析

A₁型题：1.E 2.E 3.B 4.A 5.A 6.D 7.D 8.D 9.C 10.D 11.E

3题解析：腹泻脱水以等渗性脱水最常见，低渗性脱水次之，高渗性脱水较少见。

6题解析：口服补液的禁忌证：有明显腹胀、心功能不全、休克或其他严重并发症者及新生儿。

8题解析：ORS液传统配方由氯化钠3.5g、碳酸氢钠2.5g、氯化钾1.5g、葡萄糖20g加水至1000ml配制而成。此口服液是2/3张溶液，钾浓度为0.15%。

10题解析：小肠上皮细胞刷状缘的膜上存在着Na⁺-葡萄糖共用载体，此载体上有Na⁺-葡萄糖两个结合位点，当Na⁺-葡萄糖同时与结合位点相结合时即能运转，并显著增加钠和水的吸收。

A₂型题：1.C 2.D 3.D 4.D 5.C 6.A 7.B 8.C 9.C 10.B 11.C 12.D 13.A 14.B 15.B 16.B 17.C 18.E 19.A 20.D 21.E 22.C 23.C 24.D 25.C 26.C 27.C 28.E 29.C 30.E 31.B 32.B 33.C 34.D 35.C

5题解析：腹泻患儿轻度脱水体重减少<5%，中度脱水体重减少5%～10%，重度脱水体重减少10%以上。

8题解析：临床常用的氯化钾有10%氯化钾和15%氯化钾溶液，均不能直接应用，须稀释为0.15%～0.3%的溶液（最高不能>0.3%）静脉滴注，含钾溶液不能静脉推注。输液瓶内有不含钾液体300ml，按最大浓度0.3%计算，最多加入9ml 10%氯化钾溶液。

13题解析：腹泻的治疗提倡继续进食，不主张禁食。母乳喂养者应继续母乳喂养，暂停辅食，缩短每次喂奶时间，少量多次喂哺；人工喂养者可喂稀释奶、酸奶或等量米汤。故腹泻患儿除呕吐严重者暂禁食4～6小时（不禁水），均应继续进食。

15题解析：轻度酸中毒表现为呼吸稍快；中、重度酸中毒表现为呼吸深快（呼气可有酮味）、口唇樱桃红色或发绀、精神委靡或烦躁不安、嗜睡甚至昏迷；而腹胀是低血钾的临床表现。

17题解析：补充累积损失量（包括扩容量）在补液治疗的前8～12小时。补液量应根据脱水程度而定，原则上婴幼儿轻度脱水补液量<50ml/kg，中度脱水补液量50～100ml/kg，重度脱水补液量100～120ml/kg。输液速度为8～10ml/(kg·h)。

A₃型题：1.B 2.B 3.C 4.D 5.E 6.A 7.C 8.C 9.C 10.A 11.C 12.A 13.C 14.C 15.D 16.E 17.C

1题解析：同A₂型题28题解析。

2题解析：患儿精神委靡，皮肤弹性略差，前囟及眼窝凹陷，哭时泪少，已出现脱水症状，故护理诊断为体液不足。

3题解析：小儿腹泻患儿调整饮食时，强调继续饮食，满足生理需要，补充疾病消耗，促进恢复和缩短腹泻病程。

4题解析：大肠埃希菌肠炎多发生在5～8月份气温较高的时

5题解析：同 A_2 型题31题解析。

6题解析：患儿尿量稍少，皮肤弹性略差，口唇微干，眼窝轻度凹陷符合轻度脱水的诊断，轻度脱水丢失水为体重的<5%。

7题解析：根据临床表现，血清钠浓度为130～150mmol/L，可诊断为轻度等渗性脱水。

8题解析：ORS液用于预防脱水及纠正轻、中度脱水。补充继续损失量：轻度脱水补50～80ml/kg，中度脱水补80～100ml/kg，于8～12小时内补足。

9题解析：重度脱水前24小时补液总量为150～180ml/kg，等渗性脱水前8～12小时补充的液体应为1/2张含钠液，2:3:1液是1/2张含钠液。

10题解析：重度脱水或有周围循环衰竭者，为扩充血容量，改善血液循环和肾功能，应首先静脉推注或静脉快速滴入2:1等含钠液20ml/kg，总量不超过300ml，于30～60分钟内静脉输入。

11题解析：患儿尿量极少，皮肤弹性差，可见花纹，四肢厥冷，前囟、眼窝明显凹陷，血清钠138mmol/L，可诊断为重度等渗性脱水。

12题解析：该患儿已诊断为小儿秋季腹泻，而秋季腹泻的病原体为轮状病毒。

13题解析：患儿有无尿，前囟、眼窝凹陷明显，可诊断为重度脱水；血清钠浓度<130mmol/L，可以诊断为低渗性脱水。

14题解析：四肢厥冷、脉搏细弱、血压下降是休克的临床表现。

15题解析：患儿已出现休克，且休克的原因为腹泻丢失液体所致，故应立即给予静脉补液。

16题解析：婴儿臀炎（臀红）产生的原因多为：①婴儿大小便后没有及时更换潮湿的尿布，尿液长时间刺激皮肤，或者大便后没有及时清洗，其中的一些细菌将大小便中的尿素分解为氨类物质从而刺激皮肤。②尿布质地粗糙，带有深色染料或尿布洗涤不净，刺激臀部皮肤。③清洁肛门时，用力过大可擦伤臀部皮肤。

17题解析：臀红护理：①每次便后应用温水清洗臀部并吸干，禁用肥皂。②条件许可时将臀部暴露于空气中，保持皮肤干燥，局部可用红外线灯或鹅颈灯照射臀部15～20分钟，每日2～3次，灯泡距臀部患处30～40cm，防止烫伤。③臀部灯烤后可酌情涂润肤油或药膏。

第4节 慢性胃炎患者的护理

A_1型题

1. 慢性胃炎发病可能与下列哪一种细菌感染有关
   A. 沙门菌 B. 霍乱弧菌
   C. 幽门螺杆菌 D. 空肠弯曲菌
   E. 大肠埃希菌

※2. 慢性胃炎临床表现一般**不包括**
   A. 上腹痛或不适 B. 泛酸、嗳气
   C. 规律性上腹痛 D. 食欲缺乏
   E. 餐后腹胀

3. 何种胃炎易发展为胃癌
   A. 胃体胃炎 B. 胃窦胃炎
   C. 胃底胃炎 D. 肥厚性胃炎
   E. 萎缩性胃炎

4. 慢性胃炎患者腹痛发作时，可以缓解腹痛的护理措施**不包括**
   A. 腹部捂热水袋 B. 增加肺活量
   C. 转移注意力 D. 播放轻音乐
   E. 腹部按摩

5. 执行慢性胃炎患者的医嘱时，使用前应着重与医生进行沟通的药物是
   A. 考来烯胺 B. 山莨菪碱
   C. 法莫替丁 D. 泼尼松
   E. 多潘立酮

6. 关于慢性胃炎的叙述，正确的是
   A. 多好发于儿童
   B. 自身免疫性胃炎可伴有贫血
   C. 常有特征性腹部疼痛特点
   D. 均应进行幽门螺杆菌治疗
   E. 萎缩性胃炎随年龄增加症状可逐渐减轻

7. 患者男，63岁。慢性胃炎，幽门螺杆菌（+），需采用抗菌药物治疗，其用药原则是
   A. 剂量宜大 B. 宜静脉给药
   C. 联合用药 D. 宜长期使用
   E. 药物种类不受限制

A_2型题

※1. 患者女，30岁。近日常感上腹隐痛。食欲减退，餐后饱胀。胃镜检查：慢性胃炎。医生嘱其口服1%稀盐酸。对于该患者进行的护理措施**错误**的是
   A. 注意饮食卫生
   B. 定时就餐
   C. 忌暴饮暴食、饮烈性酒、吸烟
   D. 稀盐酸须直接口服，不可稀释
   E. 应给予富有营养、易消化、适合患者口味的饮食，并少量多餐

2. 患者女，30岁。近日来无规律性上腹隐痛，食欲减退，餐后饱胀、泛酸等，拟诊：慢性胃炎。请问还需做哪一项检查以确诊
   A. 胃液分析
   B. 纤维胃镜检查
   C. 腹部X线平片
   D. 血清抗壁细胞抗体测定
   E. 血清抗体和内因子抗体测定

3. 患者女，30岁。近日常感上腹不适，食欲缺乏，餐后饱胀。胃镜检查：慢性胃炎，幽门螺杆菌感染。请问应该给予下列哪一组药物联合治疗
   A. 利福平+异烟肼+乙胺丁醇
   B. 阿莫西林+甲硝唑+枸橼酸铋钾
   C. 红霉素+阿奇霉素+链霉素

D. 卡那霉素+红霉素+青霉素
E. 阿莫西林+奥美拉唑+利福平
4. 患者男，40 岁。近 2 个月感反复上腹不适，伴泛酸嗳气、食欲缺乏、餐后饱胀，经检查诊断为慢性胃窦炎。给该患者行护理时，下列说法**错误**的是
A. 多潘立酮宜饭前服用
B. 次枸橼酸铋可能引起口腔金属味及舌炎
C. 硫糖铝在餐前 1 小时与睡前服用效果最好
D. 患者如有少量出血可给予牛奶、米汤等中和胃酸
E. 甲硝唑可能引起口腔金属味及舌炎
※5. 患者男，26 岁。近日来出现上腹隐痛，食欲减退，餐后饱胀、嗳气等，初步诊断为慢性胃炎。对该患者进行保健指导中，**不妥**的是
A. 上腹饱胀、泛酸时口服多潘立酮
B. 养成细嚼慢咽的进食习惯
C. 避免使用泼尼松及利血平
D. 腹痛时口服阿司匹林
E. 少量多餐
6. 患者男，25 岁，因上腹部不适，食欲减退就诊，诊断为慢性胃炎，下列与慢性胃炎发病有关的细菌是
A. 沙门菌　　　　　　B. 霍乱弧菌
C. 幽门螺杆菌　　　　D. 空肠弯曲菌
E. 大肠埃希菌

参考答案与难题解析

A₁ 型题：1.C 2.E 3.C 4.D 5.B 6.C 7.C
2 题解析：慢性胃炎患者多无明显症状和体征，部分患者有消化不良的表现。消化性溃疡的主要症状是规律性上腹痛。
A₂ 型题：1.D 2.B 3.B 4.B 5.D 6.C
1 题解析：稀盐酸需稀释后服用，不可直接口服，以免引起胃肠道的腐蚀性炎症。
6 题解析：因阿司匹林、吲哚美辛、布洛芬等非甾体类抗炎药除具有直接损伤胃黏膜的作用外，还能抑制前列腺素和前列环素的合成，从而损伤胃黏膜的保护作用。

第 5 节　消化性溃疡患者的护理

A₁ 型题

1. 质子泵阻滞剂（如奥美拉唑）是如何发挥作用的
A. 可降低胃酸分泌
B. 抑制 H^+-K^+-ATP 酶
C. 与盐酸作用形成盐和水
D. 阻断 H^+ 受体与组胺的结合
E. 与溃疡面结合形成防酸屏障
2. 消化性溃疡急性大出血主要临床表现为
A. 突发上腹部剧烈疼痛　B. 呕血、黑便
C. 肠鸣音消失　　　　　D. 腹膜刺激征
E. 呕吐宿食
3. 胃大部切除术毕 I 式手术的特点是
A. 切除胃远处 1/2～2/3
B. 切除整个胃窦和幽门
C. 残留胃与十二指肠直接吻合
D. 切除胃体大部
E. 切除部分十二指肠壶腹部
4. 胃溃疡的最常见的部位是
A. 胃底　　　　　　B. 胃体
C. 胃大弯　　　　　D. 胃小弯
E. 幽门管
5. 胃溃疡形成的主要原因是
A. 胃黏膜防御力下降　B. 胃酸的侵袭作用
C. 心理因素　　　　　D. 长期吸烟
E. 工作压力过多
6. 胃大部切除术后，患者的饮食护理要求是
A. 拔胃管后第 1 日进流质，第 4 日进半流质
B. 拔胃管后当日可少量饮水或米汤，第 2 日进半流质
C. 拔胃管后第 3 日进流质，第 5 日进半流质
D. 拔胃管后第 2 日进流质
E. 拔胃管后第 4 日进流质，2 周后进半流质
7. 消化性溃疡最常见的并发症为
A. 穿孔　　　　　　B. 出血
C. 癌变　　　　　　D. 幽门梗阻
E. 急性腹膜炎
8. 消化性溃疡并发幽门梗阻的主要临床表现是
A. 营养不良　　　　B. 食欲缺乏
C. 腹胀　　　　　　D. 呕吐大量宿食
E. 阵发性腹痛
9. 十二指肠溃疡的最常见部位是
A. 十二指肠球部　　B. 十二指肠升部
C. 十二指肠降部　　D. 十二指肠乳头处
E. 十二指肠水平部
10. 十二指肠溃疡的主要病因是
A. 胃黏膜防御力下降　B. 胃酸的侵袭作用
C. 心理因素　　　　　D. 工作压力过多
E. 长期吸烟
11. 消化性溃疡最主要的发病因素是
A. 十二指肠肠壁薄弱　B. 习惯性便秘
C. 先天畸形　　　　　D. 黏膜萎缩
E. 幽门螺杆菌感染
※12. **不宜**用于胃溃疡治疗的药物是
A. 替硝唑　　　　　B. 枸橼酸铋钾
C. 西咪替丁　　　　D. 前列腺素
E. 阿托品

13. 幽门梗阻可引起哪一类型水、电解质、酸碱失衡
 A. 高氯低钾代谢性酸中毒
 B. 低氯高钾代谢性碱中毒
 C. 低氯低钾代谢性酸中毒
 D. 高氯高钾代谢性碱中毒
 E. 低氯低钾代谢性碱中毒
14. 胃大部切除术毕Ⅱ式手术后并发吻合口梗阻的呕吐特点是
 A. 呕吐胃内容物，不含胆汁
 B. 频繁呕吐，量少不含胆汁
 C. 呕吐物带臭味
 D. 呕吐量大，呕吐物为带酸臭味的宿食
 E. 呕吐食物和胆汁
15. 胃大部切除术毕Ⅱ式手术，与残胃吻合的器官是
 A. 十二指肠 B. 空肠近端
 C. 空肠远端 D. 回肠近端
 E. 结肠近端
16. 下列哪一种细菌与胃、十二指肠溃疡发生关系密切
 A. 链球菌 B. 淋球菌
 C. 幽门螺杆菌 D. 伤寒杆菌
 E. 大肠埃希菌
17. 胃、十二指肠溃疡急性穿孔的主要诊断依据是
 A. 上腹压痛明显 B. 压痛、反跳痛、肌紧张
 C. 板状强直 D. 移动性浊音阳性
 E. 腹式样呼吸减弱
18. 关于胃肠减压治疗，哪一项护理措施正确
 A. 禁忌冲洗
 B. 一旦堵管必须拔除，不宜更换
 C. 负压调节越大越好
 D. 准确记录引流量
 E. 引流管宜固定牢靠，堵管时不宜转动
19. 十二指肠溃疡患者腹痛的规律为
 A. 进餐前腹痛明显
 B. 餐后即刻腹痛明显
 C. 餐后0.5～1小时腹痛明显
 D. 餐后2小时腹痛明显
 E. 空腹时腹痛明显
20. 以下哪一种药物抑制胃酸分泌作用最强
 A. 法莫替丁 B. 氢氧化铝镁
 C. 硫糖铝 D. 枸橼酸铋钾
 E. 奥美拉唑
21. 消化性溃疡患者服用铝碳酸镁片的正确方法是
 A. 温水吞服 B. 咀嚼后服用
 C. 餐后2小时服用 D. 餐前服用
 E. 餐中服用
22. 关于消化性溃疡患者用药的叙述，不正确的是
 A. 氢氧化铝凝胶应在餐后1小时服用
 B. 服用西咪替丁应注意观察有无头晕、皮疹
 C. 硫糖铝片应在餐前1小时服用
 D. 奥美拉唑可引起头晕，用药时不可开车
 E. 甲硝唑应在餐前半小时服用
23. 消化性溃疡特征性的临床表现是
 A. 黄疸 B. 食欲缺乏
 C. 恶心、呕吐 D. 泛酸、嗳气
 E. 节律性和周期性疼痛
24. 低钾性碱中毒最可能出现于
 A. 尿毒症 B. 胃手术后
 C. 大量输血 D. 术后少尿
 E. 严重创伤
25. 服用胃黏膜保护剂硫糖铝后最常见的不良反应是
 A. 头晕 B. 皮疹 C. 乏力
 D. 便秘 E. 口干
26. 对于消化性溃疡患者，易引起胃酸分泌过多的食品是
 A. 牛奶 B. 米汤 C. 蛋汤
 D. 香蕉 E. 香菇
27. 引起消化性溃疡患者频繁呕吐的溃疡部位是
 A. ① B. ② C. ③
 D. ④ E. ⑤

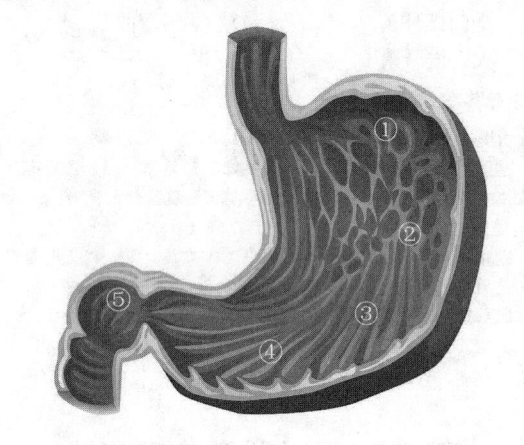

A₂型题
1. 患者女，45岁。胃镜检查确诊为胃溃疡活动期。其腹痛特点最可能的是
 A. 空腹时腹痛明显
 B. 餐后0.5～1小时腹痛明显
 C. 餐后即刻腹痛明显
 D. 进餐时腹痛明显
 E. 夜间腹痛明显
2. 患者男，28岁。十二指肠溃疡患者，给予枸橼酸铋钾+阿莫西林+甲硝唑三联治疗后，发现大便呈黑色，担心病情加重，行粪便潜血试验，结果呈阴性。此时应向患者解释其黑便的原因是
 A. 溃疡癌变 B. 溃疡出血

C. 阿莫西林的不良反应　　D. 枸橼酸铋钾不良反应
E. 甲硝唑的不良反应

3. 患者女，28岁。因上腹疼痛5天就诊，疼痛进食后可缓解，经常出现夜间痛，并伴有泛酸、胃灼热感等症状。该患者最可能的诊断是
A. 胃溃疡　　　　　　　B. 慢性胃炎
C. 急性胃炎　　　　　　D. 反流性食管炎
E. 十二指肠溃疡

4. 患者女，25岁。患十二指肠球部溃疡3年余，今日餐后出现上腹部剧烈疼痛，反复呕吐，呕吐物为酸性宿食。对该患者最好的护理措施是
A. 禁食和胃肠减压　　　B. 立即应用镇痛药
C. 立即补液　　　　　　D. 心理护理
E. 安慰并陪伴患者

5. 患者女，25岁。既往有消化性溃疡病史，近2周来常感上腹部不适，5小时前突发上腹部剧烈刀割样疼痛，伴有恶心、呕吐。查体：腹部压痛，肌紧张，肝浊音界缩小。X线检查可见膈下游离气体。其诊断最可能的是
A. 溃疡穿孔　　　　　　B. 急性胰腺炎
C. 急性胆囊炎穿孔　　　D. 急性阑尾炎穿孔
E. 急性肠梗阻

※6. 患者女，40岁。上腹隐痛伴泛酸、嗳气3个月就诊。查体：上腹部轻度压痛。粪便潜血试验阳性。胃镜检查提示胃溃疡合并出血。对下列用药指导错误的是
A. 西沙必利应在餐后服用
B. 氢氧化铝可在睡前服用
C. 硫糖铝在餐前服用
D. 法莫替丁在餐后1小时口服
E. 多潘立酮在餐前服用

7. 患者男，45岁。胃溃疡病史15年。近1个月来，上腹疼痛无规律，恶心、腹胀，食欲缺乏，体重下降，经过内科规则治疗无明显效果。粪便潜血试验持续阳性。该患者可能发生了
A. 胃溃疡合并出血　　　B. 胃溃疡合并穿孔
C. 胃溃疡合并胃炎　　　D. 胃溃疡合并恶变
E. 幽门梗阻

8. 患者女，25岁。胃大部切除术后48小时内，护理措施中应重点观察
A. 伤口敷料　　　　　　B. 腹胀
C. 肠鸣音　　　　　　　D. 神志
E. 胃管引流液

9. 患者女，56岁。胃溃疡病史12年。近1个月来疼痛加剧，无规律性，服用抑酸剂不能缓解。查体：腹软，上腹部轻压痛，可触及5cm×4cm×3.5cm肿块。为明确诊断应首选的检查是

A. 胃镜检查　　　　　　B. 纤维结肠镜检查
C. X线钡餐检查　　　　D. 幽门螺杆菌检查
E. 粪便常规和潜血试验

10. 患者女，50岁。胃溃疡病史10年。近3天上腹部持续性疼痛，疼痛加剧，伴恶心、呕吐。2小时前突发呕血，量约为600ml，血压98/72mmHg。该患者潜在的护理问题是
A. 急性疼痛
B. 活动无耐力
C. 营养失调：低于机体需要量
D. 有体液不足的危险
E. 恐惧

11. 患者女，26岁。上腹部规律性疼痛1年。近2天疼痛加重，今晨突然呕血2次，共约600ml，并解黑色大便约300ml。查体：血压80/56mmHg，左上腹部轻压痛，未触及肝脾。该患者最可能是
A. 慢性肠炎　　　　　　B. 原发性肝癌
C. 消化性溃疡并穿孔　　D. 消化道溃疡并出血
E. 胃癌

※12. 患者患消化性溃疡15年余，饱餐后30分钟，突然出现剧烈上腹部疼痛，诊断为溃疡急性穿孔，首要护理措施为
A. 安慰并陪伴患者　　　B. 禁食和胃肠减压
C. 立即补液　　　　　　D. 立即应用镇痛药
E. 立即输血

※13. 患者女，65岁。消化性溃疡病史2年。因餐后上腹痛伴恶心、呕吐2天入院。对该患者进行饮食指导，建议进食哪一汤类比较适宜
A. 菜末蛋花汤　　　　　B. 榨菜肉丝汤
C. 鸡汤　　　　　　　　D. 老姜羊肉汤
E. 咖喱牛肉汤

14. 患者女，60岁。胃溃疡伴瘢痕性幽门梗阻。行毕Ⅱ式胃大部切除术后8天，出现进食后上腹部饱胀，恶心、呕吐，呕吐物含胆汁和食物。首先考虑
A. 十二指肠残端破裂　　B. 急性输入袢梗阻
C. 输出袢梗阻　　　　　D. 倾倒综合征
E. 吻合口梗阻

15. 患者男，24岁。餐前上腹部疼痛近1年，进食后可缓解，常伴夜间痛。近2天疼痛加剧入院。初步诊断为十二指肠球部溃疡。护士在给该患者做健康教育时告知应少量多餐。少量多餐的目的是
A. 中和胃酸　　　　　　B. 减轻疼痛
C. 减少并发症概率　　　D. 使胃酸分泌有规律
E. 以免胃窦部过度扩张而刺激胃酸分泌

16. 患者男，45岁。上腹部规律性疼痛2年，疼痛

加剧1天来医院就诊。给予该患者法莫替丁口服。法莫替丁服用宜在

A．每日清晨1次　　　B．进餐时与食物同服
C．两餐之间　　　　　D．饭前1~2小时
E．饭后1~2小时

17．患者男，50岁。确诊为胃溃疡合并幽门梗阻。术前护理措施中哪一项可减轻胃黏膜的水肿

A．纠正水电解酸碱失衡　　B．营养支持
C．加强口腔卫生　　　　　D．术前禁食
E．术前3天温盐水洗胃

18．患者男，50岁。胃大部切除后，最早易出现的并发症是

A．倾倒综合征　　　B．十二指肠残端破裂
C．上消化道出血　　D．低血糖综合征
E．吻合口瘘

19．患者男，45岁。因十二指肠溃疡并发瘢痕性幽门梗阻，反复呕吐宿食，消瘦、皮肤干燥、弹性消失，术前准备后，行胃大部分切除术。该患者目前存在的主要护理问题是

A．组织灌注量改变　　B．体液不足
C．知识缺乏　　　　　D．心排血量不足
E．活动无耐力

※20．患者女，45岁。诊断为十二指肠球部溃疡。医嘱口服法莫替丁、阿莫西林及胶体铋。护士所做的用药指导中错误的是

A．法莫替丁每日3次，餐前口服
B．服用胶体铋前1小时及服药后半小时内不应进食
C．阿莫西林每日口服4次
D．胶体铋可导致粪便呈黑色
E．青霉素过敏者禁用阿莫西林

※21．患者女，45岁。诊断为十二指肠溃疡。行毕Ⅱ式胃大部切除，手术后2周，患者进餐10~20分钟后出现上腹饱胀、恶心、呕吐、头晕、心悸、出汗、腹泻等。应考虑并发了

A．萎缩性胃炎　　　B．贫血
C．倾倒综合征　　　D．吻合口梗阻
E．吻合口瘘

22．患者女，50岁。胃溃疡伴瘢痕性幽门梗阻。行胃大部切除毕Ⅱ式手术后第8天，突发上腹部剧痛，呕吐频繁，每次量少，不含胆汁，呕吐后症状不缓解。查体：上腹部偏右有压痛。首先考虑

A．吻合口破裂　　　B．倾倒综合征
C．十二指肠残端破裂　D．急性输入袢梗阻
E．输出袢梗阻

23．患者女，25岁。十二指肠溃疡并幽门梗阻。行毕Ⅱ式胃大部切除术，术后第1天，胃管内吸出咖啡色胃液约200ml。正确的处理是

A．继续观察，不需特殊处理
B．马上做好手术止血的准备
C．应用止血药
D．胃管内灌注冰盐水
E．准备输血

※24．患者男，40岁。诊断为十二指肠溃疡。行胃大部切除毕Ⅱ式手术，术后第5天，突发右上腹剧痛，伴有明显腹膜刺激征。应考虑并发了

A．低血糖综合征　　B．倾倒综合征
C．上消化道出血　　D．吻合口瘘
E．十二指肠残端破裂

25．患者女，28岁。间歇性上腹隐痛2年。胃镜检查确诊为十二指肠球部溃疡，缓解腹痛措施正确的是

A．睡前加餐　　　B．取平卧体位
C．尽早手术治疗　D．服用镇痛药物
E．腹部热敷

26．患者男，45岁。患十二指肠球部溃疡6年，近几天来腹痛节律性消失，变为持续上腹痛，伴频繁大量呕吐隔宿酵酸性食物。最可能的并发症是

A．溃疡穿孔　　　B．上消化道出血
C．复合性溃疡　　D．幽门梗阻
E．溃疡癌变

27．患者女，41岁。有消化性溃疡病史4年。1天来胃痛明显，无恶心、呕吐。今晨觉头晕、乏力、黑矇，排尿排便一次。对于该患者，除腹痛外，护士还应重点询问

A．是否发热　　　B．有无眩晕
C．排便习惯　　　D．粪便颜色
E．尿量

28．患者男，58岁。行动不便。3天来反复上腹痛，进餐后发作或加重，伴泛酸、嗳气。电话咨询社区护士其应进行哪一项检查，社区护士的建议是

A．腹部X线平片　　B．B超
C．CT　　　　　　　D．胃镜
E．MRI

29．患者男，36岁。胃溃疡5年，规律用药但反复发作。护士在收集资料时发现患者饮食极不规律，常暴饮暴食，每日饮酒量约500ml。在进行健康指导时应着重给患者讲解的是

A．药物的不良反应
B．胃溃疡的并发症
C．合理饮食的重要性
D．胃溃疡的发病机制
E．保持情绪稳定的重要性

30．患者女，45岁。消化性溃疡。近来感上腹饱胀，疼痛于餐后加重，且反复大量呕吐。该患者可能

出现了
- A. 出血
- B. 穿孔
- C. 癌变
- D. 幽门梗阻
- E. 营养不良

31. 患者男，45岁。十二指肠球部溃疡并发幽门梗阻。医嘱中出现下列哪种药物时，护士应提出质疑
- A. 氢氧化铝凝胶
- B. 口服补液盐
- C. 奥美拉唑
- D. 枸橼酸铋钾
- E. 克拉霉素

32. 患者男，26岁。血友病16年。胃大部分切除术后2小时出现烦躁不安，术后敷料渗血。值班护士首先应采取的措施是
- A. 监测血糖变化
- B. 监测生命体征
- C. 观察皮肤受压情况
- D. 查看患者病历
- E. 查看四肢活动情况

33. 患者男，56岁。胃溃疡行胃大部分切除术后1天，突然发现从胃管内引流出大量的鲜红色血性液体。此时应重点观察患者的
- A. 意识
- B. 呼吸
- C. 体温
- D. 脉搏
- E. 血压

34. 某患者因胃溃疡行胃大部切除术，术后第1天除生命特征外，护士最需要重点观察的是
- A. 神志
- B. 伤口敷料
- C. 肠鸣音
- D. 腹胀
- E. 胃管引流液

35. 患者男，40岁。因胃溃疡穿孔行毕Ⅰ式胃大部切除术。现术后4天，主诉腹部胀痛，恶心，停止排气排便。查体：全腹膨隆，未见肠型，中上腹轻度压痛及肌紧张，肠鸣音消失。最重要的处理措施是
- A. 镇痛
- B. 胃肠减压
- C. 补液
- D. 半卧位
- E. 应用抗生素

36. 某消化性溃疡患者即将出院，责任护士指导其回家后应注意的问题不包括
- A. 生活规律，劳逸结合
- B. 避免进食刺激性食物
- C. 保护胃黏膜药宜在餐前服用
- D. 抗酸药宜在饭后和睡前服用
- E. 上腹部疼痛时要及时服用去痛片止痛

37. 患者男，46岁。患消化道溃疡多年，今晚饮酒后出现上腹部剧烈疼痛，面色苍白，腹肌紧张，全腹明显压痛反跳痛。该患者首要的护理措施是
- A. 吸氧
- B. 继续观察病情
- C. 绝对卧床休息
- D. 禁食及胃肠减压
- E. 建立静脉通路

A₃型题
（1~3题共用题干）

患者女，28岁。间歇性上腹部疼痛1年，有泛酸、嗳气、食欲缺乏等消化道症状。近2天来腹痛加重，经常排黑色粪便。半小时前开始呕血，共2次，总量约400ml。

1. 该患者呕血的病因最可能是
- A. 胃癌
- B. 肝硬化
- C. 慢性胃炎
- D. 消化性溃疡
- E. 慢性肠炎

2. 为明确诊断首选哪一项辅助检查
- A. 粪便常规和潜血试验
- B. 纤维胃镜检查
- C. X线钡餐检查
- D. 幽门螺杆菌检查
- E. 胃液分析

3. 对该患者进行下列哪一项治疗最为合适
- A. 暂禁食、输液
- B. 输血
- C. 输液
- D. 半流质饮食、输液
- E. 半流质饮食、输血

（4~6题共用题干）

患者女，25岁。反复中上腹疼痛3年余，疼痛呈烧灼感，常有夜间痛，进食后疼痛能缓解。X线钡餐检查十二指肠球部有龛影并有激惹现象。

4. 该患者最可能的诊断是
- A. 急性胆囊炎
- B. 胃溃疡
- C. 急性胃炎
- D. 急性胰腺炎
- E. 十二指肠溃疡

5. 饮食指导下列哪一项不妥
- A. 规律进餐和少量多餐
- B. 忌食刺激性强的食物
- C. 选择易消化的食物
- D. 可采用牛奶治疗
- E. 饮食温度以45℃左右为宜

6. 用药指导中下列哪一项是错误的
- A. 制酸药不宜与H₂受体拮抗药同服
- B. 服用颠茄、阿托品类药物宜在饭后半小时和睡前服用
- C. 应用西咪替丁使壁细胞胃酸减少，促进溃疡愈合
- D. 胶体铋应于餐前半小时口服，睡前加服一次
- E. 服用氢氧化铝凝胶需与氧化镁同服，预防便秘

A₄型题
（1~3题共用题干）

患者女，35岁。诊断为胃溃疡穿孔，在全麻下行毕Ⅰ式胃大部切除、腹腔引流术。术后患者已清醒，生命体征稳定，胃肠减压吸出暗红色血性液体50ml。

1. 全麻已完全清醒的依据是
- A. 四肢有主动活动
- B. 针刺有痛苦表情
- C. 能正确回答问题
- D. 睫毛反射恢复

E. 呼之能睁眼看人
2. 该患者术后可能发生的并发症是
   A. 倾倒综合征　　　　B. 输入段肠袢梗阻
   C. 胃肠吻合口出血　　D. 输出段肠袢梗阻
   E. 十二指肠残端漏
3. 该患者术后可以拔除胃管的条件是
   A. 无腹胀　　　　　　B. 生命体征平稳
   C. 有饥饿感　　　　　D. 肛门排气
   E. 术后2~3天

（4~8题共用题干）

患者女，58岁，患十二指肠溃疡6年。今晨突然排出大量柏油样黑便，并出现恶心、头晕、心悸、无力4小时，急诊入院。查体：体温36.2℃，血压80/50mmHg，脉搏112次/分，患者面色苍白、出冷汗、四肢湿冷，上腹部轻度压痛，肠鸣音亢进。初步诊断为十二指肠溃疡大出血。

4. 考虑该患者为十二溃疡大出血的主要依据是
   A. 恶心　　　　　　　B. 头晕、心悸、无力
   C. 血压下降、脉搏细速　D. 排大量柏油样便
   E. 面色苍白、出冷汗、四肢湿冷
5. 十二指肠溃疡大出血的主要部位是
   A. 十二指肠球部　　　B. 十二指肠降部
   C. 十二指肠水平部　　D. 十二指肠升部
   E. 十二指肠与空肠交界处
6. 初步估计该患者的失血量为
   A. 300ml　　　　　　B. 400ml
   C. 500ml　　　　　　D. 800ml
   E. 1000ml
7. 目前该患者最主要的护理问题是
   A. 疼痛　　　　　　　B. 体液不足
   C. 焦虑、恐惧　　　　D. 有感染的危险
   E. 营养障碍
8. 该患者应采取何种体位
   A. 低半卧位　　　　　B. 头低足高位
   C. 中凹位　　　　　　D. 高半卧位
   E. 头高足低位

（9~13题共用题干）

患者女，65岁，患胃溃疡10年余。近1个月来上腹部饱胀不适，反复呕吐带酸臭味的宿食，呕吐后症状缓解。查体：皮肤干燥、弹性差，唇干；上腹部膨隆，可见胃型和蠕动波，振水声（+）。收住院治疗。

9. 胃溃疡的好发部位是
   A. 贲门部　　　　　　B. 胃窦部
   C. 胃大弯　　　　　　D. 胃小弯
   E. 幽门部
10. 该患者发生了

A. 合并十二指肠溃疡　　B. 胃溃疡复发
C. 肠梗阻　　　　　　D. 胃溃疡穿孔
E. 瘢痕性幽门梗阻
11. 下列哪一项不是胃溃疡的临床特点
    A. 进食后疼痛不能缓解
    B. 餐后痛
    C. 疼痛节律较十二指肠溃疡明显
    D. 抗酸治疗后容易复发
    E. 易并发急性大出血
12. 该患者行手术治疗的主要原因是
    A. 合并胃溃疡穿孔
    B. 长期患胃溃疡
    C. 合并溃疡大出血
    D. 合并瘢痕性幽门梗阻
    E. 胃溃疡疑有恶变
13. 目前该患者最主要的护理问题是
    A. 焦虑与恐惧　　　　B. 疼痛
    C. 知识缺乏　　　　　D. 有感染的危险
    E. 体液不足与营养失调

（14~16题共用题干）

患者女，42岁。近日来上腹部疼痛反复发作，3小时前在睡眠中突感上腹刀割样剧痛，随即波及全腹。既往有十二指肠溃疡病史。根据临床表现和辅助检查结果，拟诊为十二指肠溃疡穿孔。

14. 十二指肠溃疡穿孔的重要诊断依据为
    A. 既往病史　　　　　B. 患者自觉症状
    C. 腹膜炎和腹水体征　D. X线示膈下游离气体
    E. 超声示腹腔液性暗区
15. 该患者先试行非手术治疗，护理措施不包括
    A. 禁食　　　　　　　B. 胃肠减压
    C. 静脉补液　　　　　D. 腹腔引流
    E. 应用抗生素
16. 该患者最适宜的体位是
    A. 平卧位　　　　　　B. 半卧位
    C. 膝胸卧位　　　　　D. 侧卧位
    E. 头低足高位

（17、18题共用题干）

患者男，40岁，职业司机。间断上腹胀痛3年，常于餐后加重，冬春为重，3天前上腹胀痛加重，伴泛酸、嗳气。患者吸烟16年，平均20支/日，经胃镜检查，诊断为"胃溃疡"收入院。

17. 该患者饮食护理中，应尽量避免
    A. 进餐时细嚼慢咽
    B. 定时定量进餐
    C. 餐间零食和睡前加餐
    D. 症状加重时以面食为主
    E. 少食多餐

18. 患者经治疗后病情好转，出院时应特别强调
A. 睡前加餐补充夜间能量消耗
B. 制订戒烟计划
C. 增加工作时间，转移对病情的关注
D. 症状好转后可自行停药
E. 饮食上无任何禁忌

参考答案与难题解析

A_1型题：1. B 2. B 3. C 4. D 5. A 6. B 7. B 8. D 9. A
10. B 11. E 12. E 13. E 14. A 15. B 16. C 17. B 18. D
19. A 20. E 21. B 22. D 23. E 24. D 25. D 26. A 27. E
12题解析：阿托品为抗胆碱能药，可抑制迷走神经，减少胃酸分泌，延缓胃排空，适用于十二指肠溃疡，不宜单独用于胃溃疡的治疗。

A_2型题：1. B 2. D 3. E 4. A 5. A 6. A 7. D 8. E 9. A
10. D 11. E 12. B 13. A 14. C 15. E 16. B 17. E 18. C 19. B
20. A 21. C 22. D 23. A 24. E 25. A 26. D 27. D 28. D
29. C 30. D 31. B 32. B 33. E 34. E 35. B 36. D 37. D
6题解析：抗酸药，如氢氧化铝凝胶等应在餐后1小时和睡前服用；H_2受体拮抗剂，应在餐中或餐后即刻服用，也可把1天的剂量在睡前服用，若同时服用抗酸药，应两药间隔1小时以上；胃动力药应在餐前1小时或睡前服用。其他药物，如硫糖铝宜在餐前1小时服用。
12题解析：急性胃穿孔患者应立即禁食、胃肠减压，以减轻胃肠道张力，防止急性腹膜炎的发生。
13题解析：消化性溃疡患者饮食宜清淡，避免刺激性大的食物，如香料、调味品、浓茶、咖啡、辛辣食物等。
21题解析：倾倒综合征为胃大部分切除术后并发症，多发生在患者进食10～20分钟后，因胃容量减少，失去胃排空的控制，大量高渗食物快速进入十二指肠或空肠，大量细胞外液转移至腹腔，循环血量骤然减少。
24题解析：十二指肠残端破裂是毕Ⅱ式胃大部切除术后近期的严重并发症，一般发生在术后3～6天。表现为右上腹部突发剧烈腹痛和局部明显压痛、腹肌紧张等急性弥漫性腹膜炎症状。应立即手术处理。

A_3型题：1. D 2. B 3. A 4. E 5. D 6. B
1题解析：出血是消化性溃疡最常见的并发症，十二指肠溃疡比胃溃疡易发生。可表现为呕血与黑便，易发生休克。
2题解析：胃镜检查与黏膜活检是确诊消化性溃疡的首选检查方法，可直接观察溃疡病变部位、大小、性质，并可夹取适当组织进行病理学检查，同时可进行幽门螺杆菌检测。
3题解析：消化性溃疡合并出血者，主要采取观察和记录呕血、便血，循环血量不足的表现。取平卧位，暂时禁食，输液、输血，按时应用止血药物。若经止血、输血而出血仍在继续者，应急诊手术。
4题解析：十二指肠溃疡：疼痛部位在上腹正中或稍偏右，表现为钝痛、灼痛、胀痛或剧痛，以及饥饿痛、空腹痛或夜间痛，进食可缓解，其疼痛节律为一进食一缓解，X线钡餐检查十二指肠龛影并有激惹现象可确诊。
5题解析：因豆浆、牛奶含钙和蛋白质高，可刺激胃酸分泌，不宜多吃。
6题解析：阿托品、颠茄类药物是用来缓解疼痛的，应于疼痛发作时服用。

A_4型题：1. C 2. C 3. D 4. D 5. A 6. D 7. B 8. C 9. D
10. E 11. C 12. D 13. E 14. D 15. D 16. B 17. C 18. B
1题解析：全麻清醒的标志是能够正确地回答问题。

2题解析：倾倒综合征、输入段肠袢梗阻、输出段肠袢梗阻、十二指肠残端瘘为毕Ⅱ式手术后的并发症，毕Ⅰ式手术无这些并发症，而胃肠吻合口出血是毕Ⅰ和毕Ⅱ式共有并发症，故C正确。
3题解析：拔除胃管的条件是肠蠕动恢复，肛门排气是肠蠕动恢复的标志。
4题解析：十二指肠溃疡合并出血，表现为呕血与黑便，易发生休克。
5题解析：十二指肠溃疡的好发部位是十二指肠球部。
6题解析：脉搏：90～100次/分，收缩压：80～90mmHg，失血量约500ml；脉搏：100～120次/分，收缩压：60～80mmHg，失血量为500～1000ml；脉搏：>120次/分，收缩压：<60mmHg，失血量>1000ml。
7题解析：失血、失液导致休克的患者主要的护理问题是体液不足。
8题解析：休克患者常采用休克体位，中凹位。
9题解析：胃溃疡的好发部位是胃小弯。
10题解析：瘢痕性幽门梗阻表现为上腹部饱胀不适，反复呕吐带酸臭味的宿食，呕吐后症状缓解。查体：皮肤干燥，弹性差，唇干；上腹部膨隆，可见胃型和蠕动波，振水声（+）。
11题解析：十二指肠溃疡，疼痛节律较胃溃疡明显。
12题解析：合并瘢痕性幽门梗阻是消化性溃疡的绝对手术指征。
13题解析：幽门梗阻反复大量的呕吐，导致大量的体液丢失，食物不能进入小肠消化吸收导致营养不良。
14题解析：十二指肠溃疡穿孔，主要表现为突发上腹部刀割样剧痛并向全腹蔓延，查体：全腹压痛、反跳痛、肌紧张，呈"板样"强直，叩诊肝浊音界缩小或消失，肠鸣音减弱或消失，X线检查可见膈下游离气体。
15题解析：十二指肠溃疡穿孔非手术治疗包括禁食、禁饮、胃肠减压，可减少肠内容物继续流入腹腔，输液，应用抗生素，做好急诊手术前准备等。腹腔引流属于手术治疗。
16题解析：十二指肠溃疡穿孔导致腹膜炎，常采用半卧位，有利于渗出液、炎症物质流入盆腔，减慢吸收，减轻全身症状。
17题解析：胃溃疡表现为餐后疼痛，餐前零食和睡前加餐可加重症状。
18题解析：消化性溃疡强调系统治疗6～8周，不可自行停药。

第6节　肠梗阻患者的护理

A_1型题

1. 高位小肠梗阻的特征性表现是
A. 呕吐频繁　　　　　B. 腹部包块
C. 腹胀明显　　　　　D. 停止排便排气
E. 叩诊呈鼓音
2. 机械性肠梗阻包括下列哪一个
A. 由于急性弥散性腹膜炎而引起的肠梗阻
B. 由于肠系膜血管栓塞引起的肠梗阻
C. 腹部术后肠粘连引起的肠梗阻
D. 由于慢性铅中毒肠痉挛引起的肠梗阻
E. 肠道功能紊乱引起的肠梗阻
3. 高位小肠梗阻以呕吐为主，其呕吐物的特点是
A. 多为蛔虫引起的梗阻
B. 呈粪样

C. 呈溢出性
D. 出现较晚，呈粪便样
E. 出现较早，以胃液、胆汁、胰液为主
4. 肠梗阻的主要临床表现是
A. 肛门停止排便、排气   B. 呕吐
C. 腹胀   D. 腹痛
E. 以上都是
※5. 肛门停止排便排气提示下列哪一种疾病
A. 肠梗阻   B. 肠套叠
C. 结肠癌   D. 肠麻痹
E. 腹膜炎
※6. 鉴别单纯性肠梗阻与绞窄性肠梗阻依靠下列哪一项
A. 有无并发症   B. 梗阻的病因
C. 梗阻的时间   D. 肠管壁有无血运障碍
E. 梗阻的严重程度
7. 单纯性机械性肠梗阻最早的表现是
A. 阵发性腹痛伴肠鸣音亢进
B. 腹胀明显，肛门停止排气
C. 持续性绞痛，频繁呕吐
D. 持续性剧痛，腹胀不对称
E. 持续性胀痛，肠鸣音消失
8. 消化道手术后，提示患者肠蠕动恢复的有效指征是
A. 听诊有肠鸣音   B. 肛门排气
C. 患者有饥饿感   D. 患者有便意
E. 胃管的引流量较前减少
※9. 急性肠梗阻患者，最重要的非手术治疗措施为
A. 高压灌肠   B. 胃肠减压
C. 去枕平卧位   D. 及早进食
E. 吗啡镇痛
10. 除腹痛外，高位小肠梗阻最主要的症状是
A. 停止排气排便   B. 肠腔积气
C. 腹胀明显   D. 肠蠕动亢进
E. 呕吐频繁
11. 胃肠减压用于治疗肠梗阻患者，最可靠的拔管指征是
A. 肛门排气   B. 肠鸣音亢进
C. 腹胀消失   D. 体温正常
E. 食欲增加
12. 阿托品用于治疗不完全肠梗阻患者时，其主要作用是
A. 刺激迷走神经兴奋   B. 解除平滑肌痉挛
C. 抑制交感神经兴奋   D. 抑制中枢神经系统
E. 抑制腺体分泌

A₂型题

1. 患者女，30 岁。饱餐后剧烈运动突发脐周持续性剧痛，伴阵发性加剧，腹胀不明显，早期即出现休克症状。应考虑为
A. 肠系膜动脉栓塞   B. 粘连性肠梗阻
C. 小肠扭转   D. 麻痹性肠梗阻
E. 肠套叠
2. 患者女，42 岁。因半年前行阑尾手术，现出现肠梗阻。对该患者进行基础治疗时应做到
A. 禁食   B. 胃肠减压
C. 肛管排气   D. 保持水电解质平衡
E. 以上都是
3. 患者女，40 岁。饱餐后剧烈运动发病，诊断为绞窄性肠梗阻。其临床表现不包括
A. 腹腔穿刺抽出血性液   B. 持续性剧烈腹痛
C. 早期出现休克   D. 肠鸣音活跃
E. 腹膜刺激征
4. 患者女，39 岁。患者出现腹痛、呕吐、腹胀、肛门停止排气排便 2 天。X 线检查见肠管扩张、积气及多个液平面，诊断为粘连性不完全肠梗阻。该患者的治疗以下列哪一种方法为主
A. 以非手术治疗为主   B. 以解痉治疗为主
C. 以手术治疗为主   D. 以抗感染治疗为主
E. 以上都不是
※5. 患者男，35 岁。晚餐后出现上腹阵发性疼痛，并伴有腹胀、恶心、呕吐，肛门停止排气排便。有阑尾手术史。查体：腹部膨隆，可见肠型，腹软，轻度压痛，肠鸣音亢进，诊断为粘连性肠梗阻。下列诊断中最不可能的是
A. 机械性肠梗阻   B. 急性肠梗阻
C. 绞窄性肠梗阻   D. 完全性肠梗阻
E. 单纯性肠梗阻
6. 患者男，39 岁。出现腹痛、呕吐、腹胀、肛门停止排气排便，X 线检查见肠管扩张、积气及多个液平面，诊断为肠梗阻。在观察患者病情时，下列哪一项提示并发绞窄性肠梗阻
A. 肠鸣音亢进
B. 持续性绞痛伴腹膜刺激征
C. 阵发性腹痛
D. 肛门不排气
E. 腹胀明显
7. 患儿男，15 个月。阵发性哭闹半天，1 小时前排果酱样大便 1 次。分诊护士考虑该患儿可能患什么疾病
A. 肠道畸形   B. 急性阑尾炎
C. 肠套叠   D. 肠蛔虫症
E. 肠扭转
8. 患儿男，6 个月。阵发性哭闹 6 小时，排果酱样大便 1 次。查体：右上腹触及腊肠样包块，右髂窝空

虚，怀疑为肠套叠。该患儿首选的检查治疗是
A. 钡剂灌肠 B. 空气灌肠
C. 结肠镜检 D. 直肠活检
E. 腹部 CT

※9. 患者男，36岁。胃溃疡穿孔行胃大部切除术。术后4天，诉腹痛，腹胀，恶心，肛门停止排气、排便。查体：全腹膨隆，未见肠型，全腹压痛，以中上腹最为显著，轻度肌紧张，肠鸣音消失。体温37.8℃，脉搏90次/分，血压112/78mmHg，血常规：白细胞计数 $11.6×10^9$/L，中性粒细胞0.85；腹部 X 线平片可见肠腔积气及液气平面。以下哪一项护理措施是**错误**的
A. 应用抗菌药预防感染
B. 可适当用山莨菪碱止痛
C. 禁食、胃肠减压
D. 协助患者取低半卧位
E. 及时、准确记录出入水量

※10. 患者女，52岁。因绞窄性肠梗阻行回肠部分切除术。术后4天患者出现腹痛，以脐周最为明显，腹腔引流管间断引出血性液每天约200ml。查体：体温38.5℃，呼吸22次/分，脉搏95次/分，血压135/76mmHg。腹胀，脐周中度压痛，未扪及肿块，肠鸣音弱。血常规：白细胞计数 $13.5×10^9$/L，中性粒细胞0.83。关于该患者的护理，以下叙述**错误**的是
A. 如行灌洗，应用等渗氯化钠溶液
B. 取低半坐卧位
C. 予全胃肠外营养
D. 若引流管堵塞，应高压冲洗
E. 充分负压引流

11. 患者男，70岁。有长期便秘史，突然腹痛、腹胀2天，未吐，少量黏液便1次。查体：全腹部膨胀，左下腹有轻度压痛、反跳痛，肠鸣音亢进。为明确诊断，应做的是
A. CT B. B超
C. 纤维结肠镜检查 D. 腹部立位 X 线平片
E. 直肠指检

12. 患者男，70岁。经常便秘，1天前，出现腹胀，肛门停止排气排便，诊断为肠梗阻。这种肠梗阻属于
A. 慢性、低位、机械性肠梗阻
B. 急性、高位、机械性肠梗阻
C. 慢性、高位、麻痹性肠梗阻
D. 慢性、高位、血运行肠梗阻
E. 急性、低位、绞窄性肠梗阻

※13. 患者女，35岁。饱餐后出现上腹阵发性疼痛，并伴有腹胀，恶心、呕吐，停止肛门排气，6个月前曾做阑尾切除术。查体：腹胀，见肠型，腹软，轻度压痛，肠鸣音亢进。下列哪一项护理措施是**错误**的
A. 防治感染和中毒 B. 取半卧位
C. 胃肠减压 D. 可给吗啡止痛
E. 禁饮食

14. 患者女，68岁。有长期便秘史，突然腹痛腹胀1天，未吐，排少量黏液血便1次。查体：腹周膨胀，左下腹可扪及囊性包块，有压痛及反跳痛，肠鸣音亢进，诊断为乙状结肠扭转。在护理该患者时，最重要的观察内容是
A. 排便 B. 腹痛
C. 腹胀 D. 肠绞窄征象
E. 呕吐

15. 患者有阵发性脐周痛，恶心伴呕吐，明显口渴，尿少。查体：轻度腹胀，可见肠型，右侧腹部轻压痛，肠鸣音亢进。上半年行阑尾切除术，诊断为粘连性肠梗阻。针对患者的处理措施**不正确**的是
A. 补液 B. 禁食
C. 胃肠减压 D. 应用抗生素
E. 高压灌注

16. 患者女，38岁。半年前行阑尾切除术，现出现腹痛、呕吐、腹胀，肛门停止排气排便，X线检查见肠管扩张、积气及多个液平面。诊断肠梗阻的主要依据是
A. 排便排气停止
B. 腹痛
C. 腹胀
D. X线检查见肠管扩张、积气及多个液平面
E. 呕吐

17. 患者男，60岁。由于严重恶心呕吐导致急性消化液大量丢失。医生开具以下医嘱，首先为该患者输入的应是
A. 5%NaHCO$_3$ 溶液 B. 平衡盐溶液
C. 3%氯化钠溶液 D. 5%葡萄糖溶液
E. 10%葡萄糖溶液

A$_3$型题

（1~4题共用题干）

患者女，36岁。午餐后打篮球时出现腹部剧烈疼痛1小时，疼痛持续，腹胀，呕吐，呕吐物为未消化食物，含少量血性液体，口渴，烦躁不安，中腹部可扪及一个压痛包块，移动性浊音阳性，肠鸣音减弱，发病以来未排便排气。血常规：白细胞$12.4×10^9$/L。

1. 根据病情，应考虑
A. 肠结核 B. 急性单纯水肿性胰腺炎
C. 输尿管结石 D. 胆囊结石
E. 肠扭转引起的绞窄性肠梗阻

2. 最合适的治疗措施是
A. 抗休克　　　　　　B. 禁食、胃肠减压
C. 口服液状石蜡　　　D. 手术探查
E. 低压灌肠

3. 该患者主要的护理诊断是
A. 活动无耐力　　　　B. 体液不足
C. 排便困难　　　　　D. 皮肤完整性受损
E. 个人应对无效

4. 以下哪一项**不是**该患者围术期的常见并发症
A. 肠粘连　　　　　　B. 吸入性肺炎
C. 腹腔感染　　　　　D. 肠瘘
E. 倾倒综合征

A₄型题

（1~4题共用题干）

患者女，38岁。阑尾切除术后发生肠粘连性肠梗阻，脐周阵发性疼痛2天，恶心、呕吐较频繁，尿少，口渴明显。查体：脉搏92次/分，血压106/76mmHg，腹胀不明显，偶见肠型，右下腹轻压痛，肠鸣音亢进。采用禁食、胃肠减压、输液及应用抗生素等非手术治疗。

1. 非手术治疗最重要的护理措施是
A. 输液，应用抗生素　　B. 密切观察病情
C. 保持有效的胃肠减压　D. 采用解痉药
E. 详细记录出入液量

2. 结束胃肠减压拔除胃管最主要的指征是
A. 未见肠型　　　　　B. 腹痛减轻
C. 腹胀解除　　　　　D. 肛门排气
E. 呕吐停止

3. 纠正脱水首先输入的液体是
A. 10%葡萄糖溶液　　　B. 5%葡萄糖溶液
C. 平衡盐溶液　　　　 D. 0.9%氯化钠溶液
E. 右旋糖酐

4. 给予患者的体位是
A. 左侧卧位　　　　　B. 半卧位
C. 平卧位　　　　　　D. 去枕平卧位
E. 右侧卧位

参考答案与难题解析

A₁型题：1.A 2.C 3.E 4.E 5.A 6.D 7.A 8.B 9.B 10.E 11.A 12.B

5题解析：肠梗阻后肠腔中食物和气体均不能通过梗阻部位，故表现为肛门停止排便排气。

6题解析：按照肠管壁有无血运障碍将肠梗阻分为单纯性肠梗阻与绞窄性肠梗阻。

9题解析：急性肠梗阻患者为减轻肠道压力，应采取半卧位而非去枕平卧位，故排除C；在梗阻未解除时应禁食，故D不对；E选项镇痛会掩盖病情的发展，可排除；A选项高压灌肠会增加腹腔内压力，亦禁止使用；而胃肠减压是治疗肠梗阻的重要方法之一，通过吸出胃肠内气体和液体，降低肠内压力，减轻腹胀，减少肠腔内的细菌和毒素。故选B。

A₂型题：1.C 2.E 3.D 4.A 5.C 6.B 7.C 8.B 9.B 10.D 11.D 12.A 13.D 14.D 15.E 16.D 17.B

5题解析：由于患者腹部柔软，轻度压痛，肠鸣音亢进，未见出血征象，故可排除绞窄性肠梗阻。

9题解析：该患者生命体征平稳，可取半卧位，以减轻腹胀对呼吸系统的影响；从患者的胀痛、恶心、闭气的症状及全腹胀、肠鸣音消失的体征来看，应考虑患者为麻痹性肠梗阻，不适合用山莨菪碱止痛。

10题解析：引流管堵塞时不可高压冲洗，应顺时针转动外套管，无效时更换引流管。

13题解析：急腹症时慎用吗啡类药物镇痛，以免掩盖病情。

A₃型题：1.E 2.D 3.B 4.E

1题解析：患者有饱餐后剧烈活动的诱因，出现肠梗阻的典型症状和体征，且有休克症状，因此怀疑系小肠扭转引起的绞窄性肠梗阻。

2题解析：处理绞窄性肠梗阻的最效方法是手术解除梗阻。

3题解析：患者有呕吐史，且出现口渴、烦躁不安等血容量不足的症状，腹部叩诊有移动性浊音，因此体液不足是目前最主要的护理诊断。

4题解析：倾倒综合征是胃大部切除术后的常见并发症。

A₄型题：1.C 2.D 3.C 4.B

1题解析：非手术治疗最重要的护理措施是保持有效的胃肠减压，减轻胃肠内积气积液，降低胃肠道内的压力，改善肠壁血液循环，同时减少肠内细菌和毒素，有利于改善局部和全身情况，应尽早使用。

2题解析：结束胃肠减压，拔除胃管的条件是肠蠕动恢复，肛门排气是肠蠕动恢复的标志。

3题解析：肠梗阻急性消化液丧失，表现为等渗性脱水，首选平衡盐溶液输入。

4题解析：肠梗阻患者采取半卧位，使膈肌下降，有利于患者呼吸循环系统功能的改善。

第7节　急性阑尾炎患者的护理

A₁型题

1. 急性阑尾炎腹痛起始于脐周或上腹的原因是
A. 阑尾管壁痉挛　　　B. 内脏神经反射
C. 胃肠功能紊乱　　　D. 躯体神经反射
E. 阑尾位置不固定

2. 诊断急性阑尾炎时，最重要的体征是
A. 闭孔内肌试验阳性　B. 腹肌紧张
C. 腰大肌试验阳性　　D. 结肠充气试验阳性
E. 阑尾点固定性压痛

3. 急性阑尾炎术后给予半卧位的主要目的**不正确**的是
A. 腹腔渗液积聚于盆腔　B. 利于呼吸
C. 预防肠粘连　　　　　D. 减轻切口张力
E. 利于腹腔引流

4. 阑尾切除术后患者，24小时内应注意观察的并发症是
A. 内出血　　　　　　B. 切口感染
C. 盆腔脓肿　　　　　D. 肠粘连
E. 门静脉炎

5. 麦克伯氏点（麦氏点）是指
A. 右髂前上棘与脐连线中外 2/3 交界处
B. 右髂前上棘与脐连线中外 1/3 交界处
C. 左髂前上棘与脐连线中外 1/3 交界处
D. 左髂前上棘与脐连线中内 1/3 交界处
E. 右髂前上棘与脐连线中内 1/3 交界处

※6. 急性阑尾炎患者最典型的症状是
A. 转移性脐周疼痛　　B. 转移性右下腹痛
C. 固定的脐周疼痛　　D. 固定的右下腹痛
E. 腹痛位置无规律

7. 急性阑尾炎症时可发生的并发症是
A. 脾脓肿　　　　　　B. 小肠脓肿
C. 胰腺脓肿　　　　　D. 结肠脓肿
E. 门静脉炎和肝脓肿

8. 急性阑尾炎的体征不包括
A. 阑尾压痛　　　　　B. 结肠充气试验阳性
C. 腰大肌试验阳性　　D. 麦氏点压痛
E. 墨菲征阳性

A₂型题

1. 患者女，38 岁。急性阑尾炎穿孔行阑尾切除术术后 5 天，感腹部持续性胀痛，伴恶心、呕吐，未排便排气。查体：全腹膨胀，肠鸣音消失，未触及腹部肿块，腹部 X 线片检查见小肠及结肠均有大量充气及气液平面。对于该患者的处理，最适宜的是
A. 钡剂灌肠
B. 立即剖腹探查
C. 口服钡剂全胃肠道透视
D. 腹腔穿刺，灌洗
E. 胃肠减压及支持疗法

※2. 患者男，26 岁。腰麻下行阑尾切除术，术后 4 小时患者烦躁不安。主诉腹胀。测血压、脉搏、呼吸均正常，查体见下腹部膨隆，叩诊浊音，首先考虑
A. 急性腹膜炎　　　　B. 肠梗阻
C. 急性胃扩张　　　　D. 腹腔内出血
E. 尿潴留

※3. 患者女，40 岁。因急性阑尾炎入院，入院后腹痛曾有短暂的缓解，以后又呈持续性加剧，应考虑为
A. 阑尾周围脓肿　　　B. 单纯性阑尾炎
C. 化脓性阑尾炎　　　D. 阑尾炎穿孔
E. 坏疽性阑尾炎

※4. 患者女，35 岁。诊断为阑尾周围脓肿。患者行阑尾切除的时间应在体温正常
A. 5 个月后　　　　　B. 1 个月后
C. 3 个月后　　　　　D. 2 个月后
E. 4 个月后

5. 患者男，48 岁。阑尾切除术后 5 天，并发切口感染，脓液黏稠呈灰白色。考虑其致病菌是
A. 大肠埃希菌　　　　B. 无芽胞性厌氧菌
C. 金黄色葡萄球菌　　D. 溶血性链球菌
E. 铜绿假单胞菌

6. 患者女，45 岁。阑尾切除术后 5 天，伤口红肿，触之有波动感，穿刺抽到脓液，其最佳的处理是
A. 无需特殊处理
B. 用雷夫奴尔纱布换药
C. 全身应用抗生素
D. 拆去缝线，伤口敞开引流
E. 局部理疗

7. 某患者急性阑尾炎穿孔致腹膜炎，术后第 6 天体温高达 39℃，伴大便次数增多、里急后重、黏液便，伤口不痛，无咳嗽。考虑哪一项可能性最大
A. 肺炎，肺不张　　　B. 切口感染
C. 盆腔脓肿　　　　　D. 菌痢
E. 肠炎

8. 患者男，37 岁。患急性阑尾炎，手术第 3 天后，体温 38.9℃，切口红肿、压痛。下列哪一项护理措施最关键
A. 康复知识教育
B. 继续静脉补液
C. 及时更换被渗液污染的敷料
D. 做好引流管护理
E. 做好生活护理

※9. 患者男，21 岁。因转移性右下腹疼痛 4 小时入院。查体：麦氏点压痛明显，伴肌紧张，反跳痛，肠鸣音消失。血常规：白细胞计数 $12.5×10^9$/L，中性粒细胞 0.82，诊断为急性阑尾炎伴穿孔。行急诊手术治疗，术后第 3 天患者体温为 38.9℃，切口肿、压痛。该患者术后发生了
A. 腹腔脓肿　　　　　B. 切口感染
C. 腹腔内出血　　　　D. 腹腔感染
E. 盆腔感染

10. 患者女，25 岁。因转移性右下腹疼痛 4 小时入院。查体：麦氏点压痛明显，无肌紧张、反跳痛。血常规：白细胞计数 $12.5×10^9$/L，中性粒细胞 0.82，诊断为急性阑尾炎。最常见的病因为
A. 阑尾管腔阻塞
B. 经常进食高脂肪食物
C. 细菌入侵
D. 急性肠炎
E. 血吸虫病

※11. 患者女，53 岁。患急性化脓性阑尾炎，行阑

尾切除术后1天。护士要求患者下床活动，其最主要目的是
A. 预防压疮
B. 预防肺不张
C. 预防血栓性静脉炎
D. 防止肠粘连
E. 有利于伤口愈合

12. 患者男，30岁。7小时前行阑尾切除术，现患者主诉下腹胀痛，护士观察其下腹膀胱区隆起，患者最主要的护理问题是
A. 便秘
B. 有感染的危险
C. 疼痛
D. 尿潴留
E. 体液过多

A₃型题

（1～3题共用题干）

患者女，58岁。有冠心病病史。主诉上腹部疼痛，伴恶心、呕吐5小时。查体：体温37.2℃，脉搏110次/分，血压155/90mmHg；右下腹压痛，肌紧张，无反跳痛，肠鸣音减弱；白细胞计数 0.8×10⁹/L，中性粒细胞0.75；B超可见阑尾肿大；急诊行手术治疗。术后主诉胸闷、气急，夜间不能平卧。心电检查提示有ST-T改变。

1. 首先应考虑
A. 心绞痛发作
B. 急性胃炎
C. 急性阑尾炎
D. 急性肠炎
E. 急性胰腺炎

2. 在给该患者补液治疗时，最重要的护理措施是
A. 记录呕吐量
B. 选择上肢静脉
C. 控制输液速度
D. 给予半坐卧位
E. 观察尿量

3. 该患者可能会出现哪一项血液成分的紊乱
A. 凝血因子
B. 维生素
C. 白蛋白
D. 电解质
E. 血浆

A₄型题

（1～3题共用题干）

患者女，25岁。主诉右下腹剧烈疼痛，腹痛开始于脐周，然后转移至右下腹。查体：体温39.3℃，脉搏115次/分，血压120/85mmHg。右下腹压痛，肌紧张，有反跳痛，肠鸣音减弱；腰大肌试验阳性。血常规：白细胞计数14.5×10⁹/L，中性粒细胞0.83。

1. B超检查可见
A. 阑尾破裂
B. 阑尾缩小
C. 阑尾形态正常
D. 阑尾肿大
E. 阑尾扭曲

2. 根据该患者的临床表现，下列哪一种情况最可能发生
A. 炎性渗出
B. 阑尾穿孔
C. 阑尾坏疽
D. 阑尾化脓

E. 炎症局限于黏膜下层

3. 下列哪一项治疗措施最**不**合适
A. 非手术治疗
B. 阑尾切除及放置腹腔引流管
C. 手术切除阑尾
D. 腹腔镜阑尾切除
E. 阑尾切除及胶片引流

参考答案与难题解析

A₁型题：1.B 2.E 3.C 4.A 5.B 6.B 7.E 8.E
6题解析：根据临床经验，急性阑尾炎典型的症状是转移性右下腹痛，少数病例发病即出现右下腹痛，伴有轻度胃肠功能紊乱；右下腹固定性压痛为急性阑尾炎最重要的体征，但只有在阑尾周围形成脓肿后才能触及固定性压痛包块。因此答案选B。

A₂型题：1.E 2.E 3.D 4.C 5.A 6.D 7.C 8.C 9.B 10.A 11.D 12.D
2题解析：该患者生命体征正常，排除腹腔内出血及腹膜炎，根据腹部膨隆的位置，排除A和B，而腰麻术后容易发生尿潴留，因此应考虑尿潴留。
3题解析：不同的腹痛性质常提示为不同病理类型阑尾炎。阑尾穿孔后阑尾腔内压力下降，患者腹痛可暂时缓解，但阑尾穿孔并发的腹膜炎又使腹痛加剧。
4题解析：阑尾周围脓肿形成后，局部组织水肿、解剖结构不清，难以做一期手术治疗，且易损伤周围组织。故应在全身应用抗生素治疗或同时局部外敷药物，促使局部炎症吸收、消退，待肿块缩小局限、体温正常3个月后再行手术切除阑尾。
9题解析：术后第3天患者体温升高，切口局部有红肿、压痛等，提示切口感染。
11题解析：早期下床活动可刺激并促进肠蠕动功能的恢复，故术后应鼓励患者早期下床活动，防止肠粘连的发生。

A₃型题：1.C 2.C 3.D
1题解析：应首先考虑急性阑尾炎，主要依据：①患者症状和体征虽然不典型，但B超可见阑尾肿大，符合阑尾炎的改变；②其他相关的检查结果不支持备选答案中的其他选项。
2题解析：由于该患者有冠心病病史，术后主诉胸闷、气急，夜间不能平卧，心电图检查提示有ST-T改变，须考虑患者可能同时存在心功能不全，故在补液治疗时应特别注意控制输液的速度，防止发生心力衰竭。
3题解析：该患者腹痛伴呕吐时间长达6小时，造成钾离子及其他电解质随消化液不同程度的丢失，故应特别注意补充水、电解质，以维持水及电解质的平衡。

A₄型题：1.D 2.E 3.A
1题解析：急性阑尾炎时B超检查可见肿大的阑尾或脓肿。
2题解析：该患者已出现腹肌紧张、压痛、反跳痛、肠鸣音减弱等腹膜刺激征的表现，提示阑尾炎症已发展至浆膜外，其渗出液刺激壁腹膜而产生了腹膜的防御性反应。
3题解析：该患者符合急性阑尾炎的表现，且炎症已累及腹膜，应及时手术治疗。

第8节 腹外疝患者的护理

A₁型题

1. 内脏器官成为疝囊壁的一部分，此种疝称
A. 白线疝
B. 腹外疝
C. 滑动疝
D. 股疝

E. 脐疝
※2. 发生腹部切口疝的最主要原因是
A. 缝合时强行拉拢创缘　　B. 腹壁肌被切断
C. 切口感染　　D. 缝线滑脱
E. 切口过长
※3. 腹外疝最常见的疝内容物是
A. 阑尾　　B. 小肠
C. 大网膜　　D. 结肠
E. 膀胱
4. 斜疝修补术后护理，**错误**的是
A. 防止腹压增加　　B. 早期下床
C. 切口处沙袋压迫　　D. 托起阴囊
E. 伤口处勿污染
※5. 关于腹股沟直疝的叙述<u>不正确</u>的是
A. 容易嵌顿
B. 疝囊从腹壁下动脉内侧腹股沟三角区突出
C. 多见于老年女性，常双侧发生
D. 疝块呈半球形
E. 绝大多数为后天性
※6. 嵌顿性疝与绞窄性疝的区别为
A. 是否有机械性肠梗阻的表现
B. 疝囊有无压痛
C. 疝内容物有无血运障碍
D. 疝内容物能不能回纳
E. 是否有休克
※7. 腹外疝最重要的发病原因是
A. 经常从事导致腹腔内压增高的工作
B. 慢性咳嗽
C. 长期便秘
D. 腹壁有薄弱点或腹部缺损
E. 排尿困难
8. 斜疝修补后，最适宜的卧位是
A. 侧卧位　　B. 仰卧位，膝部垫枕
C. 半卧位　　D. 俯卧位
E. 斜坡卧位
※9. 最常见的腹外疝是
A. 腹股沟直疝　　B. 脐疝
C. 股疝　　D. 腹股沟斜疝
E. 切口疝
10. 腹外疝患者因担心疝块反复突出影响工作和生活，最常产生的主要心理问题是
A. 自卑　　B. 忧郁
C. 焦虑　　D. 恐惧
E. 愤怒
11. 腹股沟斜疝发生绞窄时，疝囊渗液的性质<u>不包括</u>
A. 棕褐色　　B. 淡红色
C. 红褐色　　D. 暗红色
E. 淡黄色

A₂型题

※1. 患儿男，3个月。脐部可复性肿块，在哭闹、咳嗽时疝块脱出，安静平卧时消失，诊断为脐疝。关于脐疝下列叙述<u>不正确</u>的是
A. 多因脐环闭锁不全或脐部组织薄弱所致
B. 婴儿脐疝比成人多见
C. 婴儿脐疝多为易复性疝
D. 对该患儿应积极采取手术疗法
E. 婴儿脐疝可自行愈合
2. 患者男，68岁。右侧腹股沟区可复性肿块7年，肿块有时可进入阴囊。查体：右腹股沟区肿块，可还纳，外环口容2指，压迫内环口后，肿块不再出现。鉴别该患者为腹股沟斜疝或直疝时，最有意义的鉴别点是
A. 疝内容物是否进入阴囊　　B. 发病年龄
C. 突出途径　　D. 疝块外形
E. 还纳疝内容物，压迫深环，观察疝内容物是否再突出
3. 患者女，43岁。腹部有可回纳的包块，如果是下列哪一种疝则极易嵌顿
A. 切口疝　　B. 腹股沟斜疝
C. 股疝　　D. 腹股沟直疝
E. 脐疝
4. 患者男，68岁。左侧腹股沟区发现可复性肿块4年。1小时前患者发现肿块突然增大、剧烈疼痛。查体：右侧腹股沟区有5cm×4cm椭圆形肿块，触痛明显，腹部无压痛、反跳痛、腹肌紧张。首选的有效治疗是
A. 应用抗生素　　B. 禁食、补液
C. 手法复位　　D. 应用止痛或镇静药
E. 急诊手术
5. 患儿男，5个月。哭闹时出现右腹股沟斜疝，可回纳，应采用
A. 餐前洗胃　　B. 暂不手术
C. 急诊手术　　D. 限期手术
E. 择期手术
6. 患者男，36岁，搬运工人。诊断为腹股沟斜疝。行疝修补术后，恢复工作的时间是
A. 术后至少1个月　　B. 术后至少2周
C. 拆线后至少2周　　D. 术后体力恢复后
E. 术后至少3个月
7. 患者女，68岁。右侧腹股沟区可复性肿块7年，2小时前出现恶心、呕吐，停止排便排气。提示可能出现的情况是
A. 疝环扩大　　B. 疝嵌顿
C. 疝块与疝囊粘连　　D. 疝坏死

E. 疝内容物回纳
8. 患者女，32岁。8小时前负重物时，右侧斜疝被嵌顿，提示疝内容物已发生缺血坏死，应做好急诊手术前准备的临床表现是
A. 阵发性腹痛伴呕吐　　B. 疝块增大，不能回纳
C. 局部有剧烈疼痛　　　D. 疝块紧张发硬，有触痛
E. 全腹有压痛、肌紧张
9. 患者男，32岁。因腹股沟斜疝疝块嵌顿，行手法复位后，应重点观察的内容是
A. 疝块是否再次脱出　　B. 是否有腹膜炎表现
C. 生命体征　　　　　　D. 神志
E. 是否有肠梗阻表现
10. 患者男，59岁。发现左侧腹股沟可复性肿块3年，诊断为腹股沟斜疝。行手术治疗，术后护理措施中不正确的是
A. 及时处理尿潴留
B. 仰卧位，膝下垫枕
C. 术后6～12小时可进流质饮食
D. 用"丁"字带托起阴囊
E. 鼓励患者早期下床活动
※11. 患者男，56岁。右腹股沟可复性肿块6年，有长期便秘史和吸烟史。肿块在站立时明显，平卧时消失，肿块有时可进入阴囊。查体发现外环口容2指，压迫内环口后，肿块不再出现，透光试验阴性。该患者可能的诊断是
A. 腹股沟斜疝　　　　　B. 精索静脉曲张
C. 腹股沟直疝　　　　　D. 股疝
E. 睾丸鞘膜积液
※12. 患者男，36岁。昨日在硬膜外麻醉下行疝修补术，今日体温38℃，脉搏88次/分，最可能是
A. 切口感染　　　　　　B. 肺部感染
C. 泌尿道感染　　　　　D. 吸收热
E. 伤口感染
13. 患者男，70岁。有慢性便秘多年。近半年来发现，站立时阴囊部位出现肿块，呈梨形；平卧时可还纳，手指压迫内环处，站立咳嗽，肿块不再出现，拟诊腹股沟斜疝，准备手术治疗。为避免术后疝的复发，术前准备中最重要的是
A. 灌肠　　　B. 麻醉前用药　　C. 备皮
D. 排尿　　　E. 治疗便秘
14. 患者男，70岁。有多年排尿不畅，呈滴沥状，近2年双侧腹股沟区出现半圆形肿物，站立时明显，平卧后消失，查体压迫内环肿块仍出现。诊断为
A. 巨大疝　　　　　　　B. 腹股沟直疝
C. 腹股沟斜疝　　　　　D. 切口疝
E. 股疝

15. 患者女，44岁。剧咳后右大腿卵圆窝部肿物突然增大、变硬，疼痛难忍。1天后用手法还纳后，出现剧烈的持续性下腹痛，并有明显的腹肌紧张、压痛与反跳痛。最可能的诊断为
A. 易复性疝　　　　　　B. 难复性疝
C. 嵌顿疝　　　　　　　D. 急性腹膜炎
E. 绞窄性疝
16. 患者男，64岁。发现左侧腹股沟可复性肿块3年。9小时前，用力排便时突感疝块明显增大，腹痛难忍，呕吐数次，伴发热、全身不适。查体：左腹股沟及阴囊可扪及肿块，张力高，有明显触痛；全腹有压痛、腹肌紧张；白细胞计数明显增高。该患者诊断考虑为
A. 股疝，绞窄性疝
B. 腹股沟直疝，嵌顿性疝
C. 腹股沟斜疝，嵌顿性疝
D. 腹股沟斜疝，绞窄性疝
E. 腹股沟直疝，绞窄性疝
17. 患者男，40岁。于硬膜外麻醉下行疝修补术，术后发生尿潴留的原因，应排除
A. 不习惯在病房排尿　　B. 麻醉反应
C. 饮水过多　　　　　　D. 切口疼痛
E. 不习惯在床上排尿
18. 患者男，53岁。因胃溃疡出血行毕Ⅱ式手术，术后8天患者出现切口不完全裂开，经非手术处理后康复出院。今后患者可能发生下列哪一种疝
A. 脐疝　　　　　　　　B. 腹股沟斜疝
C. 腹股沟直疝　　　　　D. 股疝
E. 切口疝
19. 患者男，33岁。腹股沟斜疝术后取仰卧位，腘窝部垫枕，最主要的目的是
A. 预防麻醉后头痛
B. 减少阴囊血肿发生机会
C. 促进肠蠕动恢复、预防肠粘连
D. 减轻切口疼痛，利于切口愈合
E. 防止疝复发
20. 患者男，25岁。在硬膜外麻醉下行左腹沟斜疝修补术。恰当的术后饮食护理是
A. 术后应禁食48小时
B. 术后即进普通饮食
C. 术后应胃肠减压
D. 术后应静脉供给营养3天
E. 若术后6小时无恶心即可进流质饮食
21. 关于右侧腹股沟斜疝嵌顿患者的术后出院指导，正确的叙述是
A. 减少和消除引起腹外疝复发的因素
B. 出院后3天内避免重体力劳动或提举重物

C. 卧床休息，不可增加活动量
D. 可进食刺激性食物
E. 出院后不必定期随访
22. 患者男，65岁。发现右腹股沟内侧包块3年余，3天前腹股沟包块突然增大，变硬，不能还纳，伴剧烈疼痛，8小时前疼痛有所缓解，但出现发热。患者最可能发生了
A. 易复性疝   B. 难复性疝
C. 嵌顿性疝   D. 绞窄性疝
E. 急性阑尾炎

A₃型题
（1~3题共用题干）

患者男，29岁。8年来站立或腹压增高时反复出现右腹股沟肿物，平卧安静时肿块明显缩小或消失。10小时前因提重物而肿块又出现，伴腹痛、呕吐、肛门停止排气和排便。查体：右阴囊红肿，可见一梨状肿块，平卧后肿块不消失。

1. 最有可能的诊断是
A. 嵌顿性腹股沟斜疝   B. 睾丸扭转
C. 嵌顿性腹股沟直疝   D. 绞窄性股疝
E. 睾丸鞘膜积液
2. 本例患者最有效的治疗措施是
A. 热敷、抗生素治疗   B. 试行手法复位
C. 应用镇痛药   D. 紧急手术
E. 静脉补液纠正酸碱失衡
3. 腹外疝术后，对患者正确的要求是
A. 不从事体力劳动
B. 24小时后可床边活动
C. 2天后可户外散步
D. 1个月后可恢复轻体力工作
E. 3个月内不宜从事重体力劳动

A₄型题
（1~3题共用题干）

患者男，62岁。右腹股沟可复性肿块10年，有长期便秘和吸烟史。肿块在站立时明显，平卧时消失，肿块有时可进入阴囊，可还纳。查体发现右腹股沟区肿块，10cm×8cm大小，质软，可还纳，外环口容2指，压迫内环口后，肿块不再出现。透光试验阴性。

1. 护理评估时必须询问的内容**不包括**
A. 工作种类   B. 慢性咳嗽史
C. 慢性便秘史   D. 工作单位
E. 尿频、尿急史
2. 准备为该患者行无张力疝修补术，手术前准备措施**不包括**
A. 安慰患者，以免紧张
B. 皮肤准备

C. 积极处理腹内压增高因素
D. 局部热敷
E. 戒烟
3. 该患者术后下床活动的适宜时间是
A. 无限制   B. 术后第5~7天
C. 术后第1~2天   D. 术后第2周
E. 术后第4周

（4~7题共用题干）

患者男，50岁。慢性便秘多年，近半年来站立时发现阴囊出现肿块，平卧时可还纳，入院诊断为腹股沟斜疝，拟行手术治疗。

4. 对患者的术前护理**不妥**的是
A. 入手术室前应排空膀胱
B. 应积极消除患者的便秘
C. 按下腹部手术备皮范围进行皮肤准备
D. 术晨应置胃管
E. 用肥皂水灌肠，清理肠道
5. 术毕患者回病房，护士为其采取平卧位，腘窝部垫枕，其主要目的是
A. 减轻切口疼痛、缓解张力，以利愈合
B. 减少阴囊血肿的发生
C. 减轻术后头痛
D. 防止复发和感染
E. 减少渗血
6. 术后为预防阴囊血肿，对患者采取的主要措施为
A. 不可过早下床活动
B. 仰卧位
C. 托起阴囊，伤口沙袋压迫
D. 保持敷料清洁、干燥
E. 应用抗生素
7. 可有效防止患者术后复发的措施是
A. 治疗便秘   B. 长期应用镇痛药
C. 备皮   D. 利尿
E. 短期进食

（8、9题共用题干）

患者男，62岁。5年来，患者站立、咳嗽时反复出现左侧腹股沟肿块，呈梨形，平卧可消失。12小时前搬家具时肿块增大，有明显疼痛，平卧和手推均不能回纳，肛门停止排便排气。诊断为腹外疝，入院治疗。

8. 患者最合适的治疗措施是
A. 平卧观察   B. 药物镇痛
C. 手法复位   D. 立即手术
E. 抗生素治疗
9. 患者治疗后即将出院，护士给予指导，其中**不正确**的是
A. 减少和消除引起腹外疝复发的因素

B. 调整饮食习惯，保持排便通畅
C. 出院后3个月内避免重体力劳动
D. 定期随访，疝复发时可在家中观察
E. 注意避免增加腹内压的动作，如剧烈咳嗽等

参考答案与难题解析

A_1型题：1.C 2.C 3.B 4.B 5.A 6.C 7.D 8.B 9.D 10.C 11.E

2题解析：腹部手术时，腹壁肌及筋膜、鞘膜等组织均被切断，愈合的瘢痕组织较正常组织的弹性差，对腹内压力的承受力减退；还有各种原因所致的切口愈合不良和切口感染。其中切口感染是最主要的因素。

3题解析：疝内容物是进入疝囊的腹腔内脏器官或组织，以小肠最为多见，大网膜次之。其他如盲肠、阑尾、乙状结肠、横结肠、膀胱均可进入疝囊，但较少见。

5题解析：腹股沟三角区的解剖特点决定了直疝的疝囊颈宽大，平卧后肿块多能自行回纳入腹腔，故很少发生嵌顿。

6题解析：当腹内压突然增高，疝内容物被强行挤过狭小的疝环而被卡住不能还纳腹腔时，称为嵌顿性疝。若疝内容物不能回纳，且合并有血运障碍，称为绞窄性疝。故嵌顿性疝与绞窄性疝的区别是疝内容物有无血运障碍。

7题解析：腹外疝的发病原因有两方面因素：①腹内压升高是主要诱因；②腹壁抵抗力下降为先天或后天性因素所致的腹壁薄弱，是发病的基础。因此，腹外疝发病原因中最重要的是腹壁薄弱。

9题解析：腹股沟疝包括腹股沟斜疝和腹股沟直疝，其中斜疝占全部腹外疝的90%左右。由于腹股沟区的解剖特点及先天或后天因素所造成的局部薄弱，当人站立时腹股沟区所承受的腹内压力比平卧时增加3倍，故腹股沟区最常见的腹外疝为腹股沟斜疝。

A_2型题：1.D 2.E 3.C 4.C 5.B 6.E 7.B 8.E 9.B 10.E 11.A 12.D 13.C 14.B 15.E 16.D 17.C 18.E 19.D 20.E 21.A 22.D

1题解析：临床上将脐疝分为婴儿型脐疝和成人型脐疝，以婴儿型脐疝多见。脐疝的发生与脐环闭锁不全或脐部组织不够坚强有关。婴儿型脐疝极少发生嵌顿和绞窄，未闭锁的脐环迟至2岁时多能自行闭锁，故可采取非手术治疗。

11题解析：斜疝的临床表现与鉴别：①斜疝以儿童、青壮年多见，经腹股沟管突出，呈椭圆形或梨形，回纳疝块并压住内环后，疝块不再突出，透光试验不透光，嵌顿时易发生肠梗阻表现。②直疝多见于老年女性，疝块经腹股沟三角突出，呈半球形，基底较宽，回纳疝块后压住内环疝块仍可突出，透光试验阴性，不易嵌顿。检查时，在还纳疝内容物后压迫深环，观察疝内容物是否突出是区别斜疝和直疝的重要依据。

12题解析：手术后患者的体温略有升高，一般不超过38.5℃，临床称为吸收热。

A_3型题：1.A 2.D 3.E

1题解析：斜疝多见于儿童、青壮年，经腹股沟管突出，呈椭圆形或梨形，回纳疝块后压住内环疝块不再突出，透光试验阴性，嵌顿后易发生肠梗阻表现。该患者10小时前因提重物肿块脱出，伴腹痛、呕吐、肛门停止排气、排便，右阴囊红肿，提示可能为腹股沟斜疝发生嵌顿。

2题解析：嵌顿性疝具备下列情况时可先试行手法复位：①嵌顿时间在3~4小时内，局部压痛不明显，也无腹肌紧张等腹膜刺激征。②年老体弱或伴有其他较严重疾病，估计肠袢尚未绞窄坏死者。除上述情况外，嵌顿性疝原则上应紧急手术治疗，以解除肠梗阻，防止疝内容物坏死。

3题解析：一般疝修补术后3~5天下床活动。采用无张力疝修补术的患者早期下床活动，但对年老体弱、复发性疝、绞窄性疝、巨大疝患者，卧床时间延长至术后10日，方可下床活动，以免疝复发；出院后注意休息，逐渐增加活动量，避免提重物，3个月内避免重体力劳动。

A_4型题：1.D 2.D 3.C 4.D 5.A 6.C 7.A 8.D 9.D

1题解析：慢性咳嗽史、慢性便秘史、尿频、尿急史及重体力劳动可导致腹内压增高，是腹外疝发病的重要原因，必须仔细询问病史，而工作单位与发病无关。

2题解析：腹外疝手术前准备：①安慰患者，以免紧张；②皮肤准备；③积极处理腹内压增高因素；④戒烟。而局部热敷与手术无关。

3题解析：疝手术后，在预防和控制腹内压增高的前提下，控制肺部感染、解除便秘、无排尿困难等。若如无切口感染、裂开等情况，一般可在拆除缝线后，即术后5~7天下床适当活动；无张力修补术，可在术后1~2天下床活动。

4题解析：下腹部手术，不需术前留置胃管。

5题解析：术后宜取平卧位，膝下垫一软枕，髋、膝关节略屈曲，以松弛腹股沟切口的张力，从而减轻患者切口疼痛感。

6题解析：预防阴囊血肿，一般在腹股沟手术区压迫沙袋（重0.5kg）12小时，减轻渗血，并用"丁"字带将阴囊托起。

7题解析：避免生活和工作中可引起腹内压增高的因素，及时治疗咳嗽、便秘、排尿困难等，保持大便通畅，养成定时排便习惯，防止疝的复发。

8题解析：嵌顿性疝发生时间在3~4小时以内，局部压痛不明显，也无腹部压痛或腹肌紧张等腹膜刺激征者；年老体弱或伴有其他较严重疾病而估计肠袢尚未绞窄坏死者，可试行手法复位。

9题解析：腹外疝患者术后，应定期门诊检查，若疝复发，应及早诊治。

第9节 溃疡性结肠炎患者的护理

A_1型题

1. 溃疡性结肠炎患者如出现腹肌紧张，腹部压痛、反跳痛等，应警惕
   A. 胰腺炎　　　　　　B. 肠梗阻
   C. 肠穿孔　　　　　　D. 结肠癌变
   E. 阑尾炎

2. 溃疡性结肠炎的消化系统表现主要为
   A. 恶心、呕吐　　　　B. 腹部包块
   C. 腹水　　　　　　　D. 腹胀、厌食
   E. 腹痛、腹泻、大便呈黏液状，常有里急后重感

3. 溃疡性结肠炎的好发部位是
   A. 十二结肠　　　　　B. 横结肠
   C. 降结肠　　　　　　D. 乙状结肠
   E. 盲肠

A_2型题

1. 患者女，30岁。间断性下腹部疼痛伴腹泻3年，排便4~5次/日，脓血便，便后疼痛有缓解，曾行结肠镜检查示黏膜充血、糜烂及浅表溃疡。该

患者最可能的疾病是
A. 肠结核 B. 消化性溃疡
C. 细菌性痢疾 D. 溃疡性结肠炎
E. 肠易激综合征

※2. 患者女，34岁。间断性下腹部疼痛伴腹泻3年，排便4~5次/日，脓血便，便后疼痛有缓解，曾行结肠镜检查示溃疡性结肠炎，下列哪一项检查提示溃疡性结肠炎活动期
A. 白蛋白降低 B. 血沉加快
C. 红细胞减少 D. 腹痛加剧
E. 凝血酶原时间延长

※3. 患者女，21岁。左下腹隐痛伴脓血便2年，加重2个月，诊断为溃疡性结肠炎。护士应给予的护理措施为
A. 嘱患者积极进行室内活动
B. 嘱患者便后用温水清洗肛门及周围皮肤
C. 指导患者宜在饭前服用柳氮磺吡啶
D. 患者可以饮酒
E. 给予患者富含纤维素的食物

4. 患者女，26岁。腹痛、腹泻半年，疑为溃疡性结肠炎，拟肠镜检查。护士告知肠镜检查
A. 前4小时可进食 B. 前1天晚餐后禁食
C. 前3天禁食 D. 前2天灌肠
E. 前3天停服阿司匹林

5. 患者女，26岁。反复腹痛黏液脓血便伴里急后重2年，症状加重伴发热1周入院，诊断为溃疡性结肠炎。拟保留灌肠治疗，患者应采取的体位是
A. 右侧卧位 B. 左侧卧位
C. 仰卧位 D. 俯卧位
E. 半卧位

参考答案与难题解析
A₁型题：1. C 2. E 3. D
A₂型题：1. D 2. B 3. B 4. B 5. B
2题解析：血沉加快、C反应蛋白增高是溃疡性结肠炎活动期的标志。
3题解析：溃疡性结肠炎患者应减少活动、予少纤维食物，以免增加胃肠蠕动。柳氮磺吡啶宜饭后服用，减轻胃肠道反应。溃疡性结肠炎患者主要的表现是腹泻，因此特别要注意该患者的肛门及周围皮肤的护理。

第10节 痔患者的护理

A₁型题

※1. 肛门坐浴的护理，以下正确的是
A. 便前坐浴，以解痉、促进排便
B. 1:1000高锰酸钾
C. 溶液量约1000ml
D. 水温60℃
E. 坐浴时间20~30分钟

※2. 内痔的早期症状主要是
A. 肛门周围瘙痒 B. 大便出血
C. 痔核脱出 D. 大便疼痛
E. 里急后重

3. 间歇性、便后无痛性出血是以下哪一种大肠肛管疾病的临床特点
A. 结肠癌 B. 直肠肛管周围脓肿
C. 肛瘘 D. 痔
E. 肛裂

4. 容易发生痔的高危人群**不包括**
A. 门静脉高压患者 B. 长期饮酒者
C. 经常体育锻炼者 D. 习惯性便秘者
E. 80岁的老人伴有营养不良

※5. 直肠肛管疾病患者非手术治疗期间的饮食指导主要是
A. 禁食 B. 流质
C. 富含膳食纤维的普食 D. 少渣半流质
E. 普食

6. 直肠和肛管分界的解剖标志是
A. 直肠壶腹 B. 齿状线
C. 直肠瓣 D. 直肠柱
E. 肛窦

7. 内痔好发于膀胱截石位的
A. 7、11点 B. 3点
C. 3、7点 D. 3、7、11点
E. 11点

※8. 混合痔是
A. 痔与肛裂同时存在
B. 同时存在内痔和外痔
C. 两个以上内痔
D. 齿状线上、下静脉丛互相吻合而成
E. 两个以上外痔

9. 内痔的主要表现是
A. 肛门不适
B. 排便时无痛性间歇性出血
C. 肛门环状肿物
D. 肛周红肿
E. 有脓液流出

A₂型题

1. 患者女，56岁。6年前出现排便时出血，多为便纸上带血，时有鲜血附于粪便表面，无局部疼痛，无肿块脱出，诊断为内痔。以下哪一项措施与预防便秘**无关**
A. 养成每天定时排便习惯 B. 每天坚持适当运动
C. 多饮水，多吃蔬菜 D. 忌酒及辛辣食物
E. 坚持每晚肛门坐浴

2. 患者女，35岁。4年多前出现鲜血便，常见便纸上有血迹，有时有鲜血覆盖于大便表面，并伴肛门肿块脱出，平卧时可自行回纳，诊断为内痔。患者饮食习惯中错误的做法是
A. 少食辛辣饮食　　　B. 进食新鲜蔬菜
C. 进食水果　　　　　D. 每日饮少量的白酒
E. 多饮水

3. 患者男，43岁。教师，患痔6年。近期症状加重，排便时间歇滴血，痔核脱出肛门外，排便后不可自行恢复，平时喜食辛辣食物，行痔切除术。术后对患者的护理正确的是
A. 排便后先更换敷料，然后坐浴
B. 侧卧以减少伤口压迫
C. 术后3天内应尽量不排便
D. 一旦出现尿潴留应立即导尿
E. 若松解敷料后仍有肛门疼痛，可适当给予镇痛药

4. 患者男，55岁。肛门常有瘙痒不适，少量便血。护士指导其温水坐浴的水温是
A. 32～35℃　　　　　B. 37～39℃
C. 43～46℃　　　　　D. 45～49℃
E. 50～56℃

※5. 患者女，35岁。4年前出现鲜血便，常见便纸上有血迹，有时见鲜血覆盖于大便表面，伴肛门肿块脱出，平卧时可自行回纳。1个月前出现排便时及便后肛门口剧痛，便后鲜血滴出，疼痛可持续数小时。该患者术后应少摄入
A. 鱼　　　　　　　　B. 水
C. 辣椒　　　　　　　D. 香蕉
E. 菠菜

6. 患者女，70岁。较长时间大便干燥，近2周来排便时疼痛伴出血，经检查，肛管皮肤全层裂开，形成溃疡，诊断为肛裂。采用坐浴等非手术治疗方法。该患者做直肠肛管检查时最合适的体位是
A. 截石位　　　　　　B. 左侧卧位
C. 蹲位　　　　　　　D. 右侧卧位
E. 膝胸位

7. 患者女，38岁，软件开发工程师。平时喜食辛辣食物，排便时滴血，痔核脱出肛门外，不可自行恢复，行痔切除术。患者出院指导中不恰当的是
A. 排便后清洁肛周皮肤　B. 少吃水果
C. 定时排便　　　　　D. 提肛运动
E. 避免辛辣食物

8. 患者女，35岁。4年多前出现鲜血便，常见便纸上有血迹，有时有鲜血覆盖于大便表面，并伴肛门肿块脱出，平卧时可自行回纳。采用非手术疗法。肛门坐浴的作用不包括
A. 清洁作用　　　　　B. 能增进局部血液循环
C. 促进炎症吸收　　　D. 缓解肛门括约肌痉挛
E. 有止血作用

※9. 患者女，35岁，会计。喜食辛辣食物，患痔4年。近期无痛性便血加重，在排便时间歇滴血，痔核脱出肛门外，排便后不可自行恢复。该患者的病情属于
A. 混合痔　　　　　　B. Ⅰ期内痔
C. Ⅲ期内痔　　　　　D. Ⅱ期内痔
E. 血栓性外痔

10. 患者女，35岁。4年前出现鲜血便，常见便纸带血，有时可见鲜血覆盖于大便表面，肛门肿块脱出，平卧时可自行回纳。拟手术治疗。手术时的常用体位是
A. 右侧卧位　　　　　B. 左侧卧位
C. 截石位　　　　　　D. 膝胸位
E. 蹲位

11. 患者男，38岁。间歇性无痛血便，伴肿物脱出，不能回纳。肛诊：膝胸位1点处，可见一个2cm×2cm大小的肿物脱出，质软，决定行痔核结扎术。患者取截石位，这时痔核位于
A. 11点　　　　　　　B. 3点
C. 7点　　　　　　　　D. 5点
E. 9点

12. 患者女，38岁。3年多前出现鲜血便，常见便纸上有血迹，有时有鲜血覆盖于大便表面，并伴肛门肿块脱出，平卧时可自行回纳。诊断为Ⅱ期内痔，行内痔切除术。痔切除术后最常见的并发症是
A. 肛门狭窄　　　　　B. 术后出血
C. 伤口感染　　　　　D. 肛门失禁
E. 肛瘘形成

13. 患者女，42岁。进行乙状结肠镜检查，应采取的体位是
A. 头低足高位　　　　B. 头高足低位
C. 俯卧位　　　　　　D. 膝胸卧位
E. 端坐位

14. 患者男，65岁。行痔手术后给予热水坐浴，不正确的叙述是
A. 具有消炎、止痛作用　B. 浴盆和溶液要求无菌
C. 坐浴前需排空膀胱　　D. 坐浴后更换敷料
E. 坐浴时间15～20分钟

15. 患儿，女，8岁。经常大便出血，鲜血时见于大便表面，每日大便1～2次，偶有草莓样肉团脱出肛门外，直肠指检距肛门5～6cm处可触及葡萄状肿块，质软，指套有血迹。该患儿最可能出现了
A. 直肠癌　　　　　　B. 直肠脱垂

C. 肛乳头肥大　　　D. 直肠息肉
E. 内痔

A₃型题

（1~3题共用题干）

患者女，53岁。5年前出现排便时出血，多为便纸上带血，时有鲜血覆于粪便表面，无局部疼痛，无肿块脱出，往往于进食辛辣食物、大便硬结时发作和症状加重。查体：截石位，在齿状线上1cm约7点处触及柔软团状肿块，无触痛，指套退出无染血。

1. 该患者便血的原因是
A. Ⅰ期内痔　　　B. 混合痔
C. Ⅱ期内痔　　　D. Ⅲ期内痔
E. 血栓性外痔

2. 关于该患者的措施**错误**的是
A. 胶圈套扎疗法
B. 鼓励患者多饮水，增加膳食中纤维含量
C. 注射硬化剂
D. 便后用1:5000高锰酸钾温水坐浴
E. 痔切除术

3. 该患者的护理措施中，以下说法**不妥**的是
A. 便后用1:5000高锰酸钾温水坐浴
B. 服用泻药助排便
C. 嘱患者多吃粗粮
D. 养成定时排便习惯
E. 避免久站、久坐、久蹲

（4、5题共用题干）

患者男，42岁，排便时有一组织团块脱出肛门，便后可自行回纳，伴无痛性出血。

4. 对脱出的组织团块进行视诊时，患者应采取的体位是
A. 右侧卧位　　　B. 左侧卧位
C. 蹲位　　　　　D. 截石位
E. 膝胸卧位

5. 该患者属于
A. Ⅲ期内痔　　　B. Ⅱ期内痔
C. 前哨痔　　　　D. Ⅰ期内痔
E. 血栓性外痔

A₄型题

（1~4题共用题干）

患者女，45岁。反复出现排便后疼痛、肛门局部瘙痒4年余。昨日突发便后肛门剧痛，咳嗽及排便时加剧。体检见肛门口一紫红色肿块，直径约2cm，有触痛。

1. 该患者出现便后肛门剧痛的原因是
A. 肛裂　　　　　B. 直肠息肉脱出
C. 血栓性外痔　　D. 内痔脱出嵌顿
E. 内痔并发感染

2. 以下哪一项处理方案最佳
A. 胶圈套扎疗法
B. 口服缓泻剂
C. 注射硬化剂
D. 便后用1:5000高锰酸钾温水坐浴
E. 局部热敷后，疼痛不缓解可行血栓外痔剥离术

3. 若该患者行手术治疗，术后护理应注意
A. 术后24小时予扩肛治疗，防止肛门狭窄
B. 术后24小时内，每4~6小时嘱患者排尿1次
C. 术后当天即应尽早下床活动
D. 术后进普食，同时增加食物纤维，预防便秘
E. 术后有便秘者应及时灌肠处理

4. 患者术后**不会**出现的并发症是
A. 肛门狭窄　　B. 尿潴留　　C. 切口出血
D. 肠粘连　　　E. 切口感染

（5~7题共用题干）

患者男，51岁。反复出现排便后肛门疼痛，时有瘙痒4年余。站立或行走过久时肛门有肿胀感。昨日突发便后肛门剧烈疼痛，咳嗽时疼痛加剧。查体见肛门处有一紫红色肿块，有触痛感，直径2cm。

5. 最可能的诊断是
A. 直肠息肉脱出　　B. 血栓性外痔
C. 肛管周围脓肿　　D. 内痔并发感染
E. 肛裂

6. 患者行手术治疗，术后正确的护理措施是
A. 术后48小时内控制排便
B. 术后当天下床活动
C. 术后当天可进普食
D. 术后尽量减少或不使用镇痛药
E. 术后每天用1:500的高锰酸钾溶液坐浴

7. 患者术后**不会**出现的情况是
A. 伤口出血　　　B. 尿潴留
C. 肛门疼痛　　　D. 伤口渗血
E. 肠粘连

参考答案与难题解析

A₁型题：1.E　2.B　3.D　4.C　5.C　6.B　7.D　8.D　9.B

1题解析：肛门坐浴应用1:5000高锰酸钾溶液3000ml，温度为43~46℃，每日2~3次，每次20~30分钟；便后坐浴可解痉止痛。

2题解析：内痔可分四期，便血是早期症状。

5题解析：直肠肛管疾病患者在非手术治疗期间应多饮水，多吃新鲜水果蔬菜，多吃粗粮，少饮酒，少吃辛辣刺激食物，保持大便通畅。

8题解析：混合痔是由齿状线上、下静脉丛相互吻合并扩张而成。

A₂型题：1.E　2.D　3.E　4.C　5.C　6.B　7.B　8.E　9.C　10.C　11.C　12.B　13.D　14.B　15.D

5题解析：辣椒刺激性过强，可致便秘，应减少摄入。

9题解析：内痔分期：Ⅰ期内痔，仅有便血，无痔核脱出；Ⅱ

期内痔，便血伴排便时痔核脱出，排便后自行回纳；Ⅲ期内痔，痔核脱出，不能自行回纳，需用手回纳；Ⅳ期内痔，痔核不能回纳，长期脱于肛门外。

A₃型题：1. A 2. E 3. B 4. E 5. B

1 题解析： 由于患者只有便血，无肿块脱出，且位置在齿状线以上，故为Ⅰ期内痔。

2 题解析： 手术疗法主要适用于Ⅱ、Ⅲ和Ⅳ期内痔、发生血栓、嵌顿等并发症的痔及以外痔为主的混合痔等。

3 题解析： 患者应多饮水，多吃新鲜水果蔬菜及粗粮，少饮酒，少吃辛辣刺激食物，以保证肠道内有足够水分和粗纤维对肠壁刺激，以引起大便反射；久坐久站不利于静脉回流；服用导泻药会促进肠蠕动和增加对肠黏膜的不良刺激。

4 题解析： 截石位为手术体位，老年人体弱或有器质性疾病的患者采用左侧卧位、蹲位检查内痔、直肠脱垂。

5 题解析： Ⅰ期内痔只有便血，Ⅱ期内痔便血伴痔核脱出，自行回纳，Ⅲ期内痔便血，痔核不能自行回纳，需用手回纳；Ⅳ期内痔，痔核用手不能回纳或用手塞回又脱出。

A₄型题：1. C 2. E 3. B 4. D 5. B 6. A 7. E

1 题解析： 由于患者有反复排便后疼痛、肛门局部瘙痒病史，肛门剧痛为突发，查体时肛门见一个触痛的紫红色肿块，故应首选考虑血栓性外痔。直肠息肉、内痔一般无排便疼痛，查体未见局部感染及肛门裂口，故可排除其余四项。

2 题解析： 血栓性外痔形成时可先予局部热敷，外敷消炎止痛药物，若疼痛不缓解再行剥离手术治疗。

3 题解析： 术后24小时内可在床上适当活动四肢、翻身等，但不宜过早下床，以减轻伤口疼痛及出血，24小时后可适当下床活动；术后24小时内，每4～6小时嘱患者排尿1次，避免因手术、麻醉刺激、疼痛等原因造成术后尿潴留；术后1～2天应以无渣或少渣流食、半流食为主，术后3天尽量避免解大便，以促进切口愈合；术后应保持大便通畅，若有便秘，可口服液状石蜡或其他缓泻药，但忌灌肠；扩肛应在手术切口愈合后进行。

4 题解析： 直肠肛管手术后，可出现肛门狭窄、尿潴留、切口出血、切口感染等并发症，因手术没有涉及腹腔故不会出现肠粘连。

5 题解析： 外痔主要表现为肛门不适、潮湿，有时伴局部瘙痒。若形成血栓性外痔，则有肛门剧痛，排便、咳嗽时加剧，数日后可减轻；在肛门表面可见红色或暗红色硬结。

6 题解析： 直肠肛管疾病手术后一般不严格限制饮食，手术后1～2天应以无渣流食、半流食为主，如藕粉、莲子羹、稀粥、面条等，以减少肠蠕动、粪便形成和排便，促进切口愈合。

7 题解析： 直肠肛管疾病手术后，可出现尿潴留、切口出血和切口感染，没有涉及腹腔，不可能出现肠粘连。

第11节　肛瘘患者的护理

A₁型题

※1. 以下肛瘘中哪一种属于复杂高位瘘
A. 瘘管位于外括约肌深部以下，一个开口在肛管内，两个在肛周皮肤上
B. 瘘管位于外括约肌深部以上，两个开口均在肛管内
C. 瘘管位于外括约肌以下，一个开口在肛管内，一个开口在肛周皮肤上
D. 瘘管位于外括约肌深部以下，两个开口均在肛管内
E. 瘘管位于外括约肌深部以上，一个开口在肛管内，两个在肛周皮肤上

2. 引起肛瘘最常见的原发病是
A. 痔   B. 直肠息肉
C. 肛裂   D. 直肠肛管周围脓肿
E. 直肠癌

3. 关于肛瘘的说法中，以下哪一个是错误的
A. 肛瘘属自限性疾病，可以自愈
B. 高位肛瘘是指瘘管在外括约肌深部以上
C. 肛瘘主要侵犯肛管，很少累及直肠
D. 内口位于齿状线附近，外口位于肛周皮肤上
E. 肛管括约肌间型是最常见的一种肛瘘

A₂型题

1. 患者女，27岁。6个月前因肛周皮下脓肿切开引流，以后局部皮肤反复红肿、破溃，伴瘙痒。关于其处理，错误的是
A. 为防肛门狭窄，可于术后5～10天扩肛
B. 该患者必须行手术治疗
C. 每天便后予35℃高锰酸钾温水坐浴
D. 饮食应清淡
E. 口服液状石蜡以促进排便

2. 患者男，29岁。因肛瘘行瘘管切除术。护士指导患者最合适的术后卧位是
A. 侧卧位   B. 中凹位
C. 平卧位   D. 半坐位
E. 头低足高位

3. 患者女，45岁。肛门周围不断有少量脓性分泌物溢出。肛诊：肛周皮肤有一个乳头状隆起的开口，挤压可见少量脓性分泌物，诊断为高位肛瘘。其治疗的最常用方法是
A. 使用抗菌药物
B. 挂线疗法
C. 1:5000高锰酸钾温水坐浴
D. 局部换药治疗
E. 瘘管搔刮

4. 患者男，39岁。行肛瘘切除术后，每日需温水坐浴和换药。合理的安排是
A. 先坐浴后换药   B. 先温水坐浴
C. 清晨先换药   D. 先大便后换药
E. 先大便，再坐浴，最后换药

5. 患者女，30岁。因肛门瘙痒就诊。肛诊：肛周皮肤有一乳头状隆起的开口，挤压可见少量脓性分泌物。诊断为高位肛瘘，瘘管切开术不适用于高位肛瘘的原因是
A. 术后无法换药
B. 易切断外括约肌，引起肛门失禁
C. 手术复杂，不易进行
D. 手术切除不能彻底治愈疾病
E. 造成局部缺血坏死

※6. 患者女，28岁。肛瘘手术后行热水浴。该患者肛门坐浴的水温应为
A. 23～26℃　　　　　B. 33～36℃
C. 43～46℃　　　　　D. 53～56℃
E. 63～66℃
7. 患者女，27岁。肛瘘切除术后。护士进行健康教育不正确的是
A. 多饮水　　　　　　B. 保持大便通畅
C. 可以适当进食辛辣饮食　D. 保持肛门清洁
E. 适当加强体育锻炼
8. 患者女，27岁。6个月前因肛周皮下脓肿切开引流，以后局部皮肤反复红肿、破溃，伴瘙痒。肛周脓肿破溃后形成了
A. 外痔　　　B. 肛瘘　　　C. 肛裂
D. 前哨痔　　E. 肛窦炎

A₄型题
（1～4题共用题干）
患者女，61岁。2个月前出现肛门周围疼痛，肛门左侧皮肤出现发红、肿胀及触痛，偶有黄色分泌物排出。查体：胸膝位9点、距肛门3cm处见一红色乳头状突起，略红肿，压之有少量脓性分泌物排出。直肠指检：在直肠左壁可扪及一硬结与条索样管状物。
1. 应考虑该患者患有
A. 肛旁疝肿　　　　　B. 肛瘘
C. 肛裂　　　　　　　D. 内痔
E. 外痔
2. 引起该病的最常见原因是
A. 直肠肛管周围脓肿　B. 直肠肛管结核
C. 直肠肛管外伤　　　D. 直肠肛管恶性肿瘤
E. 肛垫下移
3. 可明确管状物的分布情况的检查是
A. B超　　　　　　　B. 直肠指检
C. 肛门镜　　　　　　D. 碘油瘘管造影
E. 血常规检查
4. 根据病情，该患者目前的首要护理问题为
A. 个人应对无效　　　B. 疼痛
C. 体温过高　　　　　D. 便秘
E. 焦虑

参考答案与难题解析
A₁型题：1. B　2. D　3. A
1题解析：按肛管位置高低分类，瘘管位于肛门外括约肌深部以下者为低位肛瘘，在肛门外括约肌深部以上并跨越了外括约肌深部称为高位肛瘘；按瘘管、瘘口数量可分为单纯性肛瘘（一个内口、一个外口和一条瘘管）和复杂性肛瘘（有多个瘘口和瘘管）。
A₂型题：1. C　2. C　3. B　4. E　5. B　6. C　7. C　8. B

6题解析：肛瘘患者手术后，其高锰酸钾溶液坐浴的温度应为43～46℃。
A₄型题：1. B　2. A　3. D　4. B
1题解析：肛瘘表现为疼痛、瘘口排脓、发热、肛周瘙痒等，肛查可见肛周围红色乳头状突起，压之有少量脓性分泌物排出。直肠指检：在直肠左壁可扪及一硬结与条索管状物。
2题解析：肛瘘指直肠下部或肛管与肛周皮肤间形成的慢性感染性管道，常为直肠肛管周围脓肿的并发症。直肠肛管周围脓肿破溃或切开后形成肛瘘，脓肿形成是直肠肛管周围炎症的急性阶段，而肛瘘则是慢性期。
3题解析：碘油造影：主要用于复杂性肛瘘的检查诊断，它可以了解瘘管的走行、分支及内口情况。
4题解析：肛瘘患者的护理问题主要是疼痛，与脓液刺激有关。

第12节　直肠肛管周围脓肿患者的护理

A₁型题
1. 与便秘没有密切关系的疾病是
A. 直肠脱垂　　　　　B. 痔
C. 直肠癌　　　　　　D. 直肠、肛管周围脓肿
E. 肛裂
※2. 多见的直肠肛管周围脓肿是
A. 肛门周围皮下脓肿　B. 直肠黏膜下脓肿
C. 坐骨肛管间隙脓肿　D. 骨盆直肠间隙脓肿
E. 直肠后间隙脓肿
3. 关于肛门周围脓肿的叙述正确的是
A. 多有高热、寒战、全身疲乏不适
B. 肛周疼痛不剧烈
C. 常自行破溃，可形成低位肛瘘
D. 慢性化脓性感染
E. 在直肠肛管周围脓肿中较少见
※4. 直肠肛周脓肿手术治疗中哪一点不对
A. 切口应在红肿、压痛或波动最显著的部位
B. 直肠肛周脓肿有波动感时通常不需急诊手术处理
C. 脓肿切开后应注意脓肿排出量
D. 切口边缘的皮肤和皮下组织应适当切除
E. 每次排便后用1：5000高锰酸钾溶液坐浴并更换敷料

A₂型题
1. 患者女，82岁。冠心病、高血压多年，怀疑直肠癌。行直肠指检时常采用的体位是
A. 左侧卧位　　　　　B. 蹲位
C. 右侧卧位　　　　　D. 胸膝位
E. 截石位
※2. 患者女，43岁。肛周肿痛4天，肛门左侧皮肤发红并伴疼痛，以坐时及排便时明显，2天前加剧并局部肿胀，无畏寒、发热。查体：胸膝位肛门11点处见局部肿胀，约2cm×2cm，有脓头，周围皮肤发红，波动感（+）。考虑患者的病变部

位是
- A. 肛门周围
- B. 直肠黏膜下
- C. 坐骨肛管间隙
- D. 骨盆直肠间隙
- E. 直肠后间隙

3. 患者女，48岁。考虑直肠脱垂。直肠指检时常用的体位是
- A. 截石位
- B. 左侧卧位
- C. 右侧卧位
- D. 胸膝位
- E. 蹲位

※4. 患者女，43岁。肛周肿痛4天，肛门左侧皮肤发红并伴疼痛，以坐时及排便时明显，2天前加剧并局部肿胀，无畏寒、发热。查体：胸膝位肛门11点处见局部肿胀，约2cm×2cm，有脓头，周围皮肤发红，波动感（+）。对该患者的处理方法首选
- A. 高锰酸钾溶液坐浴
- B. 抗生素控制感染
- C. 局部理疗
- D. 口服缓泻剂减轻排便时的疼痛
- E. 手术切开引流

5. 患者女，23岁。肛周肿痛1周伴发热，有里急后重感。肛周红肿有波动感。考虑肛门周围脓肿，拟行直肠指检。一般患者行直肠指检时的常用体位是
- A. 蹲位
- B. 左侧卧位
- C. 胸膝位
- D. 右侧卧位
- E. 截石位

6. 患者女，24岁。1周前肛门周围持续性跳痛，皮肤红肿，并有局部压痛及波动感，可能出现了
- A. 直肠脱垂
- B. 肛裂
- C. 内痔
- D. 外痔
- E. 肛门周围脓肿

7. 患者女，24岁。患肛周脓肿，行手术治疗。直肠肛管手术后护理不宜
- A. 便秘时口服液状石蜡
- B. 腹胀时肛管排气
- C. 尿潴留时导尿
- D. 术后早期起床活动
- E. 便后高锰酸钾坐浴

8. 下列关于直肠肛管周围脓肿的叙述，哪一项不正确
- A. 多由肛腺或肛窦感染引起
- B. 肛门周围脓肿最多见
- C. 坐骨肛门窝脓肿很少见
- D. 骨盆直肠窝脓肿全身中毒症状明显
- E. 一旦脓肿形成应及时切开引流

9. 患者行局部麻醉下肛周脓肿手术，进入手术室时，患者常出现的心理反应是
- A. 兴奋
- B. 恐惧
- C. 烦躁
- D. 忧郁
- E. 愤怒

10. 患者男，23岁。直肠肛管周围脓肿切开引流术后3天，在饮食指导中错误的是
- A. 多喝水
- B. 均衡饮食
- C. 少吃水果蔬菜
- D. 避免辛辣食物
- E. 避免油炸食物

※11. 患者男，25岁。一周前肛门周围持续性跳痛，皮肤红肿，并有局部压痛及波动感，诊断为肛周脓肿。予手术治疗，并应用抗生素。选择抗生素的方法正确的是
- A. 对革兰阳性菌有效的抗生素
- B. 对厌氧菌有效的抗生素
- C. 对金黄色葡萄球菌有效的抗生素
- D. 对革兰阴性杆菌和厌氧菌有效的抗生素，宜联合用药
- E. 对铜绿假单胞菌有效的抗生素

A₃型题

（1~3题共用题干）

患者女，43岁。肛周疼痛4天，肛门左侧皮肤发红并伴疼痛，以坐时及排便时明显，2天前加剧并局部肿胀，无畏寒、发热。肛诊：胸膝位肛门11点处见局部肿胀，约2cm×2cm，有脓头，周围皮肤发红，波动感（+）。

1. 该患者可能患有
- A. 直肠脱垂
- B. 痔
- C. 直肠癌
- D. 直肠、肛管周围脓肿
- E. 肛裂

2. 引起该病的最常见原因是
- A. 血栓性外痔剥离术后
- B. 外伤
- C. 肛腺感染
- D. 肛周皮肤感染
- E. 痔行药物注射治疗后

3. 该患者目前的主要护理诊断为
- A. 个人应对无效
- B. 体温过高
- C. 疼痛
- D. 便秘
- E. 皮肤完整性受损

（4、5题共用题干）

患者男，41岁。肛门肿痛3天，肛门左侧皮肤发红伴疼痛，以坐时及排便时明显。2天前加剧并局部肿胀，无畏寒、发热。查体：胸膝位肛门11点处局部肿胀，约2cm×2cm，有脓头，周围皮肤发红，波动感（+）。

4. 引起该病最常见的原因是
- A. 外伤
- B. 肛周皮肤感染
- C. 肛腺感染
- D. 痔行药物注射治疗后
- E. 血栓性外痔剥离术后

5. 目前对该患者生活影响最大的护理问题是
A. 体位过高　　　　　B. 疼痛
C. 皮肤完整性受损　　D. 便秘
E. 个人应对无效

A₄型题

（1、2题共用题干）
　　患者女，23岁。肛周肿痛1周伴发热，有里急后重感。肛周红肿，有波动感。
1. 诊断考虑为
A. 直肠癌　　B. 痔　　C. 肛周脓肿
D. 肛瘘　　　E. 肛裂
2. 主要治疗方案是
A. 口服缓泻剂　　　　B. 抗生素
C. 温水坐浴　　　　　D. 理疗
E. 脓肿切开引流

参考答案与难题解析

A₁型题：1. D　2. A　3. C　4. B
2题解析：肛门周围皮下脓肿是直肠肛管周围脓肿中最为常见的类型，多表现为肛周持续跳动性疼痛，全身感染症状少见，属于急性化脓性感染。
4题解析：切口选择在红肿、压痛或波动最显著的部位，有波动感时通常需急诊手术处理并注意脓液的排出量，每次排便后用1:5000高锰酸钾溶液坐浴。
A₂型题：1. A　2. A　3. E　4. E　5. C　6. E　7. B　8. C　9. B　10. C　11. D
2题解析：由于患者的症状以局部表现为主，无全身感染症状，且体检发现病变部位表浅，故应是肛门周围脓肿。
4题解析：由于该患者的病变已局限形成脓肿，故应及时切开引流。
11题解析：肛周脓肿常以革兰阴性菌、厌氧菌感染为主，需联合使用抗生素。
A₃型题：1. D　2. C　3. C　4. C　5. B
1题解析：肛门周围红肿、有波动感者，应考虑肛周脓肿。
2题解析：绝大多数直肠肛管周围脓肿源于肛腺感染，少数可继发于外伤、肛裂或痔疮药物注射治疗等。肛腺开口于肛窦底部，由于肛窦呈袋状向上开口，可因粪便损伤或者嵌入继发感染而累及肛腺。肛腺形成脓肿后可蔓延至直肠肛管周围间隙，其间所含的疏松脂肪结缔组织使感染极易扩散，从而形成不同部位的脓肿。
3题解析：根据病情，目前患者最主要的护理诊断或问题应是肛周疼痛。
4题解析：肛周脓肿最常源于肛腺感染。
5题解析：目前最主要护理诊断为肛周疼痛。
A₄型题：1. C　2. E
1题解析：年轻女性，肛周红肿有波动感，应考虑肛周脓肿。
2题解析：肛周脓肿主要治疗方案是切开引流。

第13节　肝硬化患者的护理

A₁型题

1. 肝硬化失代偿期最突出的表现是
A. 肝病面容　　　　　B. 蜘蛛痣
C. 脾大　　　　　　　D. 腹壁静脉曲张
E. 腹水
2. 肝硬化大出血诱发肝性脑病的主要机制是
A. 肠道积血产氨增多
B. 失血量多导致休克
C. 失血后引肾衰竭，毒物无法排出
D. 失血造成脑组织缺氧
E. 失血量大干扰脑代谢
3. 下面哪一项**不**是门静脉高压的常见表现
A. 脾大和脾功能亢进　　B. 腹壁曲张
C. 痔核形成　　　　　　D. 腹水
E. 肝大
4. 肝硬化最常见的并发症是
A. 电解质紊乱　　　　　B. 肝性脑病
C. 肝癌　　　　　　　　D. 呼吸衰竭
E. 上消化道出血
5. 肝硬化门脉高压患者的临床表现，**错误**的是
A. 可出现黄疸、蜘蛛痣、腹壁静脉曲张等
B. 早期可出现脾大、脾功能亢进
C. 全身无出血倾向
D. 腹部可出现移动性浊音阳性
E. 门静脉血流阻力增加是门静脉高压的始动因素
6. 肝硬化失代偿期的主要临床表现是
A. 男性乳房发育
B. 贫血、肝掌
C. 门静脉高压、肝功能减退
D. 黄疸、蜘蛛痣
E. 肝病面容
7. 以假小叶形成为主要病理改变的疾病是
A. 肝淤血　　B. 肝癌　　C. 重型肝炎
D. 肝硬化　　E. 肝脓肿
8. 晚期肝硬化最常见的死亡原因是
A. 感染　　　　　　　B. 肝性脑病
C. 肝-肾综合征　　　 D. 休克
E. 上消化道出血
9. 肝硬化门脉高压患者出血的特点是
A. 以呕血为主，可自行停止
B. 以便血为主，可自行停止
C. 有呕血、便血，可自行停止
D. 有呕血、便血，不能自行停止
E. 出血量小，可自行停止

A₂型题

1. 患者女，62岁。慢性肝炎病史7年。因腹胀3天入院。实验室检查：乙肝"两对半"阳性，B超示肝硬化腹水。该患者出现肝硬化可能的病因是
A. 酒精中毒　　　　　B. 病毒性肝炎
C. 血吸虫感染　　　　D. 阿米巴感染

E. 持续性胆汁淤积
2. 患者女，50岁。肝硬化伴大量腹水，查体时移动性浊音为阳性。该患者腹水量为
A. 100ml 以上
B. 300ml 以上
C. 500ml 以上
D. 1000ml 以上
E. 3000ml 以上
※3. 患者男，52岁。既往有肝硬化病史10余年。近2个月来感腹胀明显，心悸，气短，呼吸困难。查体：腰部膨隆，状如蛙腹；B超示大量腹水。请问该患者腹水出现的主要原因是
A. 肾衰竭
B. 水摄入过多
C. 门静脉高压和血浆白蛋白降低
D. 钠盐摄入过多
E. 水钠潴留
4. 患者男，55岁。肝硬化病史3年。今日出现意识障碍，呼之不应，压迫眶上神经有疼痛表情。该患者正处于下列哪一种意识状态
A. 嗜睡
B. 谵妄
C. 昏睡
D. 浅昏迷
E. 深昏迷
5. 患者男，60岁。肝病面容，颈部及胸部有蜘蛛痣，近期反复鼻部出血。实验室检查：血红蛋白85g/L，白细胞 $3.0×10^9/L$，血小板 $70×10^9/L$，肝功能ALT<40U，白蛋白36g/L，球蛋白34g/L。出血原因最可能是
A. 营养不良
B. 血友病
C. 白血病
D. 再生障碍性贫血
E. 肝硬化
6. 患者男，46岁。肝硬化病史2年。近日经常出现鼻和牙龈出血。该患者出血的最主要原因是
A. 脾功能亢进
B. 血小板数目减少
C. 贫血
D. 毛细血管脆性增加
E. 肝合成的凝血因子减少
※7. 患者男，59岁。肝病面容，面颈部有蜘蛛痣，肝肋下3cm触及，脾肋下2cm触及。血常规检查提示"三系"减少。血常规中"三系"减少的最主要原因是
A. 脾功能亢进
B. 出血
C. 毛细血管脆弱
D. 雌激素增多
E. 雄激素过多
※8. 患者男，64岁。肝病面容，面颈部有蜘蛛痣，肝肋下2cm触及，脾肋下4cm触及。血常规检查提示"三系"减少。该患者出现蜘蛛痣的最主要原因是
A. 腹水
B. 维生素C缺乏
C. 毛细血管脆弱
D. 雄激素过多

E. 雌激素增多
9. 患者男，50岁。肝硬化病史5年。近2个月出现肝进行性增大、肝区持续性疼痛，腹水为血性。该患者可能合并的并发症是
A. 感染
B. 肝性脑病
C. 腹膜炎
D. 原发性肝癌
E. 上消化道出血
10. 患者男，55岁。肝硬化病史2年，上消化道出血2天入院，今晨出现性格和行为的改变，有扑翼样震颤。该患者可能合并的并发症是
A. 肝性脑病
B. 原发性肝癌
C. 肝肾综合征
D. 感染
E. 电解质和酸碱平衡紊乱
11. 患者男，52岁。肝硬化伴大量腹水，今日出现发热、腹痛。查体：腹肌紧张，全腹压痛。该患者可能合并的并发症是
A. 肝性脑病
B. 电解质和酸碱平衡紊乱
C. 肝肾综合征
D. 上消化道出血
E. 自发性腹膜炎
12. 肝硬化患者因黄疸和大量腹水入院。该患者的实验室检查可能为
A. 血氨增高
B. 血小板增多
C. ALT降低
D. 白蛋白增多
E. 凝血时间延长
13. 患者男，53岁。乙型肝炎病史25年。因自觉右上腹胀痛来医院检查。为明确诊断，该患者应首选的辅助检查是
A. 血常规
B. MRI
C. 腹部B超
D. 肝动脉造影
E. 胃镜
14. 患者男，48岁。乙肝病史30年。乏力、食欲缺乏伴腹胀10天入院。查体：神志清，肝病面容，颈、胸部有蜘蛛痣，肝区有压痛。下列哪一项辅助检查可以确诊为肝硬化
A. 消化道钡餐
B. B超检查
C. CT检查
D. 胃镜检查
E. 腹腔镜下加肝活检
※15. 肝硬化患者，主述乏力、食欲缺乏。查体：神志清，轻度黄疸，肝脾轻度大，腹部叩诊有移动性浊音。对该患者的正确护理是
A. 取平卧位
B. 每日摄入钠盐量为5g
C. 每日进水量限制在2000ml
D. 腹穿后束紧腰带，防止腹压骤降
E. 利尿治疗以每天减轻体重不超过0.8kg为宜

※16. 患者女，57岁。右上腹胀痛不适3年，食欲差，乏力。查体：颈、胸部有蜘蛛痣，肝区有压痛，移动性浊音（+）。为进一步诊断做辅助检查，下列哪一项结果不可能出现

A. 血清白蛋白降低　　　B. 腹水呈漏出液
C. B超示门静脉增宽　　D. 红细胞减少
E. 白/球蛋白升高

17. 患者女，62岁。肝硬化病史2年，伴大量腹水1周。治疗该患者腹水时不宜采用的是

A. 使用利尿药　　　　　B. 输注新鲜血浆
C. 腹水浓缩回输　　　　D. 反复大量放腹水
E. 限制钠、水摄入

18. 肝硬化患者主述乏力，食欲缺乏。查体：神志清，轻度黄疸，肝脾轻度大，腹部叩诊有移动性浊音。胃镜提示食管-胃底静脉曲张。护士在给患者作饮食指导时，不恰当的指导是

A. 高热量饮食　　　　　B. 高蛋白饮食
C. 少吃多餐　　　　　　D. 低盐，适量限水
E. 多食粗纤维和粗粮以保持大便通畅

※19. 患者男，64岁。肝硬化3年，腹胀2天入院。查体：神志清，腹部膨隆，移动性浊音（+）。不宜给该患者输入的液体是

A. 白蛋白　　　　　　　B. 生理盐水
C. 5%葡萄糖溶液　　　　D. 10%葡萄糖溶液
E. 支链氨基酸

20. 患者男，56岁。肝硬化病史2年。因呕血2天入院。查体：体温37.5℃，脉搏120次/分，呼吸21次/分，血压90/60mmHg，面色苍白。该患者目前存在的最主要的护理问题是

A. 焦虑　　　　　　　　B. 体温过高
C. 体液不足　　　　　　D. 活动无耐力
E. 知识缺乏

21. 患者男，60岁。肝硬化病史6年。因今晨剧烈咳嗽后呕咖啡色液体，伴神志恍惚、四肢湿冷、血压下降。入院后给予补液、输血治疗。给该患者输新鲜血的主要原因是

A. 防止肾衰竭　　　　　B. 防止感染
C. 防止呼吸衰竭　　　　D. 防止肝性脑病
E. 防止电解质紊乱

22. 患者男，66岁。肝硬化病史8年。腹部B超检查示大量腹水。体查评估肝硬化患者有无腹水的最佳方法是

A. 问诊　　B. 叩诊　　C. 听诊
D. 触诊　　E. 视诊

A₄型题
（1～5题共用题干）

患者男，66岁。肝硬化病史3年，伴大量腹水3天入院。入院后给予利尿治疗，治疗中患者出现欣快激动、吐词不清，但能正确回答问题，有扑翼样震颤。

1. 该患者可能合并的并发症是
A. 感染　　　　　　　　B. 肝性脑病
C. 脑血管意外　　　　　D. 电解质紊乱
E. 上消化道出血

2. 该患者可能出现的电解质紊乱有
A. 呼吸性酸中毒　　　　B. 高钾血症
C. 代谢性酸中毒　　　　D. 代谢性碱中毒
E. 呼吸性酸中毒合并代谢性酸中毒

3. 该患者的饮食护理应注意
A. 多饮水
B. 高热量、高蛋白、易消化
C. 低热量、低盐、低脂
D. 蛋白质摄入以动物蛋白为主
E. 禁蛋白

4. 此时该患者的脑电图改变是
A. 无异常改变
B. 波形异常，节律正常
C. 出现每秒4~7次的δ波
D. 出现每秒4~7次的θ波
E. 出现每秒1~3次的δ波

5. 出院前，对该患者进行健康教育，下列哪一项不正确
A. 蛋白质摄入以植物蛋白为主
B. 低盐饮食
C. 定期门诊复查
D. 避免刺激性食物
E. 可以饮少量啤酒

参考答案与难题解析

A₁题型：1.E 2.A 3.E 4.E 5.C 6.C 7.D 8.B 9.D
A₂题型：1.B 2.D 3.C 4.D 5.E 6.E 7.A 8.E 9.D
10.A 11.E 12.E 13.C 14.E 15.D 16.E 17.D 18.E
19.B 20.C 21.D 22.B

3题解析：肝硬化患者形成腹水原因有门静脉高压，使腹腔脏器毛细血管床静脉压增高，组织间液吸收减少而漏入腹腔；低蛋白血症，使血浆胶体渗透压降低，血管内液外渗。

7题解析：肝硬化失代偿期出现门静脉高压，门静脉高压导致脾静脉压力增高，脾淤血变大进而使血细胞破坏增加，导致全血细胞减少。

8题解析：蜘蛛痣是皮肤小动脉末端分支扩张所形成的血管痣，形似蜘蛛。蜘蛛痣与体内的雌激素增加有关，常见于肝病，亦可见于健康女性青春期、妊娠期。

15题解析：大量腹水者取半卧位或坐位有利于缓解症状；每日摄入钠盐量为1~2g；进水量限制在1000ml/d；利尿治疗以每天减轻体重不超过0.5kg为宜。

16题解析：该患者初步诊断为肝硬化，实验室检查中白蛋白降低、球蛋白增高，白/球蛋白降低。

19题解析：该肝硬化的患者有大量腹水，应限水、钠的摄入，因此不宜给予0.9%氯化钠溶液。

A₄题型：1.B 2.D 3.E 4.A 5.E
1题解析：扑翼样震颤是肝性脑病特征性表现。
2题解析：利尿过度、大量放腹水可造成低钾性碱中毒，可诱发或加重肝性脑病。
3题解析：肝性脑病一旦确诊，患者应禁蛋白饮食。
4题解析：前驱期肝性脑病患者脑电图多数正常。
5题解析：肝硬化患者禁酒。

第14节 细菌性肝脓肿患者的护理

A₁型题

1. 下列关于细菌性肝脓肿，叙述正确的是
A．大部分是胆源性肝脓肿
B．手术引流是唯一有效的方法
C．致病菌多为G⁺球菌
D．脓液多为棕褐色
E．多由于溃疡性结肠炎所致

2. 细菌性肝脓肿的主要症状包括
A．可见右膈升高、运动受限
B．寒战，高热，肝大伴疼痛
C．恶心，呕吐
D．局部皮肤凹陷性水肿
E．出现黄疸

3. 细菌性肝脓肿患者最常见的早期症状是
A．恶心
B．黄疸
C．贫血
D．右上腹肌紧张，局部触痛明显
E．寒战、高热

4. 细菌性肝脓肿，细菌进入肝脏最常见的途径是
A．肝动脉
B．胆道
C．门静脉
D．外伤伤口
E．淋巴系统

A₂型题

1. 患者女，36岁。因急性阑尾炎入院，入院后拒绝手术，予以抗感染治疗后，出现寒战、高热、右上腹痛。查体：急性病容，巩膜黄染，右上腹压痛，肝大，肝区叩击痛明显。实验室检查：白细胞计数20×10⁹/L，中性粒细胞0.90。B超检查提示肝占位病变。该患者可能的诊断是
A．肝囊肿
B．原发性肝癌
C．继发性肝癌
D．阿米巴性肝脓肿
E．细菌性肝脓肿

2. 患者女，33岁。右上腹痛伴高热7天。考虑细菌性肝脓肿，应首先做哪项检查

A．诊断性肝穿刺
B．肝超声检查
C．X线胸腹透视
D．静脉胆道造影
E．肝动脉造影

※3. 患者女，36岁。右上腹痛6天，伴高热。诊断为细菌性肝脓肿。细菌进入肝引起脓肿的主要途径是
A．膈下感染侵入肝
B．经胆道上行感染
C．经肝动脉进入肝
D．经门静脉系统
E．经损伤处直接进入

4. 患者女，38岁。高热，右上腹痛5天。B型超声波和CT检查提示肝脓肿，曾有胆道感染病史。引起该疾病的最可能原因是
A．胆道化脓性感染
B．肝蛔虫病
C．坏疽性阑尾炎
D．开放性肝损伤
E．右侧膈下脓肿

5. 患者女，33岁。高热，右上腹痛7天。诊断为细菌性肝脓肿。对细菌性肝脓肿的诊断下列有价值的是
A．X线检查示右膈肌升高、运动受限
B．多有胆道化脓性感染和全身化脓性感染
C．起病急、中毒症状重、白细胞显著增高
D．肝区疼痛、肝大伴压痛
E．以上都是

A₃型题

（1、2题共用题干）

患者女，56岁，高热，右上腹痛1周。查体：急性病容，可疑黄疸，右上腹压痛伴轻度肌紧张，肝大。实验室检查：白细胞计数18×10⁹/L，中性粒细胞0.95，B超检查和放射性核素扫描发现肝有占位病变。

1. 患者突然出现剧烈胸痛，寒战、高热，气管向健侧移位，患侧胸壁凹陷性水肿，胸闷、气急伴呼吸音减低，可能合并发生
A．膈下脓肿
B．急性肝炎
C．急性胆囊炎
D．急性胆管炎
E．急性胸膜炎

2. 为预防脱水，除需控制入水量者，应保证高热患者每天至少摄入的液体量为
A．4000ml
B．500ml
C．2000ml
D．1000ml
E．3000ml

参考答案与难题解析

A₁型题：1.A 2.B 3.E 4.B
A₂型题：1.E 2.B 3.B 4.A 5.E
3题解析：细菌性肝脓肿病原菌多为大肠埃希菌、厌氧菌、金黄色葡萄球菌等。细菌主要从肠道经胆道上行感染，如胆石症、胆道蛔虫病并发化脓性胆管炎而侵入肝。
A₃型题：1.E 2.C

1 题解析：中老年女性，高热，右上腹痛，白细胞升高，肝区有占位性病变；并突发胸痛、寒战、胸闷、呼吸音减低等应考虑急性胸膜炎。
2 题解析：高热者每日摄水量应不少于2000ml。

第15节 肝性脑病患者的护理

A₁型题

1. 引起肝性脑病最常见的病因为
   A. 肝硬化　　　B. 肝脓肿　　　C. 胆石症
   D. 肝癌　　　　E. 门体分流手术

2. 肝性脑病患者，其最早出现的表现为
   A. 意识模糊　　　　　B. 性格、行为异常
   C. 扑翼震颤　　　　　D. 智力障碍
   E. 脑电图异常

※3. 关于肝性脑病，下列哪一项叙述是**错误**的
   A. NH_3中毒是肝性脑病的主要原因
   B. 碱中毒时NH_3易进入血-脑屏障
   C. 肠道pH为5时，NH_3不易被吸收
   D. 肠道pH在6以下时，NH_4^+变为NH_3
   E. 便秘时不宜用肥皂水灌肠

4. 氨中毒引起肝性脑病的主要机制是
   A. 氨干扰蛋白质代谢
   B. 氨干扰能量代谢
   C. 氨取代神经递质
   D. 氨引起神经传导异常
   E. 氨使氨基酸代谢失衡

5. 肝性脑病患者伴有肾脏损害，抗生素首选
   A. 庆大霉素　　　　B. 卡那霉素
   C. 甲硝唑　　　　　D. 新霉素
   E. 氨苄西林

A₂型题

1. 患者男，60岁。肝硬化病史5年伴大量腹水2天入院，大量利尿及放腹水后出现意识错乱，定向力障碍，初步诊断为肝性脑病。该患者出现肝性脑病的最主要诱因是
   A. 大量利尿及放腹水　　B. 便秘
   C. 感染　　　　　　　　D. 上消化道出血
   E. 低钾性碱中毒

2. 患者男，52岁。肝硬化病史10余年，伴大量腹水10天。近日出现意识障碍，考虑患者可能合并肝性脑病。下列哪一项对诊断肝性脑病最有价值
   A. ALT　　　　　　B. 血肌酐
   C. 血氨　　　　　　D. 血尿素
   E. 血胆红素

3. 患者男，48岁。肝硬化8年。今日出现昏睡，可唤醒，有扑翼样震颤，脑电图异常。该患者最主要的护理问题是
   A. 恐惧　　　　　　　B. 体液过多
   C. 活动无耐力　　　　D. 急性意识障碍
   E. 营养失调：低于机体需要量

4. 患者女，49岁。肝硬化病史5年。今晨出现烦躁不安，初步诊断为肝性脑病，给予患者口服乳果糖主要是为了
   A. 抑制肠菌生长　　　B. 酸化肠道
   C. 促进肠道蠕动　　　D. 导泻
   E. 护肝

5. 患者女，56岁。肝硬化病史5年。今晨出现表情淡漠，言语缓慢且吐词不清。下列有关该患者的护理措施**错误**的一项是
   A. 防止大量输液
   B. 防止感染
   C. 尿潴留可用快速利尿药
   D. 便秘者可口服50%硫酸镁导泻
   E. 可用弱酸溶液灌肠

※6. 患者男，55岁。肝硬化3年，2天前突发呕血，量约为800ml，经治疗后呕血停止。今晨出现意识模糊，定向力障碍。下列治疗**不正确**的是
   A. 禁食蛋白质　　　　B. 稀乙酸灌肠
   C. 肥皂水灌肠　　　　D. 口服新霉素
   E. 静脉注射支链氨基酸

※7. 患者男，52岁。肝硬化病史10余年，伴大量腹水9天。近日出现意识障碍，血氨增高，肝功能减退。下列治疗哪一项**不妥**
   A. 精氨酸静脉滴注
   B. 选用谷氨酸钠，降低血氨
   C. 口服乳果糖，降低肠腔pH减少氨形成和吸收
   D. 稀乙酸灌肠
   E. 忌用一切对肝、肾功能损害的药物

8. 患者女，60岁。临床诊断为肝性脑病昏迷前期。下列**不宜**食用的食物是
   A. 肉末蛋羹，拌菠菜　　B. 豆腐脑，蜂蜜
   C. 果汁，蛋糕　　　　　D. 炒米饭，蘑菇汤
   E. 稀粥，烧饼

9. 患者男，55岁。肝硬化腹水。放腹水过程中突然昏迷，首先应立即
   A. 吸氧　　　　　　B. 物理降温
   C. 停止放腹水　　　D. 扩容
   E. 降低颅内压

10. 患者男，56岁，肝硬化3年，因肝性脑病入院。为防止患者病情加重，应给予
    A. 低脂肪饮食　　　B. 低蛋白饮食
    C. 低嘌呤饮食　　　D. 低胆固醇饮食
    E. 低盐饮食

A₄型题

（1～3题共用题干）

患者男，60岁。有肝硬化病史5年。因饮食不当，呕血后出现精神错乱、幻觉，伴有扑翼样震颤、脑电图异常等肝性脑病表现。

1. 此时患者可能处于肝性脑病的哪一种
   A．昏迷前期　　　　B．前驱期
   C．昏睡期　　　　　D．浅昏迷期
   E．深昏迷期
2. 目前给患者安排哪一种饮食为宜
   A．给予低蛋白饮食
   B．给予富含粗纤维饮食
   C．保证总热量和糖类摄入
   D．给予高蛋白食物
   E．限制含钾食物的摄入
3. 该患者恢复期可逐渐给予蛋白质饮食，最适宜的选择是
   A．脂肪　　　　　　B．膳食纤维
   C．蔬菜、水果　　　D．植物蛋白
   E．动物蛋白质饮食

参考答案与难题解析

A₁型题：1.A 2.B 3.D 4.B 5.E

3题解析：碱性溶液灌肠后肠内的 NH_4^+ 可形成 NH_3 进入脑，有利于氨的产生和吸收。所以对便秘的肝性脑病患者用0.9%氯化钠溶液或弱酸溶液灌肠。

A₂型题：1.A 2.C 3.D 4.B 5.C 6.C 7.B 8.A 9.C 10.B

6题解析：对肝性脑病的患者，用碱性溶液灌肠后，肠道内的 NH_4^+ 形成 NH_3 进入脑，加重氨中毒。

7题解析：该患者有大量腹水，应该限制水、钠的摄入。因此不宜给该患者谷氨酸钠降氨。

A₄型题：1.C 2.C 3.D

1题解析：肝性脑病分四期，①前驱期：轻度性格改变和行为异常为最早的表现；②昏迷前期：意识错乱，睡眠障碍，行为失常为主；③昏睡期：以昏睡和精神错乱为主；④昏迷期：神志完全丧失，不能唤醒。

2题解析：肝性脑病要求无蛋白饮食，保证总热量和糖类摄入。

3题解析：植物蛋白富含支链氨基酸，有利于肝性脑病的治疗。

第16节　胆道感染患者的护理

A₁型题

1. 急性胆囊炎的发病原因是
   A．胰液反流　　　　B．胆囊结石
   C．胆囊蛔虫　　　　D．细菌感染
   E．创伤
2. 急性胆囊炎在非手术治疗期间若出现胆囊穿孔，最主要的护理措施是
   A．做好紧急手术的准备　B．药物降温
   C．药物止痛　　　　　　D．非药物止痛
   E．物理降温
3. Charcot三联症见于下列哪一种疾病
   A．急性乳腺炎　B．急性胆囊炎　C．急性胆管炎
   D．急性阑尾炎　E．急性腹膜炎
4. Charcot三联症表现是
   A．腹痛、黄疸、休克
   B．腹痛、畏寒发热、呕吐
   C．腹痛、寒战高热、黄疸
   D．腹痛、黄疸、胆囊肿大
   E．腹痛、寒战高热、低血压
※5. 急性梗阻性化脓性胆管炎最关键的治疗是
   A．营养支持　　　　B．输液输血
   C．静脉滴注大量抗生素　D．纠正酸中毒
   E．胆道减压手术
※6. 多器官功能衰竭综合征并发于
   A．慢性梗阻性胆管炎
   B．急性梗阻性化脓性胆管炎
   C．急性单纯性胆管炎
   D．急性胆管炎
   E．亚急性化脓性胆管炎
7. 急性梗阻性化脓性胆管炎（简称AOSC）的Reynolds五联症指的是
   A．腹痛、腹胀、寒战高热、黄疸、休克
   B．腹痛、寒战高热、黄疸、休克、神经精神症状
   C．寒战、高热、恶心、呕吐、休克
   D．腹痛、腹胀、高热、休克、精神症状
   E．恶心、呕吐、腹痛、黄疸、高热、休克
8. 急性胆囊炎引起的腹痛常发生于
   A．紧张工作时　　　B．睡眠时
   C．剧烈运动时　　　D．进油腻饮食后
   E．空腹时
※9. "白胆汁"见于
   A．胆囊穿孔　　　　B．急性单纯性胆囊炎
   C．化脓性胆囊炎　　D．坏疽性胆囊炎
   E．胆囊积液
※10. 急性重症胆管炎并发休克，最重要的治疗措施是
   A．大量使用有效抗生素
   B．应用升压药物
   C．补充血容量
   D．解除胆道梗阻，通畅引流
   E．纠正水、电解质平衡紊乱

A₂型题

1. 患者男，50岁。患胆石症8年。3天前因腹痛、寒战、高热和黄疸发作，门诊用"抗生素"等治疗无效住院，来院时发现患者神志不清，血压

80/50mmHg。考虑
A．胆囊穿孔腹膜炎 B．急性坏疽性胆囊炎
C．胆道蛔虫伴感染 D．急性重症胆管炎
E．胆总管结石症

2．患者男，36岁。反复发作右上腹疼痛3个月并向右肩背部放射。右上腹轻度压痛，肝不大，未扪及包块。首先检查的是
A．肝功能　　　B．静脉胆道造影　　C．B超
D．口服胆囊造影　E．胃镜检查

3．患者女，41岁。在ERCP检查后出现腹部持续性疼痛，血清淀粉酶检查超过正常值。应考虑
A．急性胆管梗阻 B．急性胆管炎
C．急性胃炎　　　D．急性胰腺炎
E．急性肠炎

※4．患者女，40岁。急诊入院，神志不清，出冷汗，脉搏细数，血压80/45mmHg，诊断为急性梗阻性胆管炎。其体位应取
A．任意卧位　　　　B．半坐卧位
C．中凹位　　　　　D．坐位
E．头高足低位

5．患者女，34岁。因慢性胆囊炎在门诊预约进行胆囊造影检查，护士为其讲解检查的方法。下列**错误**的是
A．第一次摄X线片如希望胆囊显影良好则进高脂肪餐，30分钟后再摄片
B．检查前一日中午进高脂肪餐，使胆囊排空
C．晚餐后口服造影剂，禁食、禁烟至次日晨
D．检查当日早餐进清淡饮食，可少量饮水
E．检查前一日晚餐进无脂肪、低蛋白、高糖饮食

6．患者女，42岁。因急性梗阻性化脓性胆管炎急诊入院。患者寒战、高热，体温高达41℃，脉搏112次/分，血压85/65mmHg，其休克类型是
A．感染性休克　　　B．过敏性休克
C．低血容量性休克　D．心源性休克
E．神经性休克

7．患者女，41岁。反复上腹疼痛10余年。因症状加重伴皮肤、巩膜黄染、畏寒、发热2天入院。查体：神志淡漠，体温39.5℃，脉搏125次/分，血压80/50mmHg。上腹压痛，肌紧张。实验室检查：白细胞计数$23.5×10^9$/L，中性粒细胞0.95。血清总胆红素209μmol/L。谷丙转氨酶310U/L。B超提示肝外胆管扩张，内有强光团伴声影。该患者发病的病理基础为
A．胆囊功能失调　　B．胆道畸形
C．胆道梗阻　　　　D．胆道扩张
E．胆囊梗阻

※8．患者男，50岁。就诊6小时后出现高热，体温39.3℃，腹痛加重为持续性剧痛，护士发现神志淡漠，呼吸急促，全身发绀，血压85/50mmHg。既往有胆石症病史。此时最可能的原因是
A．继发急性梗阻性化脓性胆管炎
B．MODS
C．胆囊穿孔继发腹膜炎
D．并发急性重症胰腺炎
E．并发败血症

※9．患者男，40岁。因发热、腹痛就诊。6小时后出现高热，体温39.5℃，腹痛加重为持续性剧痛，开始出现神志淡漠，呼吸急促，全身发绀，血压80/55mmHg。既往有胆石症病史。入院后，B超检查提示胆囊结石、胆总管结石，遂决定行手术治疗。此时应采取的手术方式是
A．胆囊切除并胆总管十二指肠吻合
B．胆囊切除并胆总管切开取石引流
C．胆囊切除并胆总管切开引流
D．胆囊切除并胆总管切开取石，Oddi括约肌成形
E．胆囊切除并PTCD引流

※10．患者来院就诊5小时后出现高热，体温39.6℃，腹痛加重为持续性剧痛，开始出现神志淡漠，呼吸急促，全身发绀，血压80/50mmHg。既往有胆石症病史。患者手术治疗后放置T管一根，其目的主要是
A．确保胆汁合成　　B．引流渗血、渗液
C．预防感染　　　　D．引流胆汁
E．观察胆总管压力

11．患者术后第8天，24小时T管引流量为200ml，颜色透明金黄色，无脓、无沉渣等。患者黄疸消退，无腹痛、发热，大便颜色正常。此时T管的处理为
A．T管抬高
B．夹管试验
C．拔管
D．T管造影，检查其通畅度
E．继续引流

※12．患者术后第8天，24小时T管引流量约220ml，引流液呈透明金黄色，无脓、无沉渣等。患者黄疸消退，无腹痛、发热，大便颜色正常，胆道手术后。此时患者饮食要求为
A．高蛋白、低盐、低脂饮食
B．低蛋白、低脂饮食
C．低糖、低盐、低脂饮食
D．高蛋白、低脂饮食
E．低盐、低蛋白、低脂饮食

※13．患者术后第8天，24小时T管引流量为200ml，颜色透明金黄色，无脓、无沉渣等，患者黄疸消

退、无腹痛、发热，大便颜色正常，胆道手术后，发现胆瘘的主要依据为
A. 急性腹膜炎表现　　B. 腹膜刺激症状
C. 急腹症表现　　　　D. 发热、腹痛、黄疸
E. 腹腔引流管引出液的性质和胆红素含量

※14. 患者女，45岁。既往有胆结石病史，反复腹痛、发热、黄疸1年，近3天上述症状加重，高热、黄疸不退。入院体温40℃，脉搏120次/分，血压70/50mmHg，该患者首选的治疗为
A. 大剂量抗生素治疗感染后择期手术
B. 全胃肠外营养后手术
C. 立即手术
D. 积极抗休克同时及早手术
E. 应用血管收缩剂，血压升至正常后及早手术

A₃型题

（1、2题共用题干）

患者男，45岁。因急性胆囊炎入院。给予抗感染、对症支持治疗，今晨输液后30分钟出现发冷、寒战和发热，测体温38.5℃。

1. 该患者可能发生了哪一种输液反应
A. 静脉炎　　　　　　B. 过敏反应
C. 急性肺水肿　　　　D. 发热反应
E. 空气栓塞

2. 护士在抢救患者时，提供的护理措施中**不妥**的是
A. 对症进行药物治疗　B. 注意保暖
C. 密切观察体温变化　D. 严格执行无菌操作
E. 将剩余溶液丢弃

A₄型题

（1～4题共用题干）

患者男，56岁。患消化性溃疡多年，伴消化不良，12年前曾行胆囊切除术。因寒战、高热、右上腹持续性疼痛，伴巩膜轻度黄染2日入院。入院查体：神志淡漠，体温39.5℃，脉搏98次/分，呼吸24次/分，血压80/50mmHg。右上腹轻压痛，肌紧张（＋）。血常规：白细胞计数14.5×10⁹/L，中性粒细胞0.83；B超示胆总管结石。

1. 该患者应考虑为
A. 急性梗阻性化脓性胆管炎
B. 急性肠扭转
C. 胃溃疡穿孔
D. 急性阑尾炎
E. 右侧输尿管结石

2. 目前最主要的治疗措施是
A. 改善和维持主要器官的功能
B. 纠正水电解质紊乱
C. 使用足量有效的广谱抗生素
D. 恢复血容量

E. 抗休克治疗的同时，紧急手术

3. 引起胆道梗阻的常见原因是
A. 胆管癌　　　　　　B. 胆道先天性畸形
C. 胆道炎性狭窄　　　D. 胆道结石
E. 胰头癌

4. 有关胆道疾病的护理措施，**错误**的是
A. 对静脉胆道造影的患者需做碘过敏试验
B. 饮食应以低脂、富含蛋白质和维生素的食物为主
C. 阻塞性黄疸患者应注意有无出血倾向
D. 对肝功能明显受损的患者忌用吗啡、巴比妥类药物
E. 患者若短期内腹痛缓解，高热、黄疸逐渐消退即可出院休养，无需进一步检查和治疗

（5、6题共用题干）

患者男，53岁，发作性上腹痛3年，自服"胃药"逐渐缓解。近1周来右上腹绞痛，且感右肩部痛，伴畏寒、发热，腹部查体可触得右肋下一直径约5cm大小卵圆形包块，表面光滑，有触痛，随呼吸上下活动，初步考虑为慢性胆囊炎急性发作。

5. 此患者需确诊首选的检查是
A. ERCP　　　　　　　B. 胃镜
C. 腹部X线片　　　　　D. B超
E. CT

6. 若此患者出现弥散性腹膜炎体征时，提示的是
A. 胆管炎　　　　　　B. 胆囊穿孔
C. 胃穿孔　　　　　　D. AOSC
E. 急性胰腺炎

参考答案与难题解析

A₁型题：1.B 2.A 3.C 4.C 5.E 6.B 7.B 8.D 9.E 10.D

5题解析：急性梗阻性化脓性胆管炎的治疗原则为紧急解除胆道梗阻并减压。胆道压力过高可使肝窦扩张，细菌及毒素经肝静脉入血造成全身性化脓性感染和MODS，且细菌入血与胆道压力成正相关，因此应及早行手术进行胆道减压。

6题解析：急性梗阻性化脓性胆管炎时，大量细菌和毒素进入血液循环，引起全身性感染和重要器官功能损害，可导致多器官功能障碍综合征（多器官功能衰竭）。

9题解析：胆囊结石长期嵌顿又未合并感染时，胆囊黏膜分泌的黏性分泌物滞留在胆囊内，引起胆囊积液；由于胆汁中的胆色素被胆囊黏膜吸收，使胆汁呈无色透明状，称为"白胆汁"。

10题解析：即AOSC，通常出现雷诺五联征，需立即手术，解除胆道梗阻，通畅引流。

A₂型题：1.D 2.C 3.D 4.C 5.D 6.A 7.C 8.A 9.B 10.D 11.E 12.D 13.E 14.D

4题解析：根据提示，此患者为急性梗阻性化脓性胆管炎引起的休克，应取休克体位，即中凹位。

8题解析：最常引起休克的胆道疾病是急性梗阻性化脓性胆管炎，此时胆道压力很高，化脓性胆汁中的细菌和毒素不断逆行，经肝进入血液循环，导致休克及精神症状。

9题解析：B超显示患胆囊结石、胆总管结石，胆囊结石的治疗原则是手术切除病变的胆囊，胆总管结石则切开胆总管清除结石，并放置T管进行引流。

10题解析：胆总管切开取石术放置T管的目的：①引流胆汁；②引流残余结石，尤其是使泥沙样结石排出体外；③支撑胆道。

12题解析：胆道疾病术后应保持低热量、低脂肪、高蛋白、高维生素的饮食原则，无需限制钠盐摄入。

13题解析：胆瘘是指胆囊床及胆管渗胆汁或肝外胆管或副肝管损伤所致的胆汁漏入腹腔。正常腹腔引流液不含胆红素，当腹腔引流液胆红素持续或明显增高时可明确诊断胆瘘。

14题解析：患者既往胆结石病史，目前有腹痛、高热、黄疸、休克表现，考虑急性梗阻性化脓性胆管炎，应积极抗休克的同时行手术治疗。

A₃型题：1. D 2. E

1题解析：发热反应多发生于输液后数分钟到1小时，表现为发冷、寒战和发热，该患者的临床症状及出现时间与之相符。

2题解析：发生发热反应时，应保留剩余溶液和输液器，必要时送检做细菌培养，查找发热原因。

A₄型题：1. A 2. E 3. D 4. E 5. D 6. B

1题解析：本次发病有典型的Reynolds五联症的表现，即寒战、高热（体温39.5℃）、黄疸（巩膜轻度黄染）、腹痛、血压下降（血压80/50mmHg）、中枢神经受抑制（神志淡漠），故应考虑为急性梗阻性化脓性胆管炎。

2题解析：急性梗阻性胆管炎的首要处理原则为紧急手术，迅速解除胆道梗阻并置管引流，达到有效减压和减轻感染的目的。该患者存在休克表现，若诊断明确，其处理原则为积极抗休克，同时做好急诊手术的准备。

3题解析：引起胆道梗阻最主要的原因是胆道结石。

4题解析：胆道结石引起的梗阻症状缓解后，仍需进一步检查后治疗。

5题解析：胆囊炎首选B超检查。

6题解析：胆囊穿孔后，胆汁进入腹腔，炎症波及腹腔，出现弥散性腹膜炎体征。

第17节　胆石症患者的护理

A₁型题

※1. ERCP检查后应特别注意监测
A. 凝血因子　　　　　B. 肝功能
C. 肾功能　　　　　　D. 凝血酶原时间
E. 血、尿淀粉酶

※2. 普查和诊断胆道疾病的首选检查方法是
A. ERCP　　　　　　B. B超
C. X线平片　　　　　D. CT
E. MRI

※3. B超检查胆囊前应常规禁食
A. 12小时　　　　　 B. 3小时
C. 4小时　　　　　　D. 8小时
E. 6小时

4. PTC术后应平卧
A. 24～36小时　　　 B. 4～6小时
C. 2～3小时　　　　 D. 8～10小时
E. 10～12小时

5. T管造影后应开放引流多少小时以上
A. 12　　　　　　　　B. 4
C. 8　　　　　　　　 D. 10
E. 24

※6. 胆囊结石手术切除病变胆囊的最好时机是
A. 无症状静止期　　　B. 急性发作后缓解期
C. 急性发作期　　　　D. 继发感染期
E. 慢性炎症期

7. 放射性核素显像检查胆囊前应
A. 常规进早餐　　　　B. 禁食4小时
C. 禁食8小时　　　　 D. 禁食12小时
E. 避免进高脂肪餐

8. 腹部CT应于检查前多少分钟口服泛影葡胺
A. 90　　　　　　　　B. 10
C. 30　　　　　　　　D. 5
E. 60

※9. MRI检查患者应取下所佩戴的哪类物品
A. 金属物品　　　　　B. 玻璃制品
C. 塑料制品　　　　　D. 橡胶制品
E. 宝石

10. 形成胆红素结石的主要原因是
A. 环境因素　　　　　B. 反复胆道感染
C. 代谢异常　　　　　D. 胆囊功能异常
E. 致石基因

※11. 胆汁的排放方式为
A. 空腹　　　　　　　B. 持续性
C. 间断性　　　　　　D. 定时
E. 夜间

12. 胆道手术后，T管一般留置的时间是
A. 30天　　　　　　　B. 5天
C. 14天　　　　　　　D. 7天
E. 20天

13. 下列胆道系统疾病的检查，检查后容易并生腹腔内出血的是
A. 经皮肝穿刺胆道造影　B. 经内镜胆道造影
C. 口服胆囊造影　　　　D. 静脉胆道造影
E. B超

14. 对急性胆囊炎患者进行腹部触诊，最常见的压痛点在

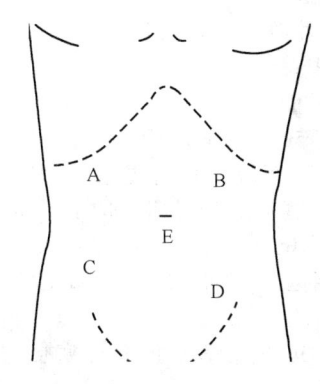

A. A　　　　　B. B　　　　　C. C
D. D　　　　　E. E

A₂型题

1. 患者男，35岁。诊断为肝外胆管结石，行胆总管切开取石加T管引流。术后关于T管护理，**错误**的是
   A. 拔管前应夹管观察　　B. 妥善固定
   C. 保持通畅　　　　　　D. 术后14天考虑拔管
   E. 定时冲洗

2. 患者男，35岁。怀疑肝外胆管结石，为明确诊断，准备行ERCP检查，术前需
   A. 进脂肪餐
   B. 禁食12小时，禁水4小时
   C. 注射阿托品
   D. 检查凝血功能
   E. 检查肝功能

3. 患者女，50岁。因胆总管结石合并胆管炎收住入院，拟行手术治疗，术后需放置
   A. 胆囊造瘘管　　　　　B. T形引流管
   C. 胸腔引流管　　　　　D. 空肠造瘘管
   E. 腹腔双套管

4. 患者男，42岁。右上腹绞痛并向肩背部放射，伴寒战。查体：体温39.5℃，皮肤巩膜黄染，右上腹深压痛，肝胆区叩击痛，诊断为胆总管结石。胆管结石病因**不包括**
   A. 胆囊结石　　　　　　B. 胆汁淤积
   C. 肝内感染　　　　　　D. 胆道蛔虫
   E. 胆汁性肝硬化

※5. 患者女，35岁。诊断为胆总管结石，行胆总管切开取石术并T管引流术，术后恢复顺利。拔除T引流管前的护理**不正确**的是
   A. T引流管造影　　　　B. 先夹管1～2天
   C. 观察患者全身情况　　D. 观察患者腹部体征
   E. 显影清晰者可立即拔除

6. 患者男，35岁。B超显示肝内胆管扩张，为明确诊断，准备行PTC检查。术前需
   A. 进脂肪餐
   B. 检查凝血功能
   C. 禁食12小时，禁水4小时
   D. 注射阿托品
   E. 检查肝功能

7. 患者女，50岁。在全麻下行胆总管切开取石、T管引流术。术后2小时，患者生命体征稳定，呼之能应，答非所问。患者宜取的体位是
   A. 头低足高位　　　　　B. 半卧位
   C. 去枕平卧位，头偏向一侧　D. 头高足低位
   E. 头高足低位

8. 患者女，36岁。反复右上腹痛、寒战、黄疸5年。此次发病后黄疸持续不退。查体：体温39.5℃，脉搏122次/分，血压125/85mmHg。右上腹压痛，肌紧张。实验室检查：白细胞计数13.5×10⁹/L，中性粒细胞0.85。血清总胆红素132μmol/L，谷丙转氨酶175U/L。B超提示肝外胆管扩张，内有强光团伴声影。该患者的黄疸程度取决于
   A. 梗阻的程度　　　　　B. 患者的肤色
   C. 肝功能情况　　　　　D. 结石的种类
   E. 有无并发症

9. 患者男，56岁。右上腹刀割样绞痛、发热、黄疸间歇性反复发作，最可能的诊断是
   A. 阿米巴肝脓肿　　　　B. 胰头癌
   C. 急性传染性肝炎　　　D. 胆总管结石
   E. 肝癌

※10. 患者男，45岁。行胆总管切开取石和T管引流术后，T管引流液每天均在2000ml左右，提示
   A. 胆管中部梗阻　　　　B. 胆汁量过少
   C. 胆管下端梗阻　　　　D. 胆汁量正常
   E. 胆管上端梗阻

11. 患者男，35岁。诊断为肝外胆管结石，出现重度黄疸及皮肤瘙痒。对皮肤的护理措施**不恰当**的是
   A. 防止皮肤损伤　　　　B. 温水擦洗皮肤
   C. 遵医嘱用药　　　　　D. 保持皮肤清洁
   E. 可用手抓挠

※12. 患者女，53岁。定于次日上午10时行CT检查。患者开始禁食的时间为次日上午
   A. 9时　　　　B. 6时　　　　C. 5时
   D. 7时　　　　E. 8时

※13. 患者男，38岁。胆道手术、T管引流半个月，拔管前先试行夹管1～2天。护理时应观察最重要的内容是
   A. 腹痛、发热、黄疸　　B. 生命体征
   C. 睡眠和饮食　　　　　D. 引流管口周围有无渗液
   E. 大便颜色

※14. 患者男，31岁。行胆总管切开取石和T管引流术，目前为术后第10天，T管引流液每日200ml左右。无腹胀、腹痛，手术切口已拆线。查体：皮肤及巩膜黄疸逐渐消退，体温36.5℃，脉搏80次/分，血压105/60mmHg。根据患者术后时间及病情，可考虑
   A. 拔除T管　　　　　　B. 继续保留T管6周
   C. 带T管出院　　　　　D. 继续保留T管1周
   E. 继续保留T管2周

※15. 患者男，31岁。行胆总管切开取石、T管引流术，目前为术后第10天，T管引流液每日200ml

左右。无腹胀、腹痛，手术切口已拆线。查体：皮肤及巩膜黄疸逐渐消退，体温36.5℃，脉搏80次/分，血压105/60mmHg。拔除T管前应试行夹管

A. 12小时　　　　　　B. 7天
C. 24小时　　　　　　D. 1~2天
E. 4~5天

16. 患者女，36岁。行胆总管切开取石、T管引流术。术后第3天，护士查房时发现T管无胆汁流出，患者诉腹部胀痛。护士先应

A. 继续观察，暂不处理
B. 检查T管是否受压扭曲
C. 用无菌0.9%氯化钠溶液冲洗T管
D. 用注射器抽吸T管
E. 准备T管造影

※17. 患者男，31岁。行胆总管切开取石、T管引流术。目前为术后第10天，T管引流液每日200ml左右。无腹胀、腹痛，手术切口已拆线。查体：皮肤及巩膜黄疸逐渐消退，体温36.5℃，脉搏80次/分，血压105/60mmHg。对该患者的健康教育重点为

A. 注意腹壁切口的愈合　　B. 定期随访
C. 活动量指导　　　　　　D. 饮食指导
E. 休息时间安排

18. 患者男，31岁。行胆总管切开取石、T管引流术。目前为术后第10天，T管引流液每日200ml左右。无腹胀、腹痛，手术切口已拆线。查体：皮肤及巩膜黄疸逐渐消退，体温36.5℃，脉搏80次/分，血压105/60mmHg。拔除T管后应重点观察有无下列哪一项并发症

A. 腹腔脓肿　　　　　　B. 肠瘘
C. 胆瘘　　　　　　　　D. 胰瘘
E. 胃瘘

19. 患者女，65岁。诊断为胆道泥沙样结石，拟行胆总管空肠Roux-en-Y吻合术。实验室检查：白细胞计数$11.5×10^9$/L，中性粒细胞0.75。血清总胆红素162μmol/L，谷丙转氨酶215U/L，凝血酶原时间（PT）18秒。该患者术前还必须进行哪一项检查

A. CT　　　　　　　　B. B超
C. MRI　　　　　　　D. ERCP
E. ECG

※20. 患者男，56岁，小学文化。诊断为胆囊结石，在腹腔镜下行胆囊切除术，术后出现腰背部、肩部疼痛。术后腰背及肩部疼痛的原因是

A. 组织缺氧　　　　　　B. 手术体位不良所致
C. 腹腔镜损伤　　　　　D. CO_2产生的碳酸刺激

E. 麻醉后反应

21. 患者男，63岁，小学文化。因"胆囊结石"入院，拟在腹腔镜下行胆囊切除术。当患者得知手术方式后，反复向病友和医务人员打听腹腔镜手术的相关情况。针对上述护理诊断或问题的主要护理措施是

A. 消除恐惧　　　　　　B. 减轻或控制疼痛
C. 降低体温　　　　　　D. 减轻焦虑
E. 提供相关知识

※22. 患者女，36岁。反复右上腹痛、寒战、黄疸5年，此次发病后黄疸持续不退。B超提示肝外胆管扩张，内有强光团伴声影。导致该患者腹痛的原因是

A. 胃及十二指肠痉挛
B. 结石梗阻致胆总管痉挛和压力增高
C. 胆囊剧烈收缩
D. 结石直接损伤胆囊
E. 结石直接损伤胆总管

23. 患者女，54岁。因胆囊结石，拟第二天做胆囊切除手术。护士应首选下列哪个主题与患者交流

A. 止痛的方法　　　　　B. 吸烟的危害
C. 鼓励患者战胜疾病　　D. 规律饮食的重要性
E. 术前健康指导

※24. 患者男，57岁。诊断为胆囊结石。经过积极的术前准备，在腹腔镜下顺利地完成了手术，术后患者出现腰背部、肩部疼痛。针对其疼痛的处理措施是

A. 微波治疗　　　　　　B. 解痉
C. 止痛　　　　　　　　D. 消炎利胆
E. 无需特殊处理

25. 患者女，55岁。因胆结石合并胆道梗阻拟行手术治疗，患者的妻子、父母、大哥及其30岁的儿子都到了医院，医务室人员介绍了手术的重要性及风险。其手术协议签订人应首选

A. 患者本人　　　　　　B. 患者的儿子
C. 患者的父母　　　　　D. 患者的妻子
E. 患者的大哥

26. 患者男，37岁。因胆石症入院行胆囊切除术、胆总管切开术，术中放置T管。护士向患者家属解释时，应说明使用T管的首要目的是

A. 引流胆汁和减压
B. 促进伤口引流
C. 提供冲洗胆道的途径
D. 阻止胆汁进入腹膜腔
E. 将胆汁进入十二指肠的量减至最少

※27. 患者女，43岁。突发右上腹剧痛并阵发性加剧3天，寒战高热，恶心呕吐。体检：全身黄染，

体温39℃，脉搏120次/分，血压80/60mmHg，谵妄，神志不清，剑突偏左腹肌紧张，肝肋下2cm，WBC15×10⁹/L，中性粒细胞80%，血清总胆红素50μmol/L，本例治疗首选

A. 抗休克，抗感染治疗　　B. 胆囊切除，腹腔引流术
C. 胆囊造口术　　　　　　D. 胆总管减压引流
E. 溃疡病穿孔缝合

A₃型题

（1、2题共用题干）

患者男，38岁。因右上腹隐痛不适1年余就诊。B超示胆囊增大，囊壁增厚，且可见到胆囊结石影像，胆总管显影清晰，胆总管、肝内外胆管无扩张，亦无结石影像。

1. 应考虑的诊断是
A. 胆囊结石　　　　B. 急性胆囊炎
C. 胆石病　　　　　D. 胆管结石
E. 慢性胆囊炎

2. 拟施的手术方式是
A. 开腹胆囊切除+胆总管探查术
B. 开腹胆囊切除术（OC）
C. 胆囊造口术
D. 腹腔镜胆囊切除术（LC）
E. 剖腹探查术

（3~6题共用题干）

患者女，35岁。在全麻下行胆总管切开取石、T管引流术，腹腔放置引流管。术毕返回病房，神志清醒。查体：脉搏95次/分，血压125/70mmHg，腹腔引流液100ml。回病房1小时后腹腔引流液为210ml，呈血性；脉搏110次/分，血压105/65mmHg，唇稍干燥。

3. 应重点观察下列哪一项指标的变化
A. 呼吸频率　　　　B. 患者体温
C. 补液速度　　　　D. 腹腔引流量和颜色
E. T管引流量

4. 根据该患者的病情，应疑为
A. 消化道出血　　　B. 腹腔内出血
C. 胆道出血　　　　D. 胆瘘
E. 呼吸困难

5. 此时应采取哪一项护理措施
A. 立即报告医师　　B. 妥善固定引流管
C. 记录引流量和色　D. 监测体温变化
E. 观察呼吸变化

6. 该患者目前最主要的护理诊断或问题是
A. 活动无耐力　　　B. 疼痛
C. 焦虑　　　　　　D. 体液不足
E. 体液过多

A₄型题

（1~5题共用题干）

患者男，41岁。胆囊结石病史2年，主诉晚餐后突然出现右上腹阵发性剧烈疼痛，向右肩、背部放射，伴有腹胀、恶心、呕吐等症状。查体：体温38.9℃，脉搏112次/分，血压106/85mmHg；右上腹部有压痛、肌紧张、反跳痛。实验室检查：白细胞10.5×10⁹/L，中性粒细胞0.79。

1. 导致该患者突然腹痛的原因是
A. 结石损伤十二指肠
B. 胆囊收缩，结石排入十二指肠
C. 结石阻塞胆管下端、引起急性胰腺炎
D. 结石损伤胆囊黏膜
E. 结石嵌顿于胆囊颈致胆囊强烈收缩

2. 该患者的体格检查可出现
A. MOF　　　　　　B. Murphy征阳性
C. Charcot三联症　 D. Reynolds五联症
E. MODS

3. 下列哪一项护理措施最为关键
A. 介绍疾病知识　　B. 介绍病房环境
C. 介绍作息时间　　D. 介绍饮食
E. 做好手术准备

4. 在非手术治疗期间，减轻疼痛的护理措施**不包括**
A. 注射山莨菪碱　　B. 卧床休息
C. 胃肠减压　　　　D. 注射吗啡
E. 消炎利胆

5. 在该患者非手术治疗期间下列哪一项饮食指导**不妥**
A. 清淡饮食　　　　B. 低脂饮食
C. 不忌油炸食品　　D. 少量多餐
E. 避免过饱

（6、7题共用题干）

患者女，57岁。胆总管结石患者。

6. 入院时胆总管切开探查，T管引流的护理措施，**不妥**的是
A. 记录引流胆汁的量、色及性状
B. 每日用生理盐水冲洗T管
C. 一般留置2周
D. 拔管前经T管胆道造影
E. 拔管前夹管观察1~2天

7. 若患者出院时仍然不能将T管拔除，出院指导**不妥**的是
A. 穿柔软宽松衣物，以防止引流管受压
B. 避免过度活动，以防牵拉T管致其脱出
C. 禁止淋浴，以防感染发生
D. 更换引流袋注意消毒引流口
E. 出现引流异常或管道脱出应及时就诊

参考答案与难题解析

A₁型题：1.E 2.B 3.D 4.B 5.E 6.B 7.E 8.C 9.A 10.B 11.C 12.C 13.A 14.A

1题解析：ERCP是在纤维十二指肠镜直视下通过十二指肠乳头将导管插入胆管或胰管内进行造影的方法。检查过程可致局部损伤或水肿等而诱发急性胰腺炎，故造影后应监测血、尿淀粉酶值的变化。

2题解析：B超具有图像清晰、无创、安全、快速、经济及方法简单等优点，对胆囊、胆管结石的诊断准确率高，是普查和诊断胆道疾病的首选方法。

3题解析：进食油腻食物可引起胆囊收缩及胆汁排放。为保证胆囊和胆管内胆汁充盈，减少胃肠道内容物和气体的影响，B超检查胆囊前应常规禁食8小时以上。

6题解析：胆囊结石手术的最佳时机以急性发作缓解期为宜，对病情危重、一般情况极差而不能耐受手术者，或术中发现局部解剖不清、粘连严重时可选用胆囊造口术，待病情稳定后再行胆囊切除。对于无症状的静止胆囊结石，一般不施行手术。

9题解析：由于金属物品可产生金属伪影而影响MRI成像质量，故检查前应嘱咐患者取下义齿、发夹、戒指、耳环、钥匙、手表、硬币等一切金属物品。

11题解析：胆汁的分泌是持续的，但其排放则受神经系统和体液因素的调节、胆囊平滑肌的收缩和Oddi括约肌的松弛来实现，并随进食而间断排放。

A_2型题：1.E 2.C 3.B 4.E 5.E 6.B 7.C 8.A 9.D 10.C 11.B 12.B 13.A 14.A 15.D 16.B 17.D 18.C 19.E 20.D 21.E 22.B 23.E 24.E 25.A 26.A 27.D

5题解析：拔管前需造影，为了让造影剂引流出体外，需放开T管1~2天，方可拔除，不可立即拔除。

10题解析：术后24小时内胆汁引流量为300~500ml，恢复进食后，每日可有600~700ml，以后逐渐减少至每日200ml左右。若引出胆汁量过多，常提示胆管下端梗阻。

12题解析：CT检查前应禁食4小时，故患者应从次日上午6时开始禁食。

13题解析：T管夹管后，患者应无腹痛、发热、黄疸才考虑造影拔管等。

14题解析：该患者为术后第10天，胆汁引流量逐渐减少，患者无腹痛、发热、黄疸等症状，可考虑拔除T管。

15题解析：该患者为术后第10天，T管引流量每日200ml左右，皮肤及巩膜黄疸逐渐消退，体温正常，无腹胀、腹痛等不适，可考虑拔除T管，拔管前应试行夹管1~2天，以明确胆管是否通畅。

17题解析：对该患者应着重指导饮食调理，宜低脂饮食，逐步增加脂肪的摄入量。

20题解析：腹腔镜手术时需要将CO_2注入腹腔形成气腹，但腹腔中CO_2可聚集在膈下产生碳酸，刺激膈肌及胆囊创面而引起术后不同程度的腰背部、肩部不适或疼痛等。

22题解析：患者腹痛的原因是结石嵌顿于胆总管下端或壶腹部时，胆总管内压力增高，刺激胆管平滑肌，引起Oddi括约肌痉挛性收缩。

24题解析：腹腔镜术后引起的腰背及肩部疼痛是因为术中注入的CO_2聚集、产生碳酸刺激膈肌及胆囊创面所致，一般无需特殊处理，可自行缓解。

27题解析：患者腹痛、寒战、高热、黄疸、休克、中枢神经系统症状，考虑AOSC，应行胆总管切开+T管引流。

A_3型题：1.A 2.D 3.D 4.B 5.A 6.D

1题解析：中青年，右上腹隐痛，B超见胆囊增大、壁厚，而结石又只存在于胆囊内者，应考虑胆囊结石。

2题解析：目前，胆囊结石首选微创手术治疗，即采取腹腔镜胆囊切除术。

3题解析：该患者间病房后1小时内腹腔引流液为210ml，应针对患者情况，在做好常规监护的基础上，特别注意观察腹腔引流液的量、颜色和性质等，以及时判断或排除腹腔内出血。

4题解析：该患者回病房后1小时内腹腔引流管引出血性液210ml，脉搏增快，血压虽然在正常范围，但已有下降，应疑有腹腔内出血。

5题解析：该患者腹腔引流液增多，为血性，应考虑腹腔内出血。对明确或怀疑腹腔内出血时，均应立即与医师联系，并配合处理或抢救。

6题解析：患者腹腔引流液增多、脉搏增快、血压下降、口唇稍干燥等，提示体液不足。

A_4型题：1.E 2.B 3.E 4.D 5.C 6.B 7.C

1题解析：中年男性，既往有胆囊结石病史，晚餐后突发右上腹阵发性剧痛，并伴有右肩背部放射痛、恶心、呕吐、腹膜炎表现者，应考虑结石嵌顿于胆囊颈所致。

2题解析：急性胆囊炎患者可出现Murphy征阳性。

3题解析：最为关键的护理措施是做好手术准备。

4题解析：胆绞痛者镇痛常使用阿托品+哌替啶，单用吗啡可加重疼痛。

5题解析：油炸食品可加重胆绞痛。

6题解析：每周使用生理盐水+庆大霉素冲洗T管1~2次即可。

7题解析：做好防水措施，可以淋浴。

第18节 胆道蛔虫病患者的护理

A_1型题

※1．胆道蛔虫病的临床特点是

A．肝大并具有压痛

B．阵发性钻顶样剧烈绞痛

C．剑突下左侧深压痛

D．畏寒高热

E．剧烈呕吐蛔虫

※2．下列哪类患者常出现症状与体征**不相符**

A．胆囊癌　　　　　　B．胆囊结石

C．胆道蛔虫病　　　　D．胆道结石

E．胆管癌

A_2型题

1．患者男，22岁。因突发剑突下钻顶样剧烈疼痛而入院，自诉发作时疼痛剧烈，辗转不安，大汗淋漓，可突然自行缓解，缓解期无任何症状。查体：剑突下有轻度深压痛。白细胞计数$11.5×10^9$/L。关于胆道蛔虫病临床表现**错误**的叙述是

A．症状轻微而腹部体征明显

B．合并感染时，可出现胆管炎症状

C．突发性剑突下阵发性"钻顶样"剧痛

D．可伴有恶心、呕吐

E．疼痛可突然缓解

※2．患者女，24岁。因突发剑突下钻顶样剧烈疼痛入院。查体：剑突下有轻度深压痛。白细胞计数

$11.7×10^9$/L。诊断为胆道蛔虫,其治疗原则**错误**的是

A. 纠正水、电解质失调
B. 解痉镇痛
C. 大部分患者采用手术治疗
D. 利胆驱虫
E. 控制感染

3. 患者女,37岁。因突发剑突下钻顶样剧烈疼痛而入院,自诉疼痛呈间歇性,发作时疼痛剧烈,辗转不安,大汗淋漓,可突然自行缓解,缓解期无任何症状。体检:剑突下有轻度深压痛。白细胞$12.1×10^9$/L。为明确诊断,应首选哪一项检查

A. PTC B. X线腹部平片 C. B超
D. CT E. MRI

4. 患者女,26岁。因突发剑突下钻顶样剧烈疼痛而入院,自诉疼痛呈间歇性,发作时疼痛剧烈,辗转不安,大汗淋漓,可突然自行缓解,缓解期无任何症状。查体:剑突下有轻度深压痛。白细胞$11.5×10^9$/L。应采取哪一项处理方案

A. 中药治疗 B. 急诊手术
C. 择期手术 D. ERCP术
E. 非手术治疗

5. 患者女,21岁。因突发剑突下钻顶样剧烈疼痛而入院,自诉疼痛呈间歇性,发作时疼痛剧烈,辗转不安,大汗淋漓,可突然自行缓解,缓解期无任何症状。查体:剑突下有轻度深压痛。白细胞$11.8×10^9$/L。根据该患者的临床表现,应考虑为

A. 慢性胆囊炎 B. 急性胆囊炎
C. 急性胆管炎 D. 胆道蛔虫症
E. 胆囊穿孔

※6. 患者女,35岁。因突发剑突下钻顶样剧烈疼痛而入院,自诉疼痛呈间歇性,发作时疼痛剧烈,辗转不安,大汗淋漓,突然自行缓解,缓解期无任何症状。查体:剑突下有轻度深压痛。白细胞$11.8×10^9$/L。血常规检查可见

A. 血小板升高
B. 嗜酸粒细胞比例升高
C. 嗜碱粒细胞比例升高
D. 中性粒细胞比例升高
E. 淋巴细胞升高

※7. 患者男,39岁。因胆道蛔虫病入院,其症状发作期处理措施**错误**的是

A. 服用33%硫酸镁溶液
B. 静脉补液
C. 禁止使用哌替啶
D. 可用阿托品、山莨菪碱等胆碱能阻滞剂
E. 应用抗生素

8. 患儿女,13岁。以胆道蛔虫病入院治疗,经解痉止痛后病情缓解,给予驱虫药磷酸哌嗪治疗,指导患儿正确服用驱虫药的时间为

A. 腹痛时 B. 进餐时服用
C. 餐前半小时 D. 餐后1小时
E. 清晨空腹或晚上临睡前

9. 患儿女,10岁。突发腹部钻顶样疼痛2小时来院。患儿大汗淋漓,辗转不安;疼痛停止时又平息如常。查体:剑突偏右方有压痛;无腹肌紧张及反跳痛。为明确诊断应采取的检查是

A. 腹部B超 B. ERCP
C. 右上腹X线平片 D. 测血清淀粉酶
E. 十二指肠引流液

10. 某8岁患儿,被诊断为"胆道蛔虫病",经非手术治疗后症状缓解。医嘱给予患儿驱虫药治疗(每天1次)。该患儿服用驱虫药的时间应是

A. 早餐后 B. 午餐前
C. 午餐后 D. 晚餐后
E. 晚上睡前

A₃型题

(1、2题共用题干)

患儿男,8岁。夜间突发剑突下钻顶样疼痛2小时,伴恶心、呕吐。既往有类似发作史。查体:体温37.6℃,剑突下深压痛,无腹肌紧张。

1. 最可能的诊断是

A. 急性胰腺炎 B. 胆管结石
C. 急性胆囊炎 D. 胃肠型感冒
E. 胆道蛔虫病

2. 发作期,最有效的止痛措施是肌内注射

A. 苯巴比妥钠 B. 阿尼利定(安痛定)
C. 地西泮 D. 吗啡
E. 阿托品

参考答案与难题解析

A₁型题:1.B 2.C

1题解析:胆道蛔虫病腹痛为突发性剑突下阵发性钻顶样绞痛。麻痹性肠梗阻时为持续性腹部胀痛。

2题解析:蛔虫钻入胆道引起的机械性刺激可导致Oddi括约肌痉挛,患者表现为突发的剑突下或上腹部钻顶样剧烈疼痛,而查体仅有剑突下或稍右方轻度深压痛,症状与体征不相符。

A₂型题:1.A 2.C 3.C 4.E 5.D 6.B 7.C 8.E 9.A 10.E

2题解析:多数胆道蛔虫患者经非手术治疗可治愈,只有少数胆道梗阻难以解决者才考虑手术治疗。

6题解析:蛔虫感染时,血常规检查可见嗜酸粒细胞比例升高。

7题解析:胆道蛔虫病发作期可注射阿托品、山莨菪碱解痉剂,必要时可注射哌替啶,增强止痛效果。但禁止单独使用吗啡类药物,避免Oddi括约肌痉挛,加重病情。

A₃型题:1.E 2.E

1题解析:小儿,突发剑突下钻顶样痛,症状与体征不符者,考虑胆道蛔虫病。

2 题解析：胆道蛔虫病发作期止痛，选择阿托品，解除胆管平滑肌痉挛。

第 19 节 急性胰腺炎患者的护理

A₁ 型题

1. 鉴别急性水肿型胰腺炎与出血坏死型胰腺炎是依据下列哪一项
   A. 腹胀　　　　　　　B. 发热
   C. 恶心、呕吐　　　　D. 剧烈腹痛
   E. 休克

2. 急性胰腺炎产生休克的主要原因是
   A. 感染性休克　　　　B. 神经源性休克
   C. 过敏性休克　　　　D. 心源性休克
   E. 低血容量休克

3. 急性胰腺炎的主要症状是
   A. 休克　　B. 恶心　　C. 腹痛
   D. 呕吐　　E. 发热

4. 在我国急性胰腺炎最常见的病因是
   A. 胆道疾病
   B. 十二指肠乳头邻近部位病变
   C. 腹部外伤
   D. 暴饮暴食
   E. 酗酒

※5. 下列哪一项表现仅见于出血坏死型胰腺炎
   A. 发热　　　　　　　B. 胰腺水肿
   C. 胆囊结石　　　　　D. Cullen 征
   E. 呕吐、腹胀

6. 以下不符合急性胰腺炎腹痛特点的临床表现是
   A. 刀割痛或绞痛　　　B. 位于中上腹
   C. 向腰背部呈带状放射 D. 可阵发性加剧
   E. 进食后疼痛缓解

7. 正常情况下，胰液进入十二指肠，在肠激素的作用下首先激活的是
   A. 糜蛋白酶原　　　　B. 激肽释放酶原
   C. 前磷脂酶　　　　　D. 前弹力蛋白酶
   E. 胰蛋白酶原

8. 怀疑急性胰腺炎时，首选的检查项目是
   A. 血钾　　　　　　　B. 血肌酐
   C. 血淀粉酶　　　　　D. 血尿酸
   E. 血白细胞计数

9. 为急性胰腺炎患者解痉镇痛时，不能使用的药品是
   A. 山莨菪碱　　　　　B. 吗啡
   C. 阿托品　　　　　　D. 哌替啶
   E. 溴丙胺太林

10. 为缓解疼痛，急性胰腺炎患者可采取的体位是
    A. 仰卧位　　　　　　B. 俯卧位
    C. 弯腰屈膝侧卧位　　D. 半坐卧位
    E. 仰卧屈膝位

※11. 急性胰腺炎患者应慎用的药物是
    A. 钙剂　　B. 奥曲肽　　C. 吗啡
    D. 生长抑素　E. 奥美拉唑

A₂ 型题

1. 患者女，30 岁。中午饮酒后出现中上腹部疼痛，向腰部放射，伴频繁呕吐，呕吐物中含胆汁。入院后诊断为急性胰腺炎。下列哪一项提示该患者为出血坏死型急性胰腺炎
   A. 尿淀粉酶明显升高　B. 低血磷
   C. 低血钙　　　　　　D. 白细胞增高
   E. 血淀粉酶明显升高

2. 患者女，45 岁。因大量饮酒出现上腹部持续疼痛 3 小时来院就诊，为减轻疼痛，患者的常见体位是
   A. 端坐卧位　　　　　B. 平卧位
   C. 半卧位　　　　　　D. 头低足高位
   E. 弯腰屈膝侧卧位

3. 患者男，30 岁。有胆石症 5 年，中上腹部剧痛伴呕吐 2 小时入院，疑为急性胰腺炎。对该患者护理过程中，应观察的项目不包括下列哪一项
   A. 24 小时尿量　　　　B. 生命体征
   C. 血淀粉酶　　　　　D. 神志变化
   E. 粪便潜血试验

4. 患者女，24 岁。有胆石症 5 年，中午饮酒后出现中上腹部疼痛，向腰部放射，伴频繁呕吐，呕吐物中含胆汁。实验室检查：血淀粉酶 2000U/L。初步诊断为
   A. 消化性溃疡　　　　B. 急性胃炎
   C. 急性胰腺炎　　　　D. 急性肠炎
   E. 急性胆囊炎

5. 患者女，37 岁。饱餐饮酒后出现上腹持续性剧痛并向左肩、腰背部放射，伴恶心、呕吐 10 小时，拟诊为急性胰腺炎。为明确诊断，最重要的检查是
   A. X 线胸腹联合透视　B. 外周血常规
   C. 腹腔穿刺　　　　　D. 血淀粉酶
   E. 胰腺

6. 患者女，40 岁。中餐暴饮暴食后出现上腹部绞痛，入院后考虑为急性胰腺炎。予血清淀粉酶检查。血清淀粉酶达到高峰的时间是在发病后
   A. 72 小时　　　　　　B. 6～8 小时
   C. 12～24 小时　　　　D. 8～12 小时
   E. 48～72 小时

7. 患者男，30 岁。暴饮暴食后突发中上腹剧烈疼痛，呈阵发性加剧，测血清淀粉酶 2500U/L。请问可采取下列哪一项处理措施

A. 使用吗啡镇痛 B. 半流质
C. 胃肠减压 D. 取仰卧位
E. 禁用生长抑素

8. 患者女，40岁。大量饮酒后突发中上腹部持续性刀割样疼痛，伴反复恶心、呕吐，呕吐物为食物和胆汁。查体：体温37.5℃，脉搏80次/分，呼吸20次/分，血压100/80mmHg。实验室检查：血淀粉酶明显增高。该患者目前存在的最主要的护理问题是
A. 活动无耐力 B. 焦虑
C. 急性疼痛 D. 体温过高
E. 知识缺乏

9. 患者女，50岁。因饱餐后出现剧烈腹痛入院。实验室检查：血淀粉酶2000U/L，血钙6mmol/L，初步诊断为急性胰腺炎。该疾病主要的症状为
A. 上腹部稍偏左疼痛，伴泛酸、嗳气
B. 上腹部胀痛，伴恶心、呕吐、腹泻
C. 持续性胸骨后烧灼感伴泛酸、嗳气
D. 中上腹部剧痛，向腰部、左肩放射
E. 餐后上腹部胀痛，伴泛酸、嗳气

※10. 患者女，45岁。因饮酒后出现中上腹部剧痛。查体：上腹部压痛明显伴反跳痛，疑为急性胰腺炎。该患者应**禁用**的药物为
A. 吗啡 B. 生长抑素
C. 哌替啶 D. 阿托品
E. 西咪替丁

11. 患者女，25岁。大量饮酒后突发中上腹部持续性刀割样疼痛，伴反复恶心、呕吐，呕吐物为食物和胆汁。入院后诊断为急性胰腺炎，给予该患者禁食、胃肠减压。主要目的是
A. 防止感染扩散 B. 减少胰液分泌
C. 减轻腹痛 D. 减少胃酸分泌
E. 减少胆汁分泌

※12. 患者女，26岁。中上腹疼痛伴恶心、呕吐4小时。持续性腹痛呈绞痛样，呕吐物为食物和胆汁，血淀粉酶600U/L。诊断为急性水肿型胰腺炎，给予解除疼痛的护理措施。下列哪一项**不妥**
A. 取平卧位 B. 必要时胃肠减压
C. 解痉镇痛 D. 心理支持
E. 禁食1~3天

13. 患者男，48岁。胆源性胰腺炎发作数次。为预防其胰腺炎再次发作的最有意义的措施是
A. 控制血糖、血脂 B. 服用抗生素
C. 注意饮食卫生 D. 经常服用消化酶
E. 治疗胆道疾病

14. 患者男，45岁。有胆石症3年。中餐后出现上腹部剧痛。查体：上腹部压痛明显伴反跳痛，疑为急性胰腺炎。该患者的饮食护理应为

A. 高热量、低脂饮食 B. 禁食
C. 流质 D. 普食
E. 半流质

15. 患者女，46岁。患急性胰腺炎入院。经非手术治疗病情好转准备出院。下列陈述中，对自身保健原则理解**有误**的是
A. "我应检查一下，有胆道的疾病要尽早治疗"
B. "我每天饭量要减少，分四五次吃"
C. "每天一杯红酒有助于我康复"
D. "我要少吃油腻的食物"
E. "我的饮食节律必须规律，食物以蔬菜为主"

16. 患者女，42岁。诊断为急性胰腺炎，经治疗后腹痛、呕吐基本消失。开始进食时应给予
A. 普食 B. 低脂低蛋白流质饮食
C. 高脂高蛋白流质饮食 D. 高脂低蛋白流质饮食
E. 低脂高蛋白饮食

17. 护士查房时观察到某急性胰腺炎患者偶有阵发性肌肉抽搐，最可能的原因是
A. 低钙反应
B. 疼痛反应
C. 营养失调导致
D. 使用哌替啶后的正常反应
E. 高钙反应

18. 患者女，45岁。因餐后腹痛住院，拟诊为急性水肿性胰腺炎行非手术治疗。护士告知患者行胃肠减压的主要目的是
A. 减轻腹胀 B. 防止恶心、呕吐
C. 减少胰液分泌 D. 预防感染
E. 防止胰液反流

※19. 患者男，28岁。酗酒后突发剧烈上腹绞痛10小时伴呕吐、冷汗、面色苍白入院，查体：体温39.1℃，脉搏110次/分，血压83/60mmHg。腹上区压痛及反跳痛阳性，腹肌紧张，Grey-Turner征阳性。实验室检查：血清淀粉酶升高，血钙降低，下面最可能的诊断是
A. 急性水肿型胰腺炎 B. 出血坏死型胰腺炎
C. 急性胃穿孔 D. 胃溃疡
E. 胆石症

※20. 患者男，42岁。饱餐后上腹部剧痛6小时，伴恶心呕吐，呕吐物为胃内容物，吐后腹痛更加剧，如刀割样。查体：体温37.8℃，脉搏124次/分，血压80/50mmHg，痛苦面容，腹胀，全腹肌紧张，压痛及反跳痛，上腹部为重，肠鸣音消失，肝浊音区存在，右下腹穿刺得淡红色血性液体，白细胞12×10^9/L，血淀粉酶320温氏单位，血钙1.5mmol/L，诊断应考虑
A. 溃疡病穿孔，弥漫性腹膜炎

B. 胆囊穿孔，弥漫性腹膜炎
C. 急性胃炎
D. 急性出血坏死性胰腺炎
E. 急性肝脓肿

A₃型题

(1~3题共用题干)

患者男，30岁。因餐后2小时出现腹部剧烈疼痛伴呕吐入院。查体：体温39.3℃，血压110/86mmHg，全腹疼痛，测白细胞及淀粉酶增高，血钙降低。

1. 该患者可能患有的疾病是
A. 急性水肿型胰腺炎　　B. 急性胃炎
C. 消化性溃疡　　D. 急性肠梗阻
E. 急性出血坏死型胰腺炎

2. 该患者必须积极采取抢救措施中，下列哪一项不妥
A. 腹腔内渗液严重，需做好耻骨上切开引流的手术准备
B. 准备抢救用物
C. 建立静脉通路
D. 禁食、胃肠减压
E. 应用镇痛解痉无效后选用抑肽酶

3. 该患者经过抢救，康复出院，护士进行健康教育时除外下列哪一项
A. 注意避免劳累及情绪激动
B. 采用低脂易消化食物，避免暴饮暴食，忌刺激性食物
C. 有胆道疾病者应积极治疗
D. 定期应用抗生素，防止复发
E. 避免使用诱发性药物

A₄型题

(1~4题共用题干)

患者男，58岁。饱餐后突然出现中上腹持久剧烈疼痛，伴恶心、呕吐，呕吐后疼痛不缓解。查体：血压85/50mmHg，脉搏120次/分，呼吸22次/分，痛苦表情，腹肌紧张，中上腹部有压痛。实验室检查：白细胞$13.6×10^9$/L，中性粒细胞0.88。有胆石症病史8年。

1. 该患者可能患有的疾病是
A. 急性阑尾炎　　B. 急性胃炎
C. 急性胰腺炎　　D. 消化性溃疡
E. 急性肠梗阻

2. 为明确诊断，首选的检查是
A. 消化道内镜　　B. 血常规
C. 腹部B超　　D. 腹部CT
E. 血淀粉酶

3. 针对该患者，首选治疗措施为
A. 密切观察病情　　B. 镇痛治疗

C. 抗感染治疗　　D. 给予糖皮质激素
E. 禁食、胃肠减压、抗休克

4. 该患者目前不存在下列哪一项护理问题
A. 知识缺乏　　B. 恐惧
C. 体液过多　　D. 体液不足
E. 急性疼痛

参考答案与难题解析

A₁型题：1.E 2.E 3.C 4.A 5.D 6.E 7.E 8.C 9.B 10.C 11.C

5题解析：由于胰酶或坏死组织液穿过筋膜和肌层进入腹壁两侧皮下，在腰部两侧可出现灰紫色瘀斑称Grey-Turner征。脐周皮肤呈青紫色称Cullen征。Grey-Turner征、Cullen征是出血坏死型胰腺炎特有的表现。

11题解析：吗啡引起Oddi括约肌痉挛。

A₂型题：1.C 2.E 3.E 4.C 5.D 6.C 7.C 8.C 9.D 10.A 11.B 12.A 13.E 14.B 15.C 16.B 17.A 18.C 19.B 20.D

10题解析：吗啡可引起Oddi括约肌痉挛，导致胆汁、胰液排泄不畅，加重胰腺炎。

12题解析：急性胰腺炎腹痛取弯腰抱膝侧卧位可减轻疼痛。

19题解析：上腹压痛及反跳痛，腹肌紧张，Grey-Turner征阳性，血清淀粉酶升高，考虑胰腺炎；伴血钙降低，考虑出血坏死型胰腺炎。

20题解析：饱餐后腹痛、休克血压、全腹肌紧张，压痛及反跳痛，上腹部为重；腹穿刺得淡红色血性液体；白细胞增高、淀粉酶增高、血钙降低。考虑急性出血坏死性胰腺炎。

A₃型题：1.E 2.E 3.D

1题解析：饱餐后腹部剧痛，且淀粉酶增高、血钙降低者，考虑急性出血坏死型胰腺炎。

2题解析：对于急性胰腺炎的患者，一旦诊断明确，应及时应用抑肽酶。

3题解析：急性胰腺炎的预防：积极治疗原发病，避免诱因。但不需要定期服用抗生素，以免引起菌群失调或产生耐药性。

A₄型题：1.C 2.E 3.E 4.C

1题解析：既往有胆石症病史，饱餐后中上腹剧痛，伴有休克、腹膜炎表现者，应考虑胆源性胰腺炎。

2题解析：急性胰腺炎确诊首选淀粉酶测定。

3题解析：急性胰腺炎首选：禁饮禁食、胃肠减压、抑酸抑酶、抗休克治疗。

4题解析：急性胰腺炎患者常因消化液丢失而出现体液不足，甚至休克的表现。

第20节　上消化道大量出血患者的护理

A₁型题

1. 上消化道出血最常见的病因是
A. 胃癌　　B. 消化性溃疡
C. 食物中毒　　D. 食管癌
E. 食管-胃底静脉曲张

2. 上消化道出血特征性的临床表现是
A. 发热　　B. 呕血、黑便

C. 急性周围循环衰竭　　D. 意识障碍
E. 贫血
3. 上消化道大量出血是指数小时内失血量超过
   A. 200ml　　　　　　B. 500ml
   C. 600ml　　　　　　D. 800ml
   E. 1000ml
4. 当患者出现呕血时，提示胃内潴留血量至少达到
   A. 5～10ml　　　　　B. 50～100ml
   C. 1000ml　　　　　 D. 250～300ml
   E. 350～400ml
5. 柏油样大便见于
   A. 痢疾
   B. 痔疮
   C. 结肠癌
   D. 食管-胃底静脉曲张出血
   E. 溃疡性结肠炎
6. 某肝硬化患者大呕血，首选给予的止血药为
   A. 安络血　　　　　　B. 维生素K
   C. 垂体后叶素　　　　D. 肾上腺素
   E. 酚磺乙胺
7. 有关呕血与黑便的讨论，不正确的一项是
   A. 呕血呈咖啡色是血液在胃内经胃酸作用形成亚铁血红素所致
   B. 幽门以上出血表现为呕血，幽门以下出血表现为黑便
   C. 出血量大时，大便可见暗红色
   D. 有呕血常伴黑便
   E. 黑便呈柏油样是由于血红蛋白中铁与肠内硫化物作用形成硫化铁所致

A₂型题

※1. 患者男，32岁。胃溃疡病史12年。饮酒后出现呕血，共呕血3次，总量约600ml。查体：血压90/60mmHg，腹软，剑突下饱满，有压痛。对该患者护理中不包括
   A. 暂禁食
   B. 可以行胃镜直视下止血
   C. 观察粪便颜色及量
   D. 立即应用三腔二囊管
   E. 迅速建立静脉通路
2. 患者男，58岁。肝硬化并上消化道大出血，在使用三腔二囊管压迫止血时，下列说法错误的是
   A. 患者床前备剪刀，以备气囊滑动造成窒息时紧急抢救
   B. 放置24小时后应放气数分钟再注气加压防食管胃底黏膜缺血坏死
   C. 出血停止后，放出囊内气体，继续观察24小时，未再出血可考虑拔管

D. 拔管后24小时内严密观察，如再出血可再次使用三腔二囊管压迫止血
E. 气囊压迫一般3～4天，继续出血者可适当延长
3. 患者男，52岁。肝硬化病史5年。今晨剧烈咳嗽后突然呕咖啡色液体800ml，黑便1次，伴头晕、眼花。查体：体温37℃，脉搏120次/分，呼吸20次/分，血压85/60mmHg，神志清，面色苍白。该患者目前最主要的护理问题是
   A. 恐惧　　　　　　　B. 知识缺乏
   C. 体液不足　　　　　D. 有受伤的危险
   E. 营养失调：低于机体需要量
※4. 肝硬化患者因3小时前呕鲜红色血800ml急诊入院，血压135/60mmHg，脉搏122次/分。以下护理措施中不妥的是
   A. 建立静脉通路　　　B. 流质饮食
   C. 平卧，头偏向一侧　D. 备好三腔二囊管待用
   E. 禁食
5. 患者男，51岁。肝硬化合并上消化道出血。观察该患者的血容量变化最敏感的指标是
   A. 神志　　　　　　　B. 瞳孔
   C. 中心静脉压　　　　D. 呼吸
   E. 面色
※6. 患者男，51岁。肝硬化并上消化道出血。在使用三腔二囊管压迫止血时，患者突然出现躁动、发绀、呼吸困难，此时应立即
   A. 吸氧　　　　　　　B. 报告医生
   C. 吸痰　　　　　　　D. 应用呼吸兴奋剂
   E. 放去气囊内气体
※7. 患者男，40岁。既往有肝硬化史。因3小时前呕鲜红色血800ml而急诊入院，查体：血压110/80mmHg，心率100次/分，下列对患者护理措施不正确的是
   A. 去枕平卧，头偏向一侧
   B. 给予流质饮食
   C. 备好三腔二囊管备用
   D. 立即建立静脉通道
   E. 输液补充血容量
8. 患者男，33岁。突然呕血1000ml，伴柏油样大便，血压80/55mmHg，心率120次/分。此时首先应采取的措施是
   A. 准备急查B超
   B. 嘱患者严格卧床休息
   C. 立即开放静脉补充血容量
   D. 准备肌内注射给予止血药物
   E. 备好三腔二囊管备用
9. 患者男，27岁。上腹痛1年伴泛酸。最近出现夜间痛醒及黑便，X线钡餐检查未发现异常。下一

步检查应首先考虑
A. 复查 X 线钡餐　　　　B. 腹部 CT
C. 促胃液素测定　　　　D. 胃液分析
E. 胃镜检查
10. 患者女，52 岁。有慢性肝病史，急诊胃镜示食管静脉曲张破裂出血，患者由于出血过多出现休克。经输液、输血等处理后，观察休克是否好转最重要的指标是
A. 血压正常　　　　　　B. 呼吸变慢
C. 神志恢复清楚　　　　D. 脉搏变慢
E. 肢端温度上升
※11. 患者男，33 岁。黑便和少量呕血近 3 个月，近日突然出现剧烈腹痛，护士对其采取的措施不应包括
A. 禁食　　　　　　　　B. 给予腹部热敷
C. 监测中心静脉压　　　D. 监测生命体征
E. 不给予强效镇痛药
12. 患者男，64 岁。因 1 小时前剧烈咳嗽后呕鲜红色血 600ml 而急诊入院，既往有肝硬化史。查体：血压 100/70mmHg，心率 110 次/分。该患者应暂禁食
A. 8～24 小时　　　　　B. 6～8 小时
C. 4～6 小时　　　　　　D. 2～4 小时
E. 24～48 小时
13. 患者女，50 岁，既往胃溃疡 10 年，现出现上消化道少量出血、无呕吐。护士在进行饮食指导时正确的是
A. 禁食　　　　　　　　B. 正常饮食
C. 低蛋白饮食　　　　　D. 细软不烫食物
E. 营养丰富的流质饮食
14. 患者男，68 岁。胃溃疡病史 12 年。近 3 个月来腹痛加重，间断呕血，当患者出现呕血时，提示胃内潴留血量至少达到
A. 5～10ml　　　　　　B. 50～100ml
C. 1000ml　　　　　　　D. 250～300ml
E. 350～400ml

A₃ 型题

（1～3 题共用题干）

患者男，68 岁。胃溃疡病史 12 年。近 3 个月来腹痛加重，经常排黑色粪便。4 小时前开始呕血，共呕血 3 次，总量约 1000ml。查体：血压 86/54mmHg，重度贫血貌。腹软，剑突下饱满，有压痛。实验室检查：血红蛋白 74g/L，粪便潜血实验（+++）。
1. 该患者最可能有的诊断是
A. 食管癌出血
B. 胃溃疡并发十二指肠溃疡
C. 胃溃疡并发穿孔

D. 胃溃疡并发幽门梗阻
E. 胃溃疡并发上消化道出血
2. 该患者目前首要的治疗措施是
A. 开放静脉通路，补充血容量
B. 胃镜下止血　　　　　C. 禁食
D. 立即应用止血药物　　E. 保护胃黏膜治疗
3. 该患者经治疗后生命体征平稳，若想明确出血原因应首选
A. B 超
B. 血清癌胚抗原测定
C. 胃镜加活组织检查
D. 呼气试验测幽门螺杆菌
E. 上腹部 CT 检查

（4、5 题共用题干）

患者女，55 岁。肝硬化 7 年。中午进食后突然呕血，色暗红，量约 350ml，急诊入院。查体：神志清，体温 37.5℃，脉搏 120 次/分，血压 90/60mmHg。患者情绪高度紧张，诉说有濒死的感觉，经抢救，患者病情平稳后行门体分流术。
4. 入院时，患者主要的心理问题是
A. 抑郁　　　　　　　　B. 恐惧
C. 焦虑　　　　　　　　D. 淡漠
E. 悲哀
5. 患者入院后采取的处理措施中**不正确**的是
A. 输液、输血　　　　　B. 应用保肝药物
C. 静脉止血药物的应用　D. 三腔二囊管压迫止血
E. 应用肥皂水灌肠

A₄ 型题

（1～5 题共用题干）

患者男，54 岁。肝硬化病史 3 年。6 小时前进食干硬食物后出现呕血，伴大汗、心悸，急诊来院。查体：血压 80/45mmHg，脉搏 124 次/分，四肢冰冷，口唇发绀。
1. 该患者上消化道出血最可能的原因是
A. 胃癌出血　　　　　　B. 应激性溃疡
C. 急性胰腺炎　　　　　D. 消化道溃疡出血
E. 食管-胃底静脉曲张破裂出血
2. 估计该患者的出血量为
A. 500ml 左右　　　　　B. 800ml 左右
C. 1000ml 左右　　　　 D. 300ml 左右
E. 100ml 左右
3. 若该患者继续呕血，应告知其头偏向一侧，意义在于
A. 利于止血　　　　　　B. 改善脑血供
C. 减少出血　　　　　　D. 防止窒息
E. 便于鼻饲
4. 该患者目前首要的治疗措施是

A. 开放静脉通路，补充血容量
B. 胃镜下止血
C. 手术治疗
D. 立即应用止血药物
E. 输血
5. 下列哪一种情况提示患者出血停止
A. 肠鸣音亢进　　　B. 呕血次数明显减少
C. 血红蛋白量下降　D. 血尿素氮持续增高
E. 大便变为鲜红色

参考答案与难题解析

A_1型题：1.B 2.B 3.E 4.D 5.D 6.C 7.B
A_2型题：1.D 2.B 3.C 4.B 5.C 6.E 7.C 8.C 9.E 10.A 11.B 12.A 13.D 14.D

1题解析：三腔二囊管压迫止血用于食管-胃底静脉曲张破裂出血。

4题解析：该患者目前初步诊断为肝硬化合并上消化道出血。出血期间应禁食，避免呕血时误吸引起窒息。

6题解析：当胃气囊充气不足或破裂时，食管气囊可以向上移动，阻塞于喉部，患者出现发绀、呼吸困难等缺氧的症状，此时应立即放去气囊内气体。

7题解析：气囊压迫止血应待出血停止后，放出气囊内气体，继续观察24小时，若未出血可拔管。气囊压迫时间一般为3～4天，继续出血可适当延长。

11题解析：急腹症患者诊断不明确前不宜采用热敷，以免疼痛缓解掩盖病情。

A_3型题：1.E 2.A 3.C 4.B 5.E

1题解析：有胃溃疡病史，呕血、黑便提示上消化道出血。
2题解析：患者血压低，提示休克。休克患者首要治疗是扩容。
3题解析：上消化道出血病因诊断首选胃镜检查。
4题解析：患者有消化道出血，引起了脉率增大、血压下降并且有濒死感，病情有可能危及生命，故主要的心理问题是恐惧。
5题解析：肝硬化上消化道大出血患者用肥皂水灌肠可能诱发肝性脑病。

A_4型题：1.E 2.C 3.D 4.A 5.B

1题解析：有肝硬化病史，出血原因首先考虑食管-胃底静脉曲张破裂。
2题解析：上消化道出血患者出现周围循环衰竭表现，如心悸、无尿、脉速、血压下降等，估计出血量在1000ml以上。
3题解析：头偏向一侧可以防止窒息。
4题解析：患者血压低，提示休克。休克患者首要治疗是扩容。
5题解析：呕血次数减少提示出血减少或停止。

第21节　慢性便秘患者的护理

A_1型题

1. 不属于老年人常出现的功能性便秘的原因是
A. 活动减少　　　　B. 肠道感染
C. 生活习惯改变　　D. 情绪抑郁或紧张
E. 肌力减退
2. 便秘患者应用液状石蜡导泻的原理是
A. 刺激肠蠕动　　　B. 润滑肠壁，软化粪便
C. 促进胃排空　　　D. 使肠内形成高渗透压
E. 解除肠痉挛
3. 慢性便秘患者最主要的临床表现是
A. 缺乏便意、排便艰难　B. 呕吐
C. 里急后重　　　　　　D. 腹痛
E. 下腹坠胀

A_2型题

※1. 患者女，25岁。习惯性便秘2年。该患者应采取的饮食护理是
A. 高热量　　　　　B. 低热量
C. 低脂、低蛋白　　D. 低盐饮食
E. 高纤维素饮食
2. 67岁慢性便秘者来院咨询，护士提出以下为改善便秘的处理措施，其中**错误**的是
A. 腹部按摩
B. 坚持长期服用缓泻药
C. 增加饮水量
D. 提供隐蔽的排便环境
E. 高纤维素饮食

参考答案与难题解析

A_1型题：1.E 2.B 3.A
A_2型题：1.E 2.B

1题解析：纤维素在肠道中不被吸收，能使粪便膨胀，促进肠蠕动。因此便秘的患者食用高纤维食物有利于改善症状。

第22节　急腹症患者的护理

A_1型题

1. 炎症性疾病所致急腹症疼痛的特点是
A. 起病急，呈阵发性腹部绞痛
B. 腹痛突然发生或加重，呈持续性剧痛
C. 腹痛较轻，呈持续性
D. 起病缓慢，腹痛由轻至重，呈持续性
E. 起病急，呈持续性阵发性加重
2. 对诊断尚未明确的急腹症患者，可以采取的措施是
A. 用热水袋热敷　　B. 用阿托品解痉
C. 用吗啡镇痛　　　D. 给患者灌肠
E. 使用腹泻药
3. 急性腹痛诊断未明时，严禁随意使用
A. 局部热敷　　　　B. 针灸
C. 解痉药　　　　　D. 强效镇痛药
E. 舒适体位
4. 给急腹症患者行直肠指检，如指套染有血性黏液应考虑
A. 消化道出血　　　B. 急性阑尾炎
C. 急性胆囊炎　　　D. 急性胰腺炎
E. 肠管绞窄

5. 关于妇科急腹症的叙述**不正确**的是
A. 常与月经周期有关
B. 以下腹部或盆腔内痛为主
C. 常伴有白带增多、阴道流血
D. 可有停经史、月经不规则
E. 均不会有腹部肿块史

6. 急腹症最突出的表现为
A. 腹痛　　　　　　　B. 腹泻
C. 败血症　　　　　　D. 休克
E. 恶心、呕吐

7. 急腹症的护理评估中**不包括**
A. 心理社会支持
B. 年龄、性别、职业
C. 起病时间、诱因、月经史
D. 既往史、并发症、辅助检查
E. 家族遗传史

8. 以下**不属于**急腹症患者术前评估内容的是
A. 腹痛与饮食的关系　　B. 腹痛的发生时间
C. 腹痛的性质和程度　　D. 腹痛的部位
E. 有无腹痛的家族史

9. 急腹症诊断未明确前，下述治疗措施**不正确**的是
A. 非手术治疗期间病情未见好转，甚至加剧者，需剖腹探查
B. 慎用吗啡类镇痛药
C. 严密观察生命体征的变化
D. 灌肠通便，观察大便的性质
E. 定时检查腹部体征的发展

10. 下列**不是**急腹症护理问题的是
A. 体温过高　　　　　B. 营养过剩
C. 体液不足　　　　　D. 潜在的并发症
E. 舒适的改变

11. 内脏痛的特点是
A. 感觉迟钝，定位准确
B. 对压力和张力性刺激极为敏感
C. 疼痛的传导速度快
D. 与躯体痛同时出现
E. 感觉敏锐，定位准确

12. 关于壁腹膜疼痛特点叙述**不正确**的是
A. 常引起反射性腹肌紧张
B. 由体神经感觉纤维传入
C. 受腹腔病变（血液、消化液、感染等）刺激所致
D. 对各种疼痛刺激反应快而敏感
E. 痛感弥散，定位不准确

13. 外科急腹症呕吐的特点是
A. 常在腹痛后发生
B. 常与腹痛同时发生
C. 一般在腹痛前发生
D. 出现时间与疾病无关
E. 呕吐物性质与疾病无关

14. 坐位或站立时引流袋的位置应为
A. 不可高于腹部手术切口
B. 可在任意位置
C. 不可高于腋中线
D. 不可高于腋前线
E. 不可高于腋后线

15. 下列有关急腹症患者并发症的预防和护理措施**错误**的是
A. 血压正常的外科急腹症患者取半卧位
B. 遵医嘱应用抗菌药
C. 保持腹腔引流通畅
D. 注意观察引流液的量和性状
E. 预防性应用抗真菌药

16. 躯体性疼痛的特点是
A. 痛觉弥散　　　　　B. 对内张膨胀敏感
C. 对刺激定位正确　　D. 对牵拉内脏敏感
E. 对痛觉不敏感

17. 外科急腹症腹痛的特点是
A. 定位不准、压痛点不明确
B. 先呕吐后腹痛　　　C. 常有腹膜刺激征
D. 先发热后腹痛　　　E. 腹痛位于下腹、盆腔

18. 老年患者急腹症的临床特点**不包括**
A. 症状不明显　　　　B. 体征较轻
C. 体温改变不明显　　D. 白细胞计数显著增高
E. 易伴发其他疾病

※19. 诊断外伤性脾破裂，下列哪项最重要
A. 右上腹外伤史
B. 早期即出现休克
C. 左上腹压痛，反跳痛，肌紧张
D. 诊断性腹腔穿刺，抽出不凝固的血
E. 脾脏有无慢性病理改变

A₂型题

1. 患者女，45岁。因车祸致腹部外伤。测血压80/50mmHg，准备手术。下列护理措施中**不正确**是
A. 吸氧　　　　　　　B. 禁食、输液
C. 取平卧位　　　　　D. 动态监测生命体征
E. 置热水袋保温

2. 患者女，38岁。有胃溃疡史8年，因突发腹痛3小时来急诊。若患者行胃大部切除术，术后第4天进食后出现右上腹剧痛、压痛和腹肌紧张等表现，最可能的原因是
A. 切口裂开　　　　　B. 胃肠吻合口瘘
C. 急性胃扩张　　　　D. 残胃蠕动无力
E. 吻合口梗阻恶化

3. 患者女，25岁。腹部外伤患者，怀疑肝脾破裂。

对诊断腹腔内实质性器官破裂最有价值的辅助检查是
A. 血、尿淀粉酶　　B. B超
C. 腹部X线摄片　　D. 腹腔穿刺
E. CT/MRI

4. 患者男，35岁。诊断为粘连性肠梗阻。在非手术治疗过程中，下列哪一项提示急腹症病情
A. 消化道症状加重
B. 有放射性痛出现
C. 腹膜刺激征出现或加重
D. 体温升高
E. 电解质、酸碱平衡紊乱

5. 患者女，32岁。因腹痛查体。下列哪一项体征最能提示壁腹膜有炎症
A. 腹肌柔软　　B. 腹部压痛
C. 腹部反跳痛　　D. 肠鸣音亢进
E. 移动性浊音

6. 患者女，38岁。有胃溃疡史8年。因突发腹痛3小时来急诊。在没有明确诊断前，应采取的护理措施是
A. 适当解痉　　B. 流质饮食
C. 适当镇痛　　D. 胃肠减压
E. 腹部热敷

7. 患者女，37岁。有胃溃疡史7年。因突发腹痛2小时来急诊。采集病史时应特别注意询问
A. 近期食欲与睡眠情况
B. 近期饮酒情况
C. 近期胃镜检查情况
D. 腹痛部位、性质和伴随症状
E. 胃溃疡病史

8. 患者女，39岁。有胃溃疡史10年。因突发腹痛3小时来急诊。体检重点应是
A. 腹水征　　B. 肠鸣音
C. 肝浊音界位置　　D. 腹部形态
E. 直肠指检

9. 患者男，35岁。胃十二指肠溃疡穿孔患者，给予禁食、胃肠减压治疗的主要目的是
A. 有利于穿孔闭合
B. 避免消化液和食物残渣继续流入腹腔
C. 减轻腹胀
D. 减轻腹胀和腹痛
E. 减轻腹痛

10. 患者男，24岁。腹部外伤患者，诊断不明，怀疑有小肠穿孔，外科急腹症在没有确诊前应执行"四禁"，不正确的是
A. 禁止灌肠
B. 禁饮食
C. 禁服泻药
D. 禁止胃管内灌注药物
E. 禁用吗啡类镇痛药

11. 患者女，38岁。有胃溃疡史8年。因突发腹痛3小时来急诊。对确诊有价值的辅助检查是
A. 腹部MRI　　B. 腹部CT
C. 腹腔灌洗　　D. X线
E. 淀粉酶测定

12. 患者女，38岁。有胃溃疡史8年。因突发腹痛3小时来急诊。若患者行胃大部切除术，手术后当日应采取的护理措施是
A. 下床活动　　B. 高半卧位
C. 流质饮食　　D. 应用抗生素
E. 胃肠外营养

※13. 患者女，36岁。因车祸致腹部闭合性损伤入院，左中下腹持续性剧烈疼痛伴腰背部酸痛。患者烦躁不安，诉口渴，血压下降，具体诊断尚未确定，医嘱X线平片。适宜的护理措施是
A. 布桂嗪止痛　　B. 哌替啶止痛
C. 给水止渴　　D. 确诊前禁食
E. 搀扶患者去放射科做检查

A₃型题

（1、2题共用题干）
患者女，50岁。左上腹撞击伤，局部疼痛4小时入院。入院后非手术治疗，病情尚平稳。第5天下床活动时突然出现全腹痛，面色苍白，四肢冰凉，脉搏细速。

1. 首先应考虑的诊断是
A. 肝破裂　　B. 胃穿孔
C. 脾破裂　　D. 胰腺损伤
E. 小肠穿孔

2. 应采取的主要处理方法是
A. 边抢救休克，边准备手术
B. 立即手术
C. 先观察神志变化
D. 先观察生命体征的变化
E. 先抗休克治疗，再择期手术

A₄型题

（1、2题共用题干）
患者女，36岁。饱餐并过量饮酒后3小时，上腹部持续性剧痛，呈刀割样，很快蔓延至全腹，伴恶心呕吐。全腹压痛，右上腹明显反跳痛，腹肌紧张。肝浊音界消失。腹腔穿刺液为黄绿色，无味，带有食物残渣。初诊为上消化道穿孔。

1. 为进一步确诊应做的检查是
A. B超　　B. X线腹透
C. CT　　D. 腹腔穿刺液涂片

E. 磁共振
2. 针对该患者目前处理不正确的是
A. 禁食　　　　　　B. 胃肠减压
C. 遵医嘱予以抗生素　D. 可用吗啡类镇痛药
E. 积极术前准备

参考答案与难题解析
A_1型题：1.D 2.B 3.D 4.E 5.E 6.A 7.E 8.E 9.D
10.B 11.B 12.E 13.A 14.A 15.E 16.C 17.C 18.D 19.D
19题解析：诊断性腹腔穿刺，抽出不凝血，可确定为内脏破裂。
A_2型题：1.E 2.B 3.D 4.C 5.C 6.D 7.B 8.C 9.B
10.D 11.D 12.E 13.D
13题解析：急腹症患者，在诊断未明确前，应禁饮、禁食、禁镇痛。
A_3型题：1.C 2.A
1题解析：左上腹损伤后，经非手术治疗，病情趋稳；活动后突发全腹痛，甚至休克者，仍应考虑脾破裂大出血所致。
2题解析：脾破裂伴休克者，需边抢救休克，边准备手术。
A_4型题：1.B 2.D
1题解析：怀疑消化道穿孔者，行腹部立位平片见膈下有游离气体，可确诊。
2题解析：尚未确诊前使用镇痛药，可能会掩盖病情。

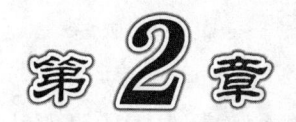

第2章 皮肤及皮下组织疾病患者的护理

第1节 皮肤及皮下组织化脓性感染患者的护理

A₁型题

1. 以溶血性链球菌为主要致病菌的感染是
 A. 疖　　　　　　　B. 丹毒
 C. 痈　　　　　　　D. 甲沟炎
 E. 脓性指头炎

2. 在病灶表面出现一条或多条近心端的"红线"，应考虑下列哪个疾病
 A. 深部淋巴管炎　　B. 浅部静脉炎
 C. 急性蜂窝织炎　　D. 网状淋巴管炎
 E. 皮下浅层淋巴管炎

3. 下列疾病中需要接触隔离的是
 A. 丹毒　　　　　　B. 痈
 C. 疖　　　　　　　D. 急性淋巴管炎
 E. 急性蜂窝织炎

4. 患者诊断为痈时，最可能出现下列哪一项血常规检查结果
 A. 嗜酸粒细胞增加　B. 嗜碱粒细胞增加
 C. 淋巴细胞计数增加　D. 中性粒细胞比例增加
 E. 网织红细胞计数增加

5. 痈的好发人群和部位分别是
 A. 高血压患者和下肢　B. 糖尿病患者和项背部
 C. 胃溃疡患者和头面部　D. 糖尿病患者和头面部
 E. 肝炎患者和胸腹部

6. 关于痈的治疗正确的是
 A. 初期只有红肿时，热敷治疗
 B. 当表面紫褐色已破溃流脓时，不必切开
 C. 切开引流时作"+"形切口
 D. 切口应达病变皮肤边缘
 E. 切口应深达筋膜深面

A₂型题

1. 患者男，12岁。踢足球致左踝部外压伤后出现局部红肿热痛，边界不清，伴低热。应首先考虑为
 A. 疖　　　　　　　B. 痈
 C. 丹毒　　　　　　D. 脓肿
 E. 急性蜂窝织炎

2. 患者男，62岁。发热寒战，自感头痛，4天后左小腿外侧皮肤发红，呈鲜红色，与正常皮肤分界清楚，局部有烧灼样痛，最可能诊断为
 A. 疖　　　　　　　B. 痈
 C. 丹毒　　　　　　D. 急性蜂窝织炎
 E. 脓毒血症

3. 患者女，65岁。项部皮肤红肿7天，起初为小片皮肤硬肿，约3cm×2cm大小，有多个脓点，随后皮肤肿胀范围扩大，出现浸润性水肿，局部疼痛加重，表面皮肤呈青紫褐色，范围约6cm×5cm，体温38.9℃，偶有寒战。该患者可能患有
 A. 疖　　　　　　　B. 痈
 C. 丹毒　　　　　　D. 急性蜂窝织炎
 E. 脓毒血症

4. 患者男，19岁。上唇疖肿自行挤压3小时后突然出现寒战、高热、剧烈头痛、面部高度肿胀。应考虑为
 A. 面部痈　　　　　B. 面部疖
 C. 急性蜂窝织炎　　D. 化脓性海绵状静脉窦炎
 E. 脓毒症

5. 患者男，62岁。高热，乏力，头痛，全身不适3天，诊断为颈部急性蜂窝织炎。急诊行切开引流，其目的是为了预防
 A. 呼吸困难　　　　B. 败血症
 C. 脓血症　　　　　D. 吞咽困难
 E. 感染性休克

6. 患者男，40岁。因面部肿块疼痛来院诊断为面部疖肿。与患者的疾病相关度最低的健康史内容是
 A. 家族史　　　　　B. 局部受伤史
 C. 营养状况　　　　D. 糖尿病史
 E. 卫生习惯

A₃型题

(1~3题共用题干)

患者女，27岁，右手外伤后感染，右腋窝出现肿块，疼痛，伴发热。查体：体温39℃，右腋窝有1个直径2cm的肿块，质韧，压痛，活动可，无波动感，皮肤红、肿、热。白细胞计数20×10⁹/L，中性粒细胞0.87。

1. 该患者考虑为

A. 急性淋巴管炎　　　B. 急性淋巴结炎
C. 乳腺癌　　　　　　D. 急性蜂窝织炎
E. 腋窝脓肿

2. 对该患者的护理措施不妥的是
A. 高营养，多饮水　　B. 患肢制动
C. 立即切开引流　　　D. 给予物理降温
E. 静脉使用抗生素

3. 以下哪一种情况需立即切开引流
A. 体温超过40℃　　　B. 血培养阳性
C. 感染性休克　　　　D. 局部肿胀加重
E. 穿刺抽出脓液

A₄型题
（1~3题共用题干）
患者男，35岁。右足癣并感染1周，3天前开始出现右小腿有片状红疹，颜色鲜红，中间较淡，边缘清楚，右腹股沟淋巴结肿大。

1. 该病诊断为
A. 疖　　　　　　　　B. 痈
C. 丹毒　　　　　　　D. 急性管状淋巴结炎
E. 急性蜂窝织炎

2. 该病主要致病菌是
A. 金黄色葡萄球菌　　B. 溶血性链球菌
C. 厌氧菌　　　　　　D. 大肠埃希菌
E. 铜绿假单胞菌

3. 抗生素首选
A. 青霉素　　　　　　B. 甲硝唑
C. 链霉素　　　　　　D. 庆大霉素
E. 环丙沙星

参考答案与难题解析

A₁型题：1.B　2.E　3.A　4.D　5.B　6.C
A₂型题：1.D　2.B　3.C　4.A　5.E　6.A
A₃型题：1.B　2.C　3.E

1题解析：右腋窝1个压痛性肿块，伴有炎症的局部表现，血常规示白细胞计数和中性粒细胞比例升高，提示感染，无波动感排除脓肿，因此考虑急性淋巴结炎。
2题解析：一般感染未形成脓肿时严禁切开，以免炎症扩散。
3题解析：当有脓肿形成时，需立即切开排脓，穿刺抽出脓液提示脓肿形成。

A₄型题：1.C　2.B　3.A

1题解析：右足癣感染扩散引起右小腿片状红斑，颜色鲜红，中间较淡，边界清楚，考虑丹毒。
2题解析：丹毒主要致病菌是溶血性链球菌。
3题解析：溶血性链球菌感染首选青霉素抗感染。

第2节　手部急性化脓性感染患者的护理

A₁型题
1. 脓性指头炎出现搏动性跳动时首先应该采取的措施是
A. 理疗　　　　　　　B. 应用抗生素
C. 切开引流　　　　　D. 热盐水浸泡
E. 外敷鱼石脂软膏

2. 脓性指头炎切开引流最佳切口是
A. 掌面横切口　　　　B. 侧面横切口
C. 掌面纵切口　　　　D. 鱼口形切口
E. 侧面纵切口，必要时做对口引流

3. 手部化脓性感染的手术原则应除外
A. 伤口不应置引流物，以免影响功能
B. 脓液应做细菌培养及药敏试验
C. 应用抗生素
D. 手术时宜应用区域阻滞麻醉
E. 炎症消退后，早期进行功能锻炼

A₂型题
1. 患者女，甲沟炎感染早期，未形成脓肿。下列处理中不正确的是哪一项
A. 理疗　　　　　　　B. 热敷
C. 拔甲　　　　　　　D. 患肢抬高制动
E. 外敷鱼石脂软膏及中药

2. 患者男，左手环指患脓性指头炎，拟在神经阻滞麻醉下行切开引流术。为预防局麻药毒性反应，下列哪项护理措施是不正确的
A. 局麻药须限量使用　B. 局麻药浓度不能过高
C. 防止局麻药注入血管　D. 常规麻醉用药
E. 麻醉药中加少量肾上腺素

3. 患者男，18岁。撕手指倒刺感染导致甲沟炎并脓肿形成。下列处理正确的是哪一项
A. 患指作鱼口状切口　B. 患指侧面纵行切口
C. 全身应用抗生素　　D. 外敷鱼石脂软膏
E. 热盐水浸泡，每次30分钟

4. 患者女，32岁。右手示指扎伤后出现红肿热痛，伴搏动性疼痛，手下垂疼痛加剧，触诊有波动感，诊断为脓性指头炎。其最有可能的致病菌是
A. 溶血性链球菌　　　B. 金黄色葡萄球菌
C. 大肠埃希菌　　　　D. 变形杆菌
E. 铜绿假单胞菌

5. 患者男，32岁。患脓性指头炎在局麻下行切开引流术。术前饮食要求正确的是
A. 禁食3小时　　　　B. 禁食6小时
C. 禁食10小时　　　 D. 禁食24小时
E. 不必禁食

A₃型题
（1~4题共用题干）
患者女，35岁。5天前不慎被木屑刺伤左手示指，当时出血。2天后，伤口出现肿胀，呈搏动性疼痛，手下垂疼痛加剧，体温39.2℃，患指皮肤苍白，全身

不适。

1. 考虑为
   A. 脓性指头炎
   B. 甲沟炎
   C. 甲下脓肿
   D. 化脓性滑囊炎
   E. 急性化脓性腱鞘炎

2. 其护理措施不妥的是
   A. 患指抬高并制动，减轻局部炎性充血
   B. 患指平放，及时更换渗湿敷料
   C. 保持敷料清洁、干燥
   D. 保持患指向上，避免下垂，与前臂保持平置
   E. 严密观察和预防指骨坏死

3. 该患者应首先予以下列哪一项紧急处理措施
   A. 拔甲
   B. 使用镇痛药
   C. 使用抗生素
   D. 切开引流
   E. 外敷鱼石脂软膏及中药

4. 如果行切开引流后，其注意事项不正确的是
   A. 局部热敷
   B. 合理应用抗生素
   C. 保持引流通畅
   D. 引流物的颜色、性质
   E. 观察伤口渗出情况

参考答案与难题解析

A_1型题：1.C 2.E 3.A
A_2型题：1.C 2.E 3.A 4.B 5.E
A_3型题：1.A 2.B 3.D 4.A

1题解析：手指外伤后出现炎症表现，伤指局部肿胀伴搏动性疼痛，全身感染症状明显，考虑脓性指头炎。

2题解析：脓性指头炎时，为缓解疼痛应将患指抬高并制动，有利于改善局部血液循环。

3题解析：脓性指头炎疼痛剧烈，局部张力较大出现搏动性跳痛时，应及时在末节患指侧面做纵行切开减压引流。

4题解析：脓性指头炎切开引流后局部热敷易导致局部疼痛加重甚至炎症扩散。

第3章

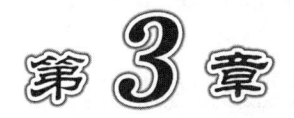

妊娠、分娩和产褥期疾病患者的护理

第1节 女性生殖系统解剖生理

A₁型题

1. 宫颈癌的好发部位是
A. 解剖学内口
B. 组织学内口
C. 子宫颈外口
D. 子宫颈外口鳞状上皮与柱状上皮交界处
E. 子宫峡部

2. 下述关于雌激素的生理作用，不正确的是
A. 兴奋下丘脑体温调节中枢，有升温作用
B. 促使卵泡发育
C. 促进阴道上皮增生角化
D. 使子宫内膜发生增生期变化
E. 使子宫颈黏液分泌增多变稀薄

3. 下述关于月经的描述，错误的是
A. 月经初潮是指女性第一次月经来潮
B. 月经期间伴有下腹部坠胀是一种病理表现
C. 青春期的重要标志是月经初潮
D. 经期一般为3~7天
E. 正常月经量平均为50ml

4. 下述关于女性外生殖器的描述正确的是
A. 外阴的范围包括大阴唇、小阴唇、阴蒂、阴道和子宫
B. 阴蒂富含神经末梢，是最敏感的性器官
C. 小阴唇损伤后容易形成血肿
D. 大阴唇富含神经末梢，很敏感
E. 阴道前庭位于两侧大阴唇之间

5. 下述有关骨产道的叙述，哪一项正确
A. 骨盆出口横径是指两坐骨结节间径
B. 骨盆入口前后径比横径长
C. 骨盆出口前后径小于横径
D. 中骨盆横径比前后径长
E. 骨盆出口平面是最小平面

6. 宫颈阴道部的上皮细胞为
A. 单层柱状上皮
B. 复层立方上皮
C. 单层扁平上皮
D. 复层扁平上皮
E. 复层柱状上皮

7. 青春期女孩的第二性征表现没有下列哪一项
A. 月经初潮
B. 智齿萌出
C. 骨盆变宽
D. 出现阴毛
E. 脂肪丰满

A₂型题

1. 患者女，26岁。于1年前足月分娩一女婴。现进行妇科检查，其宫颈形状应该是
A. 圆形
B. 横椭圆形
C. 横裂状
D. 纵椭圆形
E. 梯形

※2. 患者女，33岁。自诉13岁初潮，月经规则，月经周期27天。排卵时间一般在月经周期的
A. 第15天
B. 第14天
C. 第13天
D. 第12天
E. 第8天

3. 患者女，29岁，妊娠41^{+2}周，为防止"过期妊娠"入院引产。患者遵医嘱口服己烯雌酚3天，其作用是
A. 促进子宫发育，使子宫肌层增厚
B. 对下丘脑、垂体产生正负反馈作用
C. 促进子宫内膜增生
D. 促进输卵管蠕动
E. 提高子宫平滑肌对缩宫素的敏感性

4. 社区护士给某中学女生进行月经期健康教育，下述哪一项宣教内容是错误的
A. 月经期间应注意避免剧烈运动和重体力活动
B. 月经是一种生理现象，不要紧张
C. 月经期间注意保持外阴清洁，勤换内裤和卫生垫
D. 注意加强营养和保持大小便通畅
E. 月经期间可以游泳，可以有性生活

5. 足月顺产后3天的一个健康女婴，因父母发现其阴道有血性分泌物被送来医院。护士给父母解释正确的是
A. 假月经
B. 尿道阴道瘘
C. 阴道直肠瘘
D. 阴道损伤
E. 会阴损伤

6. 给某孕妇进行产前检查，关于其骨盆倾斜度的角

度，正确的是
A. 60°　　B. 50°　　C. 40°
D. 90°　　E. 80°
7. 某女士，27岁。月经周期28天，规则。这位妇女月经周期的第15～28天是
A. 月经期　　　　　　B. 排卵期
C. 黄体成熟期　　　　D. 子宫内膜增生期
E. 子宫内膜分泌期
8. 给某妇女进行妇科检查，下列关于其内生殖器邻近器官的叙述正确的是
A. 膀胱排空与否可影响妇科检查
B. 内生殖器官的邻近器官包括尿道、膀胱、输尿管、直肠
C. 直肠下1/4段与子宫前壁紧贴
D. 膀胱位于子宫后方
E. 以上叙述都不正确
9. 某女士，27岁。进行妇科检查，实习护士向带教老师咨询阴道的解剖知识。下列描述正确的为
A. 阴道穹后部顶端与直肠子宫陷凹相邻
B. 阴道腔呈上窄下宽
C. 阴道壁伸展性不大
D. 阴道黏膜无周期性变化
E. 阴道无静脉丛，损伤后不易出血
10. 某中学生，女，13岁。第二性征已出现。了解其是否进入青春期，其重要标志是
A. 皮下脂肪增多　　　B. 阴阜脂肪垫变厚
C. 阴毛、腋毛生成　　D. 月经初潮
E. 乳房丰满
11. 新生儿，女，日龄5天，食欲及精神较好，母亲在给其换尿布时发现其会阴部有血性分泌物。属于
A. 肉眼血尿　　　　　B. 生理现象
C. 尿道出血　　　　　D. 回肠出血
E. 直肠出血
12. 卵巢动静脉通过的韧带是
A. 卵巢固有韧带　　　B. 子宫圆韧带
C. 宫骶韧带　　　　　D. 卵巢悬韧带
E. 主韧带
13. 输卵管结扎部位是输卵管的
A. 间质部　　　　　　B. 峡部
C. 壶腹部　　　　　　D. 伞部
E. 漏斗部

参考答案与难题解析
A₁型题：1. D　2. A　3. B　4. B　5. A　6. D　7. B
A₂型题：1. C　2. C　3. E　4. E　5. A　6. A　7. E　8. A　9. A
10. D　11. B　12. D　13. B
2题解析：排卵一般发生在两次月经中间，即下次月经来潮之前14天左右。该患者的月经周期是27天，故排卵时间一般在月经周期的第13天。

第2节　妊娠期妇女的护理

A₁型题
1. 自我监测胎儿安危最简单有效的方法是
A. 睡眠情况　　　　　B. 计算孕龄
C. 测量体重　　　　　D. 胎动计数
E. 情绪波动
※2. 下列关于胎儿发育特征的描述，正确的是
A. 20周末可听到胎心
B. 12周末内脏器官发育齐全
C. 24周末体重约为1000g
D. 8周末从外观可分辨男女
E. 32周末体重约为2500g
3. 下述关于胎盘功能的描述，不包括
A. 供给营养　　　　　B. 阻止病毒通过胎盘
C. 合成酶和激素　　　D. 排泄胎儿代谢产物
E. 气体交换
※4. 妊娠期母体血液循环系统的变化，下述内容错误的是
A. 晚期心率每分钟可增加10～15次
B. 晚期心脏向左前上移位
C. 血液处于高凝状态
D. 血容量从妊娠32～34周起增加
E. 血浆增加多于红细胞增加
5. 妊娠期妇女肠蠕动减弱，容易发生便秘，其护理措施不对的是
A. 自行服用缓泻剂
B. 每天多饮水
C. 养成定时排便的习惯
D. 适当运动
E. 多食高纤维素食物
6. 组成胎膜的是
A. 真蜕膜和羊膜　　　B. 底蜕膜和羊膜
C. 绒毛膜和羊膜　　　D. 包蜕膜和羊膜
E. 绒毛膜和底蜕膜

A₂型题
1. 某女士，27岁，孕1产0。进行产前检查时腹部触及多个小肢体，考虑多胎妊娠。下列最有助于明确诊断的方法是
A. 胎儿心电图检查　　B. 超声多普勒检查
C. B超检查　　　　　D. 羊水甲胎蛋白测定
E. 摄腹部X线片
2. 某女士，结婚4个月，停经42天，尿HCG阳性。超声检查：宫内孕6周。对其孕期健康指导正确的是

A. 24周后每天数胎动1次
B. 妊娠12～28周避免性生活
C. 妊娠初期8周内谨慎用药
D. 妊娠30周后进行乳房护理
E. 胎心率在100～120次/分

3. 某25岁妇女，结婚3个月，月经规律，现停经48天。近几天晨起恶心、厌油、尿频，诊断为早期妊娠。向护士咨询孕期保健知识，以下错误的是
A. 合理营养的膳食
B. 妊娠前3个月内及妊娠后3个月应避免性生活
C. 勤洗浴，以淋浴为宜，避免盆浴
D. 出现早孕反应时，应少量多餐
E. 妊娠后尽量卧床休息，以仰卧位为佳

※4. 某女士，24岁，末次月经不详。自述停经半年多，腹部增大就诊。检查发现子宫底位于剑突与脐之间，胎心率142次/分。该孕妇可能的孕周是
A. 40周   B. 36周
C. 32周   D. 28周
E. 24周

5. 24岁孕妇，孕7周。医生建议其口服叶酸。孕妇向门诊护士询问服用该药的目的时，正确的回答是
A. 预防缺铁性贫血   B. 预防脑神经管畸形
C. 防止发生胎盘早剥 D. 促进胎盘的形成
E. 防止胎儿生长受限

6. 某女士，24岁，平时月经规律，停经50天，恶心呕吐1周，每天呕吐3～4次，进食量减少，尿酮体阴性。正确的护理是
A. 高蛋白高脂肪饮食
B. 口服镇吐剂
C. 鼓励孕妇少量多次进食
D. 禁止外出，绝对卧床休息
E. 少量多次输血

7. 某孕妇，26岁，孕1产0，妊娠34周。因平卧于床上看书，感觉心悸、出汗。最合适的护理措施是
A. 立即坐起   B. 给予口服升压药
C. 改为右侧卧位   D. 改为左侧卧位
E. 起身进行户外活动

8. 某女士，孕2产0，孕31周。主诉自感胎动过频，于翌日凌晨急诊入院。护士告诉其正常胎动为
A. 5～8次/小时   B. 3～5次/小时
C. 8～12次/小时   D. 12～16次/小时
E. 1～3次/小时

9. 某女士，孕1产0，妊娠24周。来医院进行产前检查，为了能够了解胎儿生长发育情况，护士测量其宫高和腹围。测量腹围时正确的测量位置是

A. 腹部最膨隆处绕腹周长
B. 测量耻骨联合上缘至宫底的长度
C. 测量耻骨联合至剑突的长度
D. 测量脐部平面绕腹周长
E. 测量经髂嵴最高点周长

10. 某女士，25岁，孕24周。末次月经为2017年5月4日，已建立孕期保健卡，今来医院做产前检查。产前检查的间隔是
A. 孕20～28周每4周1次，28～36周每2周1次，36周起每周1次
B. 孕20～36周每2周1次，36周起每周1次
C. 孕20周起每3周1次
D. 孕20周起每4周1次
E. 孕20～36周每4周1次，36周起每2周1次

11. 某孕妇，32岁，妊娠38周。腹部触诊：宫底可触及圆而硬的胎儿部分，腹部右侧凹凸不平，左侧相对平坦，胎心音在脐上左侧听得最清楚，该孕妇胎儿胎位可能是
A. 枕左前位   B. 枕右前位
C. 骶左前位   D. 骶右前位
E. 肩右前位

12. 某女士，29岁，孕1产0，妊娠39周，来医院做产前检查，B超报告羊水过少，向护士了解妊娠足月时正常羊水量是多少，正确的是
A. 300～500ml   B. <300ml
C. 500～8000ml   D. 800～1000ml
E. >2000ml

※13. 某孕妇妊娠33周，产前检查其胎方位为LOA，下列听诊胎心音部位正确的是
A. 脐周   B. 脐左上方
C. 脐左下方   D. 脐右上方
E. 脐右下方

14. 某孕妇，25岁。于昨日引产娩一女婴，其身长40cm，体重1500g，各脏器均已发育。其妊娠时间约
A. 20周   B. 24周
C. 28周   D. 32周
E. 36周

15. 某孕妇，26岁，确诊妊娠，其末次月经为2012年5月4日。预产期是
A. 2013年2月1日   B. 2013年2月11日
C. 2013年2月18日 D. 2013年3月1日
E. 2012年12月30日

16. 某孕妇，妊娠24周。产前检查发现有轻度贫血，需口服补充铁剂。护士告诉患者正确服药时间是
A. 睡前   B. 空腹时
C. 晨起后   D. 进食前半小时

E. 进食后20分钟
17. 某女士，25岁，停经45天，尿妊娠试验阳性，出现的早孕反应**不包括**
   A. 喜食酸物　　　　　B. 恶心、呕吐
   C. 嗜睡、流涎　　　　D. 腹痛
   E. 头晕、乏力
18. 某女士，22岁。结婚3个月，因停经1周来医院检查，B超可见妊娠囊光环。表示该女士已经妊娠
   A. 5周　　　　　　　B. 6周
   C. 7周　　　　　　　D. 8周
   E. 9周
19. 26岁孕妇，妊娠38周，胎方位为LOA。其听诊胎心音的部位正确的是

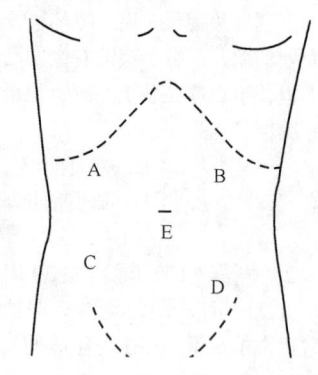

   A. A　　　　　　　　B. B
   C. C　　　　　　　　D. D
   E. E
20. 某孕妇，孕2产0，妊娠39周，临产3小时。产妇和家属担心会难产，护士告知临床上可以动态监测产妇产程过程和识别难产的重要手段是
   A. 产程图　　　　　　B. 阴道检查
   C. 肛门检查　　　　　D. 胎儿监护
   E. 多普勒听胎心

A₃型题
（1～3题共用题干）
　　某女士，26岁，妊娠24周。来医院产前检查，进行了骨盆外测量。
1. 如果测得髂棘间径、髂嵴间径正常，则表示下列哪条径线正常
   A. 骨盆入口横径　　　B. 出口平面前后径
   C. 骨盆入口前后径　　D. 中骨盆平面前后径
   E. 中骨盆平面横径
2. 骶耻外径反映的是
   A. 骨盆入口横径　　　B. 骨盆入口平面前后径
   C. 中骨盆平面横径　　D. 出口平面前后径
   E. 中骨盆平面前后径
3. 测得该女士的出口横径过短，则应测量后矢状径，两者之和达到下列哪一项表示出口平面大小正常
   A. 14cm　　　　　　B. 15cm
   C. 16cm　　　　　　D. 17cm
   E. 18cm

参考答案与难题解析
A₁型题：1. D　2. A　3. B　4. D　5. A　6. C
2题解析：12周末胎儿从外观可分辨男女；24周末胎儿内脏器官发育齐全；胎儿发育的体重计算=月份³×3。
4题解析：妊娠期血容量从6～8周开始增加，32～34周达到高峰。
A₂型题：1. C　2. C　3. E　4. C　5. B　6. C　7. D　8. B　9. A
10. A　11. C　12. D　13. C　14. D　15. B　16. E　17. D　18. A
19. D　20. A
4题解析：不同妊娠周数的手测宫底高度[尺测宫底高度（cm）]：20周末脐下1横指（18cm）；24周末脐上1横指（24cm）；28周末脐上3横指（26cm）；32周末脐与剑突之间（29cm）；36周末剑突下2横指（32cm）；40周末脐与剑突之间或略高（33cm）。
13题解析：胎心音在靠近胎背上方腹壁听得最清楚。枕先露时，胎心音在脐下方偏左（右）侧；臀先露时，胎心音在脐上方偏左（右）侧。
A₃型题：1. A　2. B　3. B
1题解析：骨盆外测量的髂棘间径是测量两髂前上棘外缘间的距离，髂嵴间径是测量两髂嵴外缘最宽的距离，此两条径线估计骨盆入口横径是否正常。
2题解析：骶耻外径测量的是第5腰椎棘突下凹陷处至耻骨联合上缘中点的距离，此径线估计骨盆入口前后径是否正常，是骨盆外测量中最重要的径线。
3题解析：出口横径过短，则应测量后矢状径，此值能弥补稍小的坐骨结节间距。两者之和>15cm，表示出口平面正常，正常大小的胎儿可以通过骨盆出口。

第3节　分娩期妇女的护理

A₁型题
1. 第二产程，宫缩时胎头显露于阴道口，当宫缩间歇时又缩回阴道内，称为
   A. 胎头拨露　　　　　B. 胎头仰伸
   C. 胎头着冠　　　　　D. 胎头俯屈
   E. 胎头下降
※2. 新生儿Apgar评分指标下列哪一项**不正确**
   A. 心率　　　　　　　B. 角膜反射
   C. 肌张力　　　　　　D. 呼吸
   E. 喉反射
3. 关于临产后子宫收缩力的叙述**错误**的是
   A. 有使宫口逐渐开大、胎先露逐渐下降的作用
   B. 宫缩时宫体平滑肌纤维缩短变宽，收缩后肌纤维比原来变短变粗
   C. 宫缩达高峰时，宫体隆起变硬
   D. 子宫下段收缩力最强最持久
   E. 正常宫缩起自两侧宫角部，以微波形式扩展至整

个子宫

4. 临产后最主要的产力是
A. 骨骼肌收缩力　　B. 膈肌收缩力
C. 腹肌收缩力　　　D. 子宫收缩力
E. 肛提肌收缩力

5. 正常分娩时胎膜破裂的时间一般是
A. 临产前　　　　　B. 第一产程活跃期
C. 第一产程潜伏期　D. 第二产程
E. 第三产程

6. 在胎儿分娩的过程中，贯穿于整个过程的是
A. 下降　　　　　　B. 内旋转
C. 俯屈　　　　　　D. 衔接
E. 仰伸

7. 进入第二产程的标志是
A. 胎头拨露　　　　B. 宫口开全
C. 胎头着冠　　　　D. 外阴膨隆
E. 胎膜已破

8. 第三产程，胎儿娩出后，护士首先进行的护理措施是
A. 保暖　　　　　　B. 结扎脐带
C. 擦干羊水　　　　D. 清理呼吸道
E. 新生儿 Apgar 评分

A₂型题

※1. 某女士，23 岁，妊娠 39^{+5} 周，5 小时前出现规律宫缩，间隔 5～6 分钟，持续约 40 秒，查宫颈管消退，宫口扩张 3cm，诊断为
A. 先兆临产　　　　B. 生理性宫缩
C. 假临产　　　　　D. 早产临产
E. 足月临产

※2. 初产妇，第一产程，宫口开大 5cm 时胎膜破裂。下列有关破膜的护理，哪一项**不正确**
A. 破膜后即听胎心音
B. 胎头高浮者，须抬高床尾
C. 观察羊水性质
D. 破膜超过 24 小时者，考虑给予抗生素
E. 记录破膜时间

3. 某产妇，刚刚分娩 1 个活女婴，护士对其进行第三产程的护理，**错误**的是
A. 胎盘娩出后，产妇需在产房内留观 2 小时
B. 产后 2 小时情况良好，护送回休养室
C. 检查阴道、会阴有无裂伤
D. 胎儿娩出后应立即挤压子宫，促使胎盘娩出
E. 胎盘娩出后详细检查胎盘、胎膜是否完整

4. 某新生儿出生时全身青紫，四肢伸展，无呼吸，心率 80 次/分，用洗耳球插鼻有皱眉动作。该新生儿 Apgar 评分是
A. 2 分　　　　　　B. 3 分

C. 4 分　　　　　　D. 5 分
E. 6 分

※5. 某初产妇临产 13 小时，出现宫缩乏力。在加强子宫收缩的方法中，下列应专人监护的是
A. 缩宫素静脉滴注　B. 人工破膜
C. 针刺穴位　　　　D. 灌肠
E. 排空膀胱

6. 某女士，25 岁，孕 1 产 0。妊娠 39 周来院检查，医生告之已经出现了临产先兆需住院。临产先兆最可靠的依据是
A. 尿频　　　　　　B. 见红
C. 胎儿下降感　　　D. 上腹部舒适感
E. 宫缩强度增加

7. 初产妇，28 岁，妊娠 39 周住院待产。检查：规律宫缩，枕左前位，胎心率 146 次/分，宫口开大 5cm，胎膜未破，在产程护理中**错误**的是
A. 嘱产妇绝对卧床休息
B. 每 1 小时左右听胎心 1 次
C. 初产妇宫口开大 3cm 以内无禁忌证者可行温肥皂水灌肠
D. 鼓励产妇 2～4 小时排小便 1 次
E. 4～6 小时测 1 次生命体征，血压在宫缩间歇时测量

8. 初产妇，孕 38^{+6} 周，骨盆外测量正常，胎头双顶径 9.4cm，规律宫缩 4 小时，宫口开大 1cm，未破膜，头先露。此时较合适的护理措施是
A. 滴注缩宫素
B. 抬高床尾
C. 灌肠刺激宫缩
D. 做肛门检查，3 小时一次
E. 采取膀胱截石位

9. 某女士，24 岁。孕 1 产 0，足月临产 10 小时，宫口开大 10cm。此时**错误**的护理措施是
A. 接产时协助胎头俯屈使胎头以枕下前囟径通过产道
B. 按由内向外的顺序消毒外阴
C. 5～10 分钟监测胎心音 1 次
D. 多进行阴道检查确定胎方位
E. 嘱宫缩时正确使用腹压

10. 某初产妇，28 岁。妊娠 39 周，临产 9 小时，宫颈口开大 6cm，胎心音好，宫缩规律。胎头已入盆，胎膜未破，可触及前羊水囊，首选的处理措施是
A. 建立静脉通路
B. 继续观察 2～4 小时
C. 人工破膜
D. 针刺三阴交、合谷穴
E. 肥皂水灌肠

11. 某初产妇第一胎，妊娠 39 周临产，宫颈口开大

4cm，宫缩规律。护士在听取胎心音时下列哪一项是正确的

A. 胎心率高于 140 次/分，低于 120 次/分立即通知医生
B. 在宫缩时听取
C. 每隔 4 小时听胎心 1 次
D. 每次听后均有记录
E. 每次听 20～30 秒

12. 某产妇刚刚娩出一活婴，现已进入第三产程中，护士对该产妇的评估最重要的是

A. 会阴伤口情况
B. 宫缩情况，阴道流血的量、色
C. 体温、脉搏
D. 疼痛
E. 乳汁分泌的情况

※13. 某女士，24 岁。孕 2 产 0，妊娠 38^{+6} 周。因阵发性腹痛 4 小时入院待产。检查：有规律宫缩，枕左前位，胎心 140 次/分，宫口开大 3cm，胎膜未破，先露 "0"。应纠正的护理措施是

A. 用温肥皂水灌肠
B. 鼓励产妇 2～4 小时排尿一次
C. 入院沐浴更衣
D. 指导产妇卧床休息，抬高臀部
E. 鼓励产妇进食少量多餐

14. 某初孕妇，妊娠 39^{+2} 周来院进行产前检查。医生告知胎头已衔接。下列关于胎头衔接的时间正确的是

A. 临产前
B. 临产前 1～2 天
C. 预产期前 2～3 周
D. 破膜后
E. 第一产程末

15. 某产妇在枕先露分娩中，助产者协助其胎头俯屈，目的是使胎头以下述哪条径线下降通过产道

A. 枕额径
B. 枕颏径
C. 双顶径
D. 双颞径
E. 枕下前囟径

16. 某初产妇，临产 12 小时后宫口开全，进入第二产程后护士每次听胎心间隔时间约为

A. 5 分钟
B. 15 分钟
C. 30 分钟
D. 1 小时
E. 2 小时

17. 某初产妇，妊娠 40 周，分娩过程中发现产程延长，行阴道检查发现宫口开大 6cm，胎位为 ROT，羊水清亮，胎心率无异常，孕妇继续试产。错误的心理护理措施是

A. 鼓励孕妇，增强信心
B. 及时回答孕妇及家属提出的疑问，尽量给予充分的解释
C. 可跟孕妇讨论育儿方面的知识或其他孕妇感兴趣的话题
D. 轻柔按摩孕妇腹部，以亲切的态度与孕妇交谈
E. 医护人员处理产程时，为避免加重孕妇家属负担，分娩结束后再做相关解释

18. 某产妇，孕 1 产 0，现孕 41 周。4 小时前开始出现规律宫缩，每次宫缩持续 50 秒，间歇 2～3 分钟，宫口扩张 3cm。此时正确的护理措施是

A. 每小时进行一次肛诊
B. 鼓励孕妇卧床休息
C. 鼓励孕妇 4～6 小时排尿 1 次
D. 2～4 小时观察宫缩 1 次
E. 每小时监测胎心音 1 次

19. 某女士，初产妇，28 岁，宫内孕 39 周。于昨天晚上出现宫缩，清晨起来又消失。此时产妇的情况属于下列哪一项

A. 规律宫缩
B. 第一产程
C. 第二产程
D. 临产先兆
E. 属于孕妇紧张造成的宫缩，尚未临产

20. 某女士，初产妇，妊娠 40 周。临产 7 小时，宫口开大 3cm；临产 12 小时，宫口开全，先露头，先露 "0"，胎心 140 次/分。宫口开全后已 2 小时，胎儿仍未娩出，此时，阴道检查后记录为：先露头，先露 "+1"，枕部在母体骨盆右侧方。此产妇胎方位为

A. 枕左前
B. 枕右前
C. 枕左后
D. 枕右后
E. 枕右横

21. 某女士，初产妇，妊娠 39 周顺产。胎儿经阴道娩出后助产者立即为其按摩子宫并协助胎盘娩出，这一行为可能导致的不良后果是

A. 胎盘卒中
B. 胎盘粘连
C. 胎盘植入
D. 胎盘嵌顿
E. 胎盘剥离不全

22. 某孕妇，38 岁。孕 3 产 0，孕 39 周临产。该产妇为

A. 低龄初产妇
B. 高龄初产妇
C. 高龄经产妇
D. 低龄经产妇
E. 正常初产妇

23. 某女士，初产妇，23 岁，足月分娩过程中痛苦不安，此时护士宜采用的沟通是

A. 沉默
B. 亲切抚摸
C. 任其宣泄
D. 对患者微笑
E. 与其他护士谈笑以分散其注意力

A₄ 型题

（1、2 题共用题干）

某女士，25 岁，孕 2 产 1。自诉第一胎分娩历时

4小时。现妊娠39周,阵发性宫缩约30分钟急诊入院,检查:宫缩持续50秒,间歇约2分钟,宫口开大3cm,先露头,胎膜未破,先露"0",胎心率142次/分。

1. 在下列护理措施中,错误的是
A. 陪伴产妇
B. 准备接生物品
C. 立即灌肠
D. 准备抢救新生儿物品
E. 吸氧

2. 要适当提前消毒外阴准备接生,避免引起母儿损伤。下列关于急产导致的母儿损伤不包括
A. 新生儿颅内出血   B. 早产
C. 产后出血   D. 产道撕裂
E. 母儿感染

参考答案与难题解析

A₁型题:1.A 2.B 3.D 4.D 5.B 6.A 7.B 8.D
2题解析:Apgar评分是以新生儿出生后1分钟的心率、呼吸、肌张力、喉反射及皮肤颜色5项指征为依据,每项得0～2分,以总分判断有无窒息及窒息的程度。
A₂型题:1.E 2.D 3.D 4.A 5.A 6.B 7.A 8.C 9.D 10.C 11.D 12.B 13.D 14.C 15.E 16.A 17.C 18.E 19.D 20.E 21.E 22.B 23.B
1题解析:临床判断临产的主要依据是根据是否出现了规律的子宫收缩,同时伴有宫颈管消失、宫口扩张、先露下降。
2题解析:破膜12小时以上而没有分娩者,应使用抗生素预防感染。
5题解析:在静脉滴注缩宫素的过程中,一定要有专人监护,严密观察宫缩、胎心音及胎儿情况,发现异常及时处理。
13题解析:在第一产程,应鼓励产妇2～4小时排尿一次,以免膀胱充盈影响宫缩及胎头下降,当膀胱充盈又无法排尿时应导尿;胎膜未破的情况下,应指导其适当活动,不应抬高臀部卧床休息。
A₄型题:1.C 2.B
1题解析:经产妇,宫口已开,大3cm,不能灌肠,经产妇只有宫口小于2cm尤其他禁忌证才可以灌肠。
2题解析:对于经产妇,临产后应提前消毒外阴准备接生,避免引起诸多母儿损伤,与早产没有因果关系。

第4节 产褥期妇女的护理

A₁型题

1. 产后血性恶露持续的时间一般是
A. 3～4天   B. 5～6天
C. 8～10天   D. 10～15天
E. 15～20天

※2. 产后产妇内分泌的变化,下述哪一项不正确
A. 产后1周,雌、孕激素降至未孕时水平
B. 哺乳者首次月经未来潮前不会受孕
C. 不哺乳者一般在产后10周恢复排卵
D. 哺乳者一般在4～6个月恢复排卵
E. 不哺乳者一般在产后6～10周月经复潮

3. 产褥期清洁护理不妥的是
A. 勤换会阴垫
B. 擦洗外阴,1～2次/日
C. 会阴侧切术后,产妇应取患侧卧位
D. 保持外阴清洁干燥
E. 伤口感染者应提前拆线引流

4. 下述对于正常产褥期妇女的描述,正确的是
A. 产后第4周,除了胎盘附着处,宫腔表面均由新生的内膜修复
B. 产后第7日,腹部检查触不到宫底
C. 宫颈外形于产后3日恢复到未孕状态
D. 宫颈内口于产后10天关闭,宫颈于产后4周恢复正常形态
E. 宫体恢复到未孕大小需要3周

5. 纯母乳喂养多长时间最好
A. 2个月   B. 4个月
C. 6个月   D. 9个月
E. 12个月

A₂型题

1. 护士指导某产妇正确的哺乳方法,要求产妇哺乳前清洁乳房。下述哪一项正确
A. 用75%乙醇溶液消毒乳房 B. 用肥皂水清洗乳房
C. 用专用消毒剂消毒乳房 D. 用湿毛巾擦净乳房
E. 用聚维酮碘溶液消毒乳房

2. 某初产妇,12天前分娩一活女婴。下列关于其子宫复旧情况的描述哪一项不正确
A. 宫颈内口关闭
B. 白色恶露
C. 宫颈外口呈"一"字形
D. 耻骨联合上方可触及宫底
E. 子宫内膜尚未充分修复

3. 某女士,初产妇,足月妊娠。行会阴侧切术分娩一活婴,产后第3天,会阴伤口水肿明显,局部无分泌物和压痛。护理措施中,错误的是
A. 用1:5000高锰酸钾溶液坐浴
B. 用0.1%苯扎溴铵溶液擦洗外阴,1次/日
C. 用50%硫酸镁溶液湿热外敷,并严格执行无菌操作
D. 局部红外线照射
E. 保持外阴清洁、干燥

4. 某女士,分娩后6小时。接受护士对其进行的产褥期保健知识宣教后,向护士复述的内容中,错误的是
A. 产后24小时可下床活动
B. 产后8小时内排尿
C. 经常擦浴,勤换衣裤
D. 饮食营养丰富、易消化

E. 卧室清洁，注意通风

※5. 某初产妇，25岁。阴道分娩后28天，正常的恶露为

A. 黏液性恶露　　　　B. 血性恶露
C. 无色恶露　　　　　D. 白色恶露
E. 浆液性恶露

6. 某女士，25岁。产后咨询护士什么时候可以进行产后锻炼。正确的时间是

A. 产后第1天　　　　B. 产后第2天
C. 产后第3天　　　　D. 产后第4天
E. 产后第5天

7. 初产妇，36岁。自然分娩。产程延长，手取胎盘。出院时，责任护士告知其预防产褥感染的措施。错误的内容是

A. 不能外出　　B. 加强营养　　C. 注意卫生
D. 禁止盆浴　　E. 防止感冒

8. 某初产妇，足月妊娠，于3天前顺产。母乳喂养中产妇诉乳房胀，乳汁排出不畅。首先应采取的措施是

A. 生麦芽煎服　　　　B. 冷敷乳房
C. 芒硝外敷乳房　　　D. 口服己烯雌酚
E. 新生儿多吮吸

9. 某初产妇，产后第4天。下列哪一种情况不是正常产褥期现象

A. 阴道分泌物颜色鲜红　B. 出汗多
C. 哺乳时腹痛　　　　D. 呼吸急促
E. 低热，体温37.7℃

10. 某初产妇，第一胎，因头盆不称行剖宫产术，产后乳汁少。以下母乳喂养的措施中，哪一项不对

A. 两次哺乳间给婴儿加少量糖水
B. 多进营养丰富的汤汁饮食
C. 母婴同室
D. 增加哺乳次数
E. 精神愉快、睡眠充足

11. 某产妇，30岁，于22：00顺利分娩一男婴，至次晨6：00未排尿，主诉下腹胀痛难忍，体检发现膀胱高度肿胀，对该产妇的护理措施是错误的是

A. 让其听流水声
B. 立即实行手术
C. 协助其坐起排尿
D. 用手轻轻按摩下腹部
E. 用温水冲洗会阴

12. 某初产妇，24岁，产后20天恶露仍为鲜红色、量多且有腥臭味。为其采取的首要措施是

A. 输液、供给营养
B. 保证睡眠、适当活动

C. 使用宫缩剂，必要时用抗生素
D. 正常生理现象，不用干预
E. 应用止血药物

13. 某产妇，足月妊娠阴道分娩，产后第18天。下述哪一项描述不正确

A. 子宫内膜尚未充分修复
B. 宫颈内口关闭
C. 子宫颈外口呈"一"字形
D. 耻骨联合上方可触及宫底
E. 白色恶露

14. 产后2~3天内，产妇可能出现的正常表现是

A. 少尿　　　　　　　B. 尿潴留
C. 尿失禁　　　　　　D. 排尿困难
E. 尿量增加

※15. 某护士对某初产妇进行产褥期护理，错误的是

A. 为防止便秘，产后2小时下床活动
B. 勤换会阴垫
C. 鼓励产妇4小时排小便一次
D. 产妇应多吃蔬菜水果
E. 出汗多时用温水擦浴

16. 某初产妇，产后第2天。护士在对其进行产后健康教育与计划生育措施指导。下列哪一项不对

A. 产褥期内禁止性交
B. 哺乳者可用口服避孕药避孕
C. 产后6周采取避孕措施
D. 产后2周可膝胸卧位，防止子宫后倾
E. 产后42天母婴复查

17. 某26岁产妇，2天前经阴道分娩一女婴。今日查房发现其乳头皲裂。为减轻母乳喂养时的不适，正确的护理措施是

A. 为减轻疼痛应减少喂哺的次数
B. 先在损伤较重的一侧乳房哺乳
C. 喂哺后挤出少许乳汁涂在乳头和乳晕上
D. 哺乳前用毛巾和肥皂水清洁乳头和乳晕
E. 哺乳时让婴儿含吮乳头即可

18. 某产妇自然分娩后即将出院，护士对其进行产褥期健康教育，正确的是

A. 多食辛辣食品　　　B. 保证足够睡眠
C. 居室门窗关闭　　　D. 禁止洗澡洗头
E. 严格卧床休息

A₃型题

（1、2题共用题干）

某孕妇，孕3产2，足月妊娠，于2天前经阴道分娩。目前诉说乳房胀痛，下腹阵发性疼痛。查体：乳房胀痛，无红肿，子宫硬，宫底在腹正中脐下2指，阴道出血同月经量。

1. 对该孕妇下腹疼痛问题，可以告知她

A. 是不正常的子宫痛
B. 是产后宫缩痛，不必处理
C. 需要用止痛药
D. 一般1周后消失
E. 与使用宫缩剂无关

2. 该孕妇乳房胀痛首选的护理措施是

A. 让新生儿多吸吮　　B. 少喝汤水
C. 生麦芽煎汤喝　　　D. 用吸奶器吸乳
E. 芒硝敷乳房

参考答案与难题解析

A₁型题：1.A　2.B　3.C　4.D　5.C
2题解析：哺乳的产妇产后恢复月经较晚者，у月经复潮前多有排卵，故哺乳产妇未见月经来潮却有受孕的可能。
A₂型题：1.D　2.D　3.A　4.B　5.D　6.B　7.A　8.E　9.D
10.A　11.B　12.C　13.D　14.E　15.A　16.B　17.C　18.B
5题解析：产褥期妇女正常恶露持续4~6周。产后1~3天为血性恶露，持续约3天后转为浆液恶露，约2周后变为白色恶露，再持续2~3周后干净。本题中，该产妇产后28天，故为白色恶露。
15题解析：产妇产后24小时后可下床活动，有利于子宫复旧，恶露排出，防止便秘，并可促进盆腔肌肉张力恢复。但如果过早活动，因长久站立及蹲位易引起子宫脱垂。
A₃型题：1.B　2.A
1题解析：产后1~2日因子宫收缩引起下腹部阵发性剧烈疼痛致产后宫缩痛，持续2~3日后自行消失，经产妇多见。
2题解析：乳房胀痛是应多让新生儿吸吮，哺乳前用热毛巾热敷乳房3~5分钟并按摩。

第5节　流产患者的护理

A₁型题

1. 对于已确诊的难免流产孕妇，下述护理措施哪一项不对
A. 加强心理护理
B. 出血时间长者，遵医嘱给予抗生素
C. 嘱孕妇休息
D. 及时做好清除宫内残留组织的准备
E. 继续监测胚胎发育情况

2. 关于各类流产，以下描述正确的是
A. 流产连续发生2次或2次以上者为习惯性流产
B. 先兆流产表现为少量阴道流血，宫口未开，子宫大小与孕周相符
C. 宫口已开并见胚胎组织堵塞于宫颈口内者称为不全流产
D. 难免流产表现为阴道流血增多，阵发性腹痛加剧，B超可见胎心搏动
E. 妊娠不满24周，胎儿体重小于1000g而终止者称为流产

3. 早期流产最常见的病因是
A. 子宫畸形　　　　　B. 子宫肌瘤

C. 宫颈内口松弛　　　D. 母儿血型不合
E. 胚胎染色体异常

A₂型题

1. 患者女，25岁。停经50天，阴道少量流血2天，伴下腹部轻度酸痛，尿妊娠试验（+），妇科检查：宫口未开，子宫7周妊娠大小。考虑哪一项诊断
A. 完全流产　　　　B. 难免流产
C. 先兆流产　　　　D. 不全流产
E. 稽留流产

2. 患者女，30岁，停经7周，阴道流血3天伴高热2天来院就诊，诊断为"流产合并感染"。目前最佳的治疗原则是
A. 积极控制感染　　B. 保胎治疗
C. 密切监测病情变化　D. 立即清宫
E. 无须特殊处理

3. 患者女，28岁。妊娠42天后出现腹痛，阴道流血，来医院后检查发现妊娠产物已完全排出，阴道出血逐渐停止，腹痛逐渐消失。妇科检查：子宫接近未孕大小或略大，宫颈口已关闭。需采取以下哪一项措施
A. 需做凝血功能检查　B. 立即行清宫手术
C. 镇静、保胎与休息　D. 可不需特殊处理
E. 妊娠14~16周行宫颈内口环扎术

※4. 患者女，29岁，妊娠10周。今日凌晨出现下腹阵发性疼痛，阴道有组织排出并伴阴道流血来院就诊，诊断为不全流产，行清宫术。清宫术后护士对其进行健康指导，下列哪一项错误
A. 术后1个月禁止性交和盆浴
B. 早期妊娠时应注意避免性生活
C. 习惯性流产者下一次妊娠确诊后应卧床休息达到以往妊娠周数
D. 正确认识流产原因，指导下次妊娠
E. 宫口松弛者应在妊娠14~16周行宫颈内口环扎术

5. 患者女，27岁。停经9周，妊娠试验（+），曾经发生过3次自然流产，均在孕3个月，目前无流血及腹痛。下列哪一种护理措施是正确的
A. 绝对卧床休息
B. 有宫缩时卧床休息
C. 有出血情况时再处理
D. 宫颈内口缝扎术
E. 预防性口服硫酸沙丁胺醇（舒喘灵）

6. 患者女，22岁。结婚5个月，平时月经规律，现停经62天，近1周来下腹疼痛，阴道少量流血，尿妊娠试验（+），给予保胎治疗。昨天起体温38.8℃，下腹疼痛加剧。妇科检查：阴道少量暗红色积血，宫口闭，子宫如孕7周大小，两侧附件增厚、触痛，白细胞计数17×10⁹/L，中性粒细

胞 0.93。此时首要的处理应对患者给予
A. 刮宫术　　　　　B. 卧床休息
C. 缩宫素静脉滴注　D. 抗生素
E. 肌内注射黄体酮

7. 患者女，33岁，发生过4次自然流产，现宫内妊娠8周，无腹痛和阴道流血。护士在对其护理措施中**错误**的是
A. 保胎超过以往发生流产的月份
B. 如果宫颈内口松弛，于妊娠14～16周行宫颈内口环扎术
C. 可以进行散步等轻微活动
D. 禁止性生活
E. 禁止灌肠

A₃型题

（1、2题共用题干）
某孕妇，26岁，妊娠11周。今日上午突然出现下腹阵发性疼痛，大量阴道流血来医院就诊。查体：血压90/60mmHg，妇科检查：宫口已开，可见组织堵塞宫口。

1. 首先考虑可能为
A. 稽留流产　　　　B. 难免流产
C. 不全流产　　　　D. 感染性流产
E. 先兆流产

2. 对该患者的术后宣教，**不正确**的内容是
A. 嘱患者观察阴道出血及腹痛情况
B. 术后禁止性生活及盆浴1个月
C. 每日用温开水清洗会阴并更换内裤
D. 术后休息2周
E. 卧床休息，保持外阴清洁

参考答案与难题解析

A₁型题：1.E　2.B　3.E
A₂型题：1.C　2.A　3.D　4.C　5.A　6.D　7.C
4题解析：对于习惯性流产的患者，治疗时间必须超过以往发生流产的时间，以确保妊娠的安全。
A₃型题：1.B　2.D
1题解析：难免流产表示流产已不可避免，流血量增多，常超过月经量，阵发性腹痛加剧，宫口已开，但组织尚未排出。
2题解析：难免流产一旦确诊，应尽早排空宫腔内组织，以防止出血与感染。

第6节　早产患者的护理

A₁型题

※下述**不属于**早产临产诊断的依据是
A. 妊娠晚期者子宫规律收缩（20分钟≥4次）
B. 胎先露下降至坐骨棘水平
C. 宫颈管消退≥75%
D. 妊娠满28周至不满37足周
E. 进行性宫口扩张2cm以上

A₂型题

1. 患者女，26岁，初产妇，双胎妊娠35周。因下腹疼痛2小时入院。查体：宫口开大6cm。其中最有可能发生的是
A. 早产　　　　　　B. 前置胎盘
C. 胎盘早剥　　　　D. 妊娠期高血压疾病
E. 子宫收缩乏力

2. 患者女，妊娠33周。出现无痛性阴道流血就诊。诊断为中央性前置胎盘，准备于34周行剖宫产手术娩出胎儿。在手术前2～3天应给孕妇哪一种药物以促进胎儿肺成熟
A. 口服碘剂　　　　B. 肌内注射孕激素
C. 雌激素口服　　　D. 绒毛膜促性腺激素注射
E. 地塞米松

3. 患者女，G2P0，妊娠30周。规律下腹疼痛伴阴道血性分泌物6小时入院。查体：胎位LOA，胎心率148次/分，宫缩20秒/7～8分钟，宫缩力弱，肛查胎先露S₋₃，宫颈管消失50%，宫口可容一指尖。目前最恰当的处理措施是
A. 严密观察等待自然分娩
B. 抑制宫缩保胎治疗
C. 滴注缩宫素加强宫缩
D. 立即行剖宫产终止妊娠
E. 阴道检查后确定分娩方式

4. 某孕妇妊娠36⁺¹周，有不规律子宫收缩，胎膜未破，宫口未开，胎心142次/分，估计胎儿大小为2400g。护理措施**错误**的是
A. 立即人工破膜　　B. 禁止性生活
C. 药物控制宫缩　　D. 慎做肛查、阴道检查
E. 卧床休息，左侧卧位

※5. 某孕妇，23岁，妊娠34周。今日下午发现少量阴道流血，轻微下腹痛，以往曾有2次早产史。此时正确的处理方法是
A. 促进宫缩
B. 氧气吸入，给予止血剂
C. 任其自然
D. 抑制宫缩，促进胎儿肺成熟
E. 右侧卧位

6. 某女士，妊娠36⁺³周，因先兆早产入院。下列护理**错误**的是
A. 如果早产已不可避免，应一律行剖宫产
B. 需绝对卧床
C. 教会患者自数胎动
D. 左侧卧位
E. 禁止性生活

7. 孕妇发生早产时变得焦虑，主要是因为担心

A. 难产　　　　　　　B. 胎儿畸形
C. 产程延长　　　　　D. 早产儿预后
E. 宫缩乏力
8. 某孕妇，26 岁，孕 32 周，突然阴道不自主流液 4 小时入院，入院后医嘱肌内注射地塞米松，其目的是
A. 促进胎儿肾脏发育　　B. 促进胎儿心脏发育
C. 促进胎儿肺成熟　　　D. 促进胎儿肝脏发育
E. 促进胎儿大脑发育

参考答案与难题解析

A₁型题：B
解析：早产临产的诊断依据是妊娠晚期出现规律的子宫收缩（20 分钟≥4 次），伴以宫颈管消退≥75%，进行性宫口扩张 2cm 以上。
A₂型题：1.A　2.E　3.B　4.A　5.D　6.A　7.D　8.C
5 题解析：根据孕 34 周，而且有 2 次早产史，现阴道少量出血，应考虑先兆早产，故予以抑制宫缩、促进胎儿肺成熟治疗。

第 7 节　过期妊娠患者的护理

A₁型题

※1. 下列关于过期妊娠的叙述**错误**的是
A. 诊断时应首先核对预产期
B. 发现胎盘功能减退应立即终止妊娠
C. 一旦确诊应立即行剖宫产
D. 妊娠达到或超过 42 周尚未分娩者
E. 过期妊娠可导致胎儿窘迫
2. 过期妊娠不会出现下述哪种情况
A. 胎死宫内　　　　　B. 胎盘老化
C. 羊水量过多　　　　D. 胎儿窘迫
E. 羊水量减少

A₂型题

1. 某初孕妇，孕 42⁺³ 周入院待产，既往月经规律。下述关于过期妊娠的护理措施哪一项**不正确**
A. 若围产儿死亡，应至少半年后再次妊娠
B. 监护胎儿胎心、胎动情况
C. 孩子出生后按新生儿护理常规进行护理
D. 做好心理护理
E. 协助医生检查胎盘功能
2. 某女士，孕 1 产 0，妊娠 42⁺³ 周。医生决定终止其妊娠，而该孕妇表示不愿意。下列处理方法**不正确**的是
A. 耐心向孕妇解释过期妊娠对胎儿的危害
B. 配合治疗
C. 观察病情
D. 监测胎心和胎动情况
E. 同意孕妇的意见，等待自然临产

3. 某孕妇因过期妊娠入院，向护士了解立即终止妊娠的指征，**不包括**下列哪一项
A. 胎儿体重＞4000g
B. 妊娠＞42 周
C. 尿 E₃＜10mg/24h
D. 12 小时内胎动＜10 次/分
E. 宫颈条件成熟
4. 下述说法哪一项正确
A. 过期妊娠是指妊娠达到或超过 42 周尚未分娩
B. 过期妊娠是指妊娠超过 42 周尚未分娩
C. 过期妊娠是指妊娠达到或超过 37 周尚未分娩
D. 过期妊娠是指妊娠达到或超过 40 周尚未分娩
E. 过期妊娠是指妊娠达到或超过 28 周尚未分娩

参考答案与难题解析

A₁型题：1.C　2.C
1 题解析：过期妊娠一旦确诊，应尽快终止妊娠，根据情况选择可阴道分娩或剖宫产，而并不是只单纯选择剖宫产。
A₂型题：1.C　2.E　3.B　4.A

第 8 节　妊娠期高血压疾病患者的护理

A₁型题

1. 硫酸镁的中毒现象首先表现为
A. 呼吸减慢　　　　　B. 膝反射减弱或消失
C. 心率减慢　　　　　D. 血压下降
E. 尿量减少
2. 使用硫酸镁治疗妊娠期高血压疾病时要注意
A. 膝腱反射增强提示中毒
B. 尿量每日＞360ml，每小时＞15ml
C. 使用前应测体温、脉搏
D. 呼吸每分钟不少于 16 次
E. 严格控制滴注速度，以 2g/h 为宜
3. 妊娠期高血压疾病的基本病理变化是
A. 肾小血管痉挛　　　B. 胎盘血管痉挛
C. 脑血管痉挛　　　　D. 冠状动脉痉挛
E. 全身小动脉痉挛

A₂型题

1. 某女士，26 岁，孕 35 周。今日午后突然全身抽搐，持续约 1 分钟，家人立即将其送往医院。查体：血压 170/110mmHg，头位，胎心率 148 次/分，有不规律宫缩。该患者住院后首先应采取的治疗措施是
A. 吗啡 10mg 皮下注射
B. 25%的硫酸镁溶液 10ml 溶于 25%葡萄糖溶液 10ml 中静脉推注
C. 甘露醇 250ml 快速静脉滴注
D. 地西泮 10mg 肌内注射

E. 盐酸哌替啶 100mg 肌内注射

※2. 某孕妇, 34 岁, 宫内妊娠 34 周。今日突然全身抽搐, 持续约 1 分钟, 家人即将其送往医院。检查: 血压 150/100mmHg, 头先露, 胎心率 132 次/分。医嘱使用硫酸镁, 下列说法不正确的是
A. 24 小时用量不得超过 10g
B. 预防控制子痫的发作
C. 尿量<25ml/h, 呼吸<16 次/分时停止使用
D. 膝反射必须存在
E. 发现中毒现象用葡萄糖酸钙溶液缓慢推注

※3. 某孕妇, 24 岁, 妊娠 35 周。经检查诊断为子痫前期(重度), 在用药治疗 24 小时后, 孕妇突然感到腹部持续性疼痛, 伴有少量阴道流血。立即检查: 血压 110/60mmHg, 子宫板状硬, 考虑最可能是并发了
A. 胎盘早剥　　　　B. 先兆流产
C. 先兆早产　　　　D. 临产
E. 先兆临产

4. 某孕妇, 孕 2 产 0, 妊娠 37 周。因妊娠期高血压疾病子痫前期重度入院治疗, 医生决定为其进行尿蛋白定量测定。护士嘱其留取的尿液是哪一项
A. 6 小时尿液　　　B. 24 小时尿液
C. 12 小时尿液　　　D. 随机尿液
E. 48 小时尿液

※5. 某孕妇, 22 岁, 孕 38 周。在家起床时, 突然全身抽搐, 持续约 1 分钟, 家人立即将其送往医院。检查: 血压 170/118mmHg, 下肢水肿(++), 头先露, 胎心率 150 次/分, 有不规律宫缩。该孕妇的诊断应考虑
A. 妊娠合并高血压　B. 子痫
C. 癫痫　　　　　　D. 妊娠水肿
E. 先兆子痫

※6. 某孕妇, 27 岁, 孕 36 周。突然全身抽搐, 持续约 1 分钟, 家人即将其送往医院检查: 血压 180/100mmHg, 头先露, 胎心率 145 次/分, 有不规律宫缩。针对该孕妇, 以下护理措施中不正确的是
A. 病室光线明亮, 与患者交流, 讲解分娩时的注意事项
B. 专人护理, 防止受伤
C. 为终止妊娠做好用物准备
D. 密切注意生命体征, 记录出入量
E. 孕妇一旦再次发生抽搐, 应尽快控制, 必要时可加用镇静药物

7. 某孕妇, 24 岁, 孕 2 产 0, 宫内妊娠 38 周。自诉头晕、眼花两天。查体: 血压 170/110mmHg, 产科腹部触诊正常, 双下肢水肿(++)。尿蛋白定量 2.5g/24h。被诊断为子痫前期(重度), 入院治疗。以下不妥的护理措施为
A. 每周测量体重一次　B. 观察膝反射
C. 勤听胎心音　　　　D. 备床挡、开口器
E. 必要时记出入水量

8. 某孕 37 周孕妇, 因先兆子痫入院。目前患者轻微头痛, 血压 140/90mmHg, 尿蛋白(++), 呼吸、脉搏正常。应用硫酸镁治疗, 护士应报告医师停药的情况是
A. 血压 130/90mmHg　B. 膝反射消失
C. 头痛缓解　　　　　D. 尿量 800ml/24h
E. 呼吸 18 次/分

9. 某 24 岁妊娠 31 周的孕妇, 因妊娠期高血压疾病用硫酸镁治疗。用药过程中发生了中毒现象, 除应立即停药外, 还应给予
A. 静脉注射 50%的葡萄糖溶液
B. 肌内注射山莨菪碱
C. 5%的葡萄糖溶液静脉滴注
D. 静脉注射 10%的葡萄糖酸钙溶液
E. 静脉注射低分子右旋糖酐

10. 某女士, 23 岁, 宫内妊娠 39 周。因子痫前期(重度)住院治疗。医生告知家属, 如经积极治疗, 效果仍不明显, 应终止妊娠。其观察的时限为
A. 72～96 小时　　　B. 24 小时
C. 24～48 小时　　　D. 12 小时
E. 48～72 小时

11. 某妊娠期高血压疾病患者在住院期间, 突然发生抽搐。首要的护理措施是
A. 使患者头偏向一侧, 保持呼吸道通畅
B. 密切观察生命体征
C. 加床挡, 防止坠床
D. 置患者于安静的暗室
E. 用舌钳固定舌头, 防止舌咬伤

12. 初孕妇, 26 岁。孕 36 周。近 1 年来水肿加重, 并有头痛。查体: 血压 160/120mmHg, 实验室检查: 水肿(++), 尿蛋白(+++)。护理该孕妇时, 应特别注意的是
A. 平卧休息　　　　B. 服用镇静药
C. 严格限制食盐摄入　D. 不能服用降压药物
E. 使用硫酸镁时有无中毒现象

A₄ 型题

(1～3 题共用题干)

某患者, 32 岁, 孕 1 产 0, 宫内妊娠 32 周, 自诉头晕、眼花 1 天。检查: 血压 170/110mmHg, 胎心、胎位正常, 双下肢水肿, 尿蛋白>0.5g/24h。

1. 药物治疗过程中, 哪一项内容不是应特别注意观

察的内容
- A. 膝反射
- B. 血压
- C. 呼吸
- D. 尿量
- E. 体温

2. 患者出现以上症状的原因是
- A. 静脉淤血
- B. 水钠潴留
- C. 全身小动脉痉挛
- D. 心功能失代偿
- E. 动脉硬化

3. 此患者的诊断是
- A. 子痫
- B. 子痫前期
- C. 妊娠合并高血压
- D. 妊娠反应
- E. 妊娠水肿

参考答案与难题解析

A₁型题：1. B 2. D 3. E
A₂型题：1. B 2. A 3. A 4. B 5. B 6. A 7. A 8. B 9. D 10. C 11. A 12. E

2题解析：应用硫酸镁治疗中，通常其滴注速度以1g/h为宜，不超过2g/h，每日维持用量15～20g。

3题解析：子痫前期（重度），出现并发症胎盘早剥的迹象：持续腹痛、血压下降明显、子宫板状硬、少量阴道流血等。

5题解析：患者血压170/118mmHg，下肢水肿（++），在先兆子痫的基础上出现抽搐，符合子痫的临床表现。

6题解析：重度妊娠期高血压疾病的护理和治疗中，要避免任何可以诱发抽搐的因素，应安置患者在单人暗室，戴眼罩，避免声光刺激，治疗和护理操作都要相对集中。

A₄型题：1. E 2. C 3. B

1题解析：硫酸镁的治疗浓度与中毒浓度接近，用药过程中应严密观察其毒性反应。

2题解析：妊娠期高血压疾病患者的基本病理变化是全身小动脉痉挛、内皮损伤及局部缺血，影响全身各系统各脏器灌注减少。

3题解析：子痫前期主要临床表现为妊娠20周后出现血压和尿蛋白持续升高并伴有自觉症状。

第9节 异位妊娠患者的护理

A₁型题

1. 下述哪项**不是**异位妊娠的病理结局
- A. 输卵管妊娠流产
- B. 输卵管妊娠破裂
- C. 继发性腹腔妊娠
- D. 继发绒癌
- E. 陈旧性异位妊娠

※2. 输卵管妊娠的主要体征是
- A. 晕厥与休克
- B. 子宫增大，质软
- C. 下腹部压痛、反跳痛
- D. 血压下降
- E. 宫颈抬举痛

3. 输卵管妊娠患者就诊的主要症状常为
- A. 停经
- B. 休克
- C. 晕厥
- D. 腹痛
- E. 阴道流血

4. 输卵管妊娠破裂多发生于妊娠
- A. 4周左右
- B. 6周左右
- C. 8周左右
- D. 10周左右
- E. 12周左右

A₂型题

1. 患者女，24岁，已婚。平素月经周期规律现停经45天，阴道少量出血伴左下腹部隐痛1天来诊。B超提示左侧宫旁见低声区并探及胚芽，诊断"左侧输卵管妊娠"，采用甲氨蝶呤治疗。患者在治疗期间提示病情发展的指征是
- A. 腹痛加剧
- B. 腹泻
- C. 食欲减退
- D. 脱发
- E. 药物性皮炎

2. 患者女，22岁。因腹部剧烈疼痛2小时就诊，诊断为输卵管妊娠破裂，自述曾人工流产一次，询问护士异位妊娠的原因。护士应告知其最主要的原因是
- A. 慢性输卵管炎
- B. 输卵管功能异常
- C. 神经精神功能紊乱
- D. 输卵管发育不良
- E. 受精卵游走

※3. 患者女，29岁。因停经53天，腹痛2小时急诊入院。查体：血压80/50mmHg，面色苍白，左下腹部压痛及反跳痛，叩诊移动性浊音（+），初步诊断为异位妊娠，拟行剖腹探查术。根据病情，下述术前护理**不妥**的是
- A. 立即备皮，注意勿损伤皮肤
- B. 立即助患者取中凹卧位
- C. 立即灌肠，做好术前准备
- D. 严密观察血压、脉搏、呼吸
- E. 立即吸氧、输液，做好输血准备

※4. 患者女，25岁。停经50日，阴道少量流血3日，今晚8时突然出现下腹剧痛及一过性晕厥急送入院。查体：血压80/50mmHg，脉搏110次/分，面色苍白，右下腹压痛，移动性浊音（+）。妇科检查：阴道内少量血液，宫颈举痛明显，阴道穹后部饱满，盆腔触诊不满意。此时最适宜的处理方法是
- A. 住院观察病情发展
- B. 立即行腹腔镜检查
- C. 行阴道穹后部穿刺，并行急诊手术准备
- D. 给予药物止血治疗
- E. 给予止痛药止痛

5. 患者女，33岁。停经43天，阴道少量流血5天入院。诊断为异位妊娠，未破裂。目前行非手术治疗。下述护理措施哪一项是正确的
- A. 立即做好输血准备
- B. 嘱患者禁食
- C. 嘱患者避免用力排便等增加腹压的动作
- D. 嘱患者坚持散步，增强体质
- E. 无再出血危险不必严密观察

※6. 患者女，29岁。停经48天。阴道少量流血7天入院。妇科检查：阴道内少量血液，子宫稍大，软，左侧附件区可扪及一包块，尿妊娠试验（+）。此时最合适的辅助检查是

A. 行阴道穹后部穿刺检查　B. 行宫腔镜检查
C. 血HCG测定　　　　　　D. 行诊断性刮宫
E. 行腹腔镜检查

7. 患者女，30岁。停经41天，阴道点滴出血5天，今晨突然右下腹剧烈疼痛2小时急诊入院。结婚5年，夫妻同居，未避孕，一直不孕。查体：血压80/50mmHg，白细胞计数$10×10^9$/L，中性粒细胞0.71。妇科检查：阴道内有少许暗红色血液，宫颈举痛明显，穹后部饱满，子宫触诊不满意。下述护理措施中**错误**的是

A. 立即开放静脉通路，输液
B. 补充血容量后严密观察病情，根据病情再决定是否行术前准备
C. 严密观察血压、脉搏、呼吸
D. 做好急诊手术准备
E. 立即交叉配血，做好输血准备

8. 患者女，34岁。因停经44天，下腹隐痛2天，加重1天入院。查体：面色苍白，四肢湿冷，脉搏126次/分，血压70/50mmHg。此时最适宜的体位是

A. 左侧卧位　　B. 头高脚低位　　C. 中凹卧位
D. 半坐卧位　　E. 去枕平卧位

9. 患者女，因停经41天，阴道少量流血2天就诊，尿妊娠试验（+），B超提示可能异位妊娠。其最可能是下述哪一种类型异位妊娠

A. 宫颈妊娠　　　　　　B. 卵巢妊娠
C. 阔韧带妊娠　　　　　D. 输卵管妊娠
E. 腹腔妊娠

A₃型题

（1~3题共用题干）

患者女，32岁。停经54天，阴道少量出血4天。2小时前突然下腹撕裂样剧痛，伴明显肛门坠胀感，血压80/50mmHg。妇科检查：宫颈抬举痛明显，子宫稍大而软，右侧附件明显触痛。

1. 该患者最可能的诊断是
A. 难免流产　　　　　B. 妊娠合并阑尾炎
C. 先兆流产　　　　　D. 异位妊娠
E. 卵巢囊肿蒂扭转

2. 对该患者进行急救护理，下述哪一项**不妥**
A. 密切观察生命体征　　B. 迅速静脉输液
C. 立即取中凹卧位　　　D. 做好输血准备
E. 按腹部手术常规按部就班做好术前准备

3. 该患者出院时，护士对其进行健康教育，**错误**的是

A. 注意休息
B. 注意会阴清洁卫生
C. 增加营养
D. 禁性生活半个月
E. 下次妊娠及时就诊

参考答案与难题解析

A₁型题：1.D 2.E 3.D 4.B
2题解析：输卵管妊娠破裂时，如果抬举宫颈，可因牵动附件引起疼痛。

A₂型题：1.A 2.A 3.C 4.C 5.C 6.E 7.B 8.C 9.D
3题解析：异位妊娠应急诊手术，做好术前准备，包括备皮、交叉配血、注射术前针等，但不必灌肠。
4题解析：该患者有停经、阴道流血、腹痛、晕厥症状。查体：血压下降，妇科检查有宫颈举痛，可考虑为异位妊娠破裂患者，应行穹后部穿刺明确有无内出血后急诊手术。休克患者不能行腹腔镜检查。
6题解析：由题干可知此患者为异位妊娠患者。无腹痛说明输卵管妊娠未破裂，行腹腔镜检查可以在诊断的同时手术治疗。

A₃型题：1.D 2.E 3.D
1题解析：该患者停经、阴道少量出血、腹痛，伴明显肛门坠胀感，血压下降。妇科检查：宫颈抬举痛明显，子宫稍大而软，右侧附件明显触痛。支持异位妊娠破裂的诊断。
2题解析：异位妊娠破裂致大出血的患者应急诊手术，术前护理应按腹部急诊手术常规迅速做好准备。
3题解析：异位妊娠术后禁止性生活1个月。

第10节　胎盘早剥患者的护理

A₁型题

※1. 重度胎盘早剥临床表现正确的是
A. 胎心音良好
B. 子宫软，与孕月相符
C. 妊娠晚期无痛性阴道流血
D. 触诊胎位清楚
E. 贫血程度与阴道流血量不成正比

※2. 关于重型胎盘早剥，下述哪一项正确
A. 多见于重度子痫前期的孕妇
B. 出现反复、无痛性、无诱因的阴道流血
C. 阴道流血量与贫血程度成正比
D. 触诊子宫软、胎位清楚
E. 胎心音清晰

3. 常规行人工破膜术时，见有"血性羊水"，应首先考虑可能是
A. 宫内感染　　　　　B. 凝血障碍
C. 误伤胎盘　　　　　D. 前置胎盘
E. 胎盘早剥

A₂型题

1. 患者女，27岁，孕39周。因摔倒后腹痛1小时急诊入院。经B超诊断为胎盘早剥，护士严密观察病情。下述哪一项**不属于**出血增多的征象
A. 腹痛加剧　　　　　B. 宫底增高

C. 贫血貌加重　　　　D. 胎位清楚
E. 子宫板状硬

2. 患者女，26岁。因停经38周，下腹持续性疼痛4小时就诊，经B超检查确诊为重度胎盘早剥。其胎盘剥离面已超过胎盘面积的
A. 1/4　　　　　　　B. 1/2
C. 1/5　　　　　　　D. 1/3
E. 1/6

3. 患者女，孕36周，第1胎，子痫前期重度患者。因突然剧烈腹痛、阴道少量流血急诊入院。查体：血压80/50mmHg，子宫大于孕月，硬如板状，明显压痛，胎位不清楚，胎心音未闻及，宫口未开。对该患者护理**错误**的是
A. 吸氧
B. 迅速做好剖宫产术前准备
C. 静脉滴注缩宫素
D. 输血、输液
E. 严密观察腹痛、出血倾向等情况

4. 患者女，30岁，孕38周。羊水过多，临产3小时，胎膜自破，破膜后突感剧烈腹痛，少量阴道流血。查体：血压100/70mmHg，宫底剑突下一横指，明显压痛，胎心114次/分，胎位不清，宫口开大1cm，S_{+1}，此时诊断最可能是
A. 临产　　　　　　　B. 宫外孕
C. 胎盘早剥　　　　　D. 前置胎盘
E. 不完全性子宫破裂

5. 患者女，孕37周。因持续性腹痛伴阴道流血3小时急诊入院，诊断为胎盘早剥，拟行剖宫产术终止妊娠。患者询问护士什么情况下胎盘早剥可以不行剖宫产术，下述哪一种回答正确
A. 重度胎盘早剥
B. 产妇临产，估计短时间内不能从阴道分娩
C. 胎儿窘迫
D. 产妇临产，宫口已开全
E. 已临产，但产程进展缓慢

6. 患者女，34岁，孕39周，因不慎摔倒后少量阴道流血1天入院。查体：血压160/110mmHg，子宫明显压痛，胎心110次/分，LOA，宫颈管未消失，宫口未开。诊断考虑胎盘早剥可能性大。此时首要的护理措施是
A. 做好超声检查的准备　　B. 做好腹腔镜检查的准备
C. 做好阴道检查的准备　　D. 细致全面地了解病史
E. 做好阴道分娩的准备

※7. 患者女，25岁，孕40周。因摔倒后腹痛2小时急诊入院。经B超诊断为胎盘早剥，孕妇询问胎盘早剥的原因。下述**不易**并发胎盘早剥的情况是
A. 羊水过多、双胎　　　B. 子宫内膜炎

C. 妊娠期高血压疾病　　D. 妊娠合并慢性肾炎
E. 孕妇长时间取仰卧位

A₃型题

（1~3题共用题干）

患者女，28岁，孕39^{+3}周。因腹部持续性疼痛伴少量阴道出血5小时入院。查体：血压170/110mmHg，下腹部压痛明显，子宫硬如板状，压痛，未触及病理缩复环，胎心未闻及，胎位触不清，宫口未开。

1. 诊断最可能为
A. 足月临产　　　　　B. 前置胎盘
C. 先兆早产　　　　　D. 先兆子宫破裂
E. 胎盘早期剥离

2. 对该患者护理**错误**的是
A. 吸氧
B. 迅速做好剖宫产术前准备
C. 控制病情，尽量延长孕周
D. 输血、输液
E. 严密观察病情变化

3. 该患者**最不可能**出现的并发症是
A. 产后出血　　　　　B. 子宫胎盘卒中
C. 急性肾衰竭　　　　D. 胎位异常
E. 弥散性血管内凝血

参考答案与难题解析

A₁型题：1.E 2.A 3.E
1题解析：重度胎盘早剥以隐性出血为主，阴道流血量不多，因此其贫血表现与阴道出血量不成比例。
2题解析：重型胎盘早剥症状为伴有持续性腹痛的阴道流血，体征：子宫硬如板状，胎位不清，胎心不清。
A₂型题：1.D 2.D 3.C 4.C 5.D 6.A 7.B
7题解析：胎盘早剥的发病因素：血管病变如妊娠期高血压综合征、慢性高血压、慢性肾炎；机械因素如撞击、挤压、摔倒等；子宫静脉压突然升高如长时间取仰卧位；宫腔内压力突然下降如双胎分娩过快、羊水过多破膜时羊水流出过快；其他如吸烟、营养不良、吸毒等。子宫内膜炎患者易并发前置胎盘。
A₃型题：1.E 2.C 3.D
1题解析：该患者妊娠晚期出现腹痛，子宫硬如板状，压痛，胎心未闻及，胎位触不清，提示发生了胎盘早剥。
2题解析：胎盘早剥一经确诊应及时终止妊娠。如短时间内不能结束分娩则应剖宫产。
3题解析：胎盘早剥的并发症：产后出血、子宫胎盘卒中、急性肾衰竭、弥散性血管内凝血等。前置胎盘患者易出现胎位异常。

第11节　前置胎盘患者的护理

A₁型题

※1. 前置胎盘哪一种情况可行人工破膜，腹带包扎止血处理

A. 产妇大量出血
B. 反复大量阴道流血
C. 产程进展缓慢
D. 边缘性前置胎盘，经产妇，活跃期出血增多
E. 无前羊水囊

2. 下述关于前置胎盘阴道流血**不正确**的叙述是
A. 反复的无诱因、无痛性阴道流血
B. 阴道流血量与贫血程度成比例
C. 妊娠28周出现阴道流血多为边缘性前置胎盘
D. 破膜后胎先露下降有利于止血
E. 出血量与前置胎盘的种类有关

3. 前置胎盘诊断成立的孕周是在妊娠
A. 34周后   B. 32周后
C. 30周后   D. 28周后
E. 26周后

A₂型题

1. 患者女，孕36⁺¹周，孕4产0，无诱因阴道流血3小时入院。阴道流血量约260ml，无腹痛。检查：血压 100/60mmHg，宫底高度与孕月相符，腹软无压痛，胎位清楚，胎心音130次/分。最可能的诊断是
A. 宫外孕   B. 流产
C. 先兆早产   D. 前置胎盘
E. 胎盘早剥

※2. 患者女，27岁，孕4产0，宫内妊娠30周。因出现无痛性阴道流血1天而到医院就诊，经B超检查确诊为中央性前置胎盘。下述护理措施哪一项**不对**
A. 给予间断吸氧
B. 嘱孕妇绝对卧床休息，取左侧卧位
C. 遵医嘱用抗生素预防感染
D. 密切观察阴道流血量
E. 肛查了解病情，禁止阴道检查

※3. 患者女，第2胎，孕39周。查体：腹软无压痛，宫底高度与孕月相符，枕左前位，胎心音126次/分，宫口开大2cm。第一胎因前置胎盘行剖宫产术终止妊娠。下述护理措施中哪一项是错误的
A. 灌肠   B. 安慰、鼓励产妇
C. 勤听胎心音   D. 严密观察产程进展
E. 鼓励产妇少量多次进食

4. 患者女，29岁。妊娠36周。因突然阴道多量流血就诊，无腹痛等不适，诊断为前置胎盘，拟急行剖宫产收入院。护士首先应为患者做的是
A. 办理入院手续   B. 沐浴
C. 检查阴道出血情况 D. 清洗会阴
E. 用平车送入病区

5. 孕妇，30岁，G5P0，宫内妊娠35周，今晨醒来发现阴道少量流血入院，诊断为前置胎盘。孕妇因担心胎儿安危会产生的心理问题是
A. 无助感   B. 恐惧
C. 悲哀   D. 自尊低下
E. 疲倦

A₃型题

（1、2题共用题干）

患者，27岁。因停经34⁺³周，少量阴道流血2天入院。无腹痛等不适，诊断为前置胎盘。

1. 对其进行产科检查，下述**不可能**出现的是
A. 先露高浮   B. 胎方位清楚
C. 胎心正常   D. 宫颈抬举痛
E. 子宫大小与停经月份相符

2. 为明确诊断首选下述何种检查
A. 肛门检查   B. 阴道检查
C. B超   D. 腹部检查
E. 分娩后检查胎盘和胎膜，胎膜破口距胎盘边缘少于7cm

（3、4题共用题干）

患者，29岁，孕31周。因少量阴道流血2小时就诊，诊断为中央性前置胎盘，目前行期待疗法治疗。

3. 下述护理措施哪一项不对
A. 加强会阴护理，预防感染
B. 监测胎心
C. 指导孕妇胎动计数
D. 做好心理护理，陪孕妇散步
E. 观察阴道流血情况

4. 如该孕妇在期待治疗过程中出现大量阴道流血，下述护理措施哪一项**不正确**
A. 吸氧
B. 送入产房准备接生
C. 做好剖宫产术前准备
D. 做好新生儿抢救准备
E. 建立静脉通路，输液，必要时输血

（5~7题共用题干）

患者女，30岁，孕32⁺³周，清晨醒来发现阴道流血，量较多，急诊入院。查体：宫高27cm，腹围84cm，胎心音156次/分，未入盆。

5. 最可能的诊断是
A. 流产   B. 早产
C. 前置胎盘   D. 胎盘早剥
E. 子宫破裂

6. 患者非常紧张，不停地询问"胎儿和我有生命危险吗？"。请问目前对其首要的护理是
A. 心理护理，减轻恐惧 B. 吸氧
C. 抗生素预防感染   D. 输血、输液
E. 给予镇静药

7. 进行身体评估时，**错误**的是
A. 检测生命体征
B. 腹部检查时注意胎位有无异常
C. 做输血输液的准备时行阴道检查
D. 行肛门检查
E. 超声检查

参考答案与难题解析

A_1型题：1.D 2.C 3.D
1题解析：阴道分娩适用于边缘性前置胎盘，胎位正常，在临产后发生阴道出血，估计在短时间内可以结束分娩者。
A_2型题：1.D 2.E 3.A 4.E 5.D
2题解析：前置胎盘禁止肛查与阴道检查，否则可引起大出血。
3题解析：此患者有剖宫产史，不能灌肠。
A_3型题：1.D 2.D 3.D 4.B 5.C 6.A 7.D
1题解析：前置胎盘只是胎盘附着位置异常，在检查时，其胎方位、胎心音、子宫大小均与正常妊娠一致，由于胎盘位置的影响先露部可以高浮，但不会出现宫颈抬举痛，因为宫颈抬举痛是盆腔内炎症或有积血等的表现。
2题解析：B超为前置胎盘的首选检查。
3题解析：中央性前置胎盘行期待疗法治疗，不能散步，应绝对卧床休息。
4题解析：前置胎盘期待治疗过程中一旦出现大出血，因未临产，不能短时间结束分娩，所以应迅速行剖宫产术终止妊娠。
5题解析：妊娠晚期出现无诱因无痛性阴道流血，前置胎盘的可能性很大。
6题解析：该产妇目前主要问题是因担心自己与胎儿的生命安全而紧张，所以首要的护理是缓解产妇的紧张情绪，做好心理护理。
7题解析：前置胎盘患者禁止做肛门检查，尽量避免行阴道检查，以免诱发大出血。如果因病情需要一定要行阴道检查，必须在输血输液的前提下做。

第12节 羊水量异常患者的护理

A_1型题
1. 急性羊水过多常发生于妊娠
   A. 12～16周　　B. 16～20周
   C. 20～24周　　D. 24～28周
   E. 妊娠晚期
2. 羊水过多是指妊娠期间羊水量超过
   A. 1500ml　　B. 2000ml
   C. 2500ml　　D. 3000ml
   E. 3500ml
3. 羊水过少是指妊娠晚期羊水量少于
   A. 300ml　　B. 200ml
   C. 100ml　　D. 400ml
   E. 600ml
4. 羊水过多常见于
   A. 多胎妊娠　　B. 过期妊娠
   C. 胎盘功能减退　　D. 孕妇脱水

E. 胎儿先天性肾缺如

A_2型题
1. 患者女，孕23周。因腹部增长迅速就诊，诊断为急性羊水过多。关于急性羊水过多的描述下述哪一项正确
   A. 产科检查胎心清楚
   B. 多发生在妊娠28～32周
   C. 容易并发早产，胎位异常
   D. 自觉症状轻微，患者能适应
   E. 不引起下肢水肿
2. 患者女，孕37周。B超检查诊断为羊水过多。关于羊水过多的治疗，下述哪一项是正确的
   A. 确诊胎儿畸形，应立即剖宫产
   B. 胎儿无畸形，症状严重可予高位人工破膜引产
   C. 处理方法取决于胎儿是否存活、有畸形和孕妇自觉症状的程度
   D. 慢性羊水过多应终止妊娠
   E. 人工破膜应快速放羊水，速度＞600ml/h，以缓解症状
3. 患者女，孕24周。自感腹部增长过快，呼吸困难等，诊断为急性羊水过多，今行羊膜腔穿刺放羊水治疗。放羊水时速度应控制在每小时
   A. ＜100ml　　B. ＜300ml　　C. ＜500ml
   D. ＜700ml　　E. ＜1000ml
4. 患者女，孕35周。B超检查诊断为羊水过多。羊水过多的并发症哪一项应**除外**
   A. 宫缩乏力
   B. 破膜后羊水快速外流，可致胎盘早剥
   C. 易导致产后出血
   D. 易并发妊娠高血压疾病
   E. 易导致子宫破裂
5. 患者女，孕34周。B超检查诊断为羊水过多。关于羊水过多的临床表现，下述哪一项是正确的
   A. 羊水增加量与症状轻重无关
   B. 急性羊水过多常发生于妊娠32周时
   C. 急性羊水过多可产生一系列压迫症状
   D. 多数患者羊水增加急剧
   E. 慢性羊水过多常发生于妊娠20周时
6. 患者女，29岁，孕34周。B超检查发现羊水过少。其治疗和护理措施，下述哪一项**不正确**
   A. 监测胎心
   B. 羊水过少，近足月可选择剖宫产术
   C. 协助治疗，注意无菌操作
   D. 不可使用羊膜腔灌注法
   E. 可行羊膜腔灌注0.9%氯化钠溶液
7. 患者女，孕33周。自感腹部增长过快，呼吸困

难等。B超检查诊断为羊水过多，胎儿正常。下述护理措施哪一项**错误**
A. 立即剖宫产终止妊娠
B. 缓解症状
C. 羊膜腔穿刺放水速度不宜过快
D. 卧床休息、左侧卧位为宜
E. 严密观察有无胎儿缺氧及早产征象

8. 患者女，孕32周。羊水过多。自觉有压迫症状、呼吸困难，B超未见胎儿畸形，胎心遥远、规则，140次/分。如采用羊膜腔穿刺放羊水减压，下述哪一项**错误**
A. 注意观察腹痛、阴道流血情况及胎心
B. 注意观察孕妇的生命体征
C. 放水后腹部放置沙袋或加腹带包扎
D. 在B超下进行
E. 放羊水不宜过快，一次放水量不超过3000ml

9. 患者女，孕33周。因羊水过多、胎儿畸形行引产术终止妊娠。护士的嘱咐下述哪一项**不对**
A. 注意休息，加强营养
B. 再孕应做遗传咨询与产前诊断
C. 积极查因，对因治疗
D. 不要伤心，3个月后可以再次怀孕
E. 再孕应加强产前检查

10. 患者女，孕32周，因羊水过多入院。B超诊断为羊水过多。下述检查结果哪一项支持诊断
A. 最大羊水暗区＞3cm
B. 最大羊水暗区＞5cm
C. 羊水指数＞10cm
D. 最大羊水暗区＞7cm
E. 羊水指数＞15cm

11. 患者女，孕32周。自觉有压迫症状、呼吸困难，B超见羊水过多，胎儿畸形、无脑儿，胎心遥远、140次/分。行引产术终止妊娠。出院时护士嘱咐患者，下述哪一项**不正确**
A. 注意休息，加强营养
B. 再孕应做遗传咨询与产前诊断
C. 积极查因，对因治疗
D. 再孕应尽早人工流产，以免生育畸形儿
E. 出院后注意清洁卫生，避免感染

12. 患者女，28岁。G1P0，宫内妊娠36周，因羊水过多行羊膜腔穿刺术。术后为该孕妇腹部放置沙袋的目的是
A. 预防出血   B. 减轻疼痛
C. 预防早产   D. 防止休克
E. 预防感染

13. 患者女，孕32周，自感腹部增长过快，呼吸困难等。查体：宫高33cm，腹围94cm，胎心遥远、规则，140次/分。考虑羊水过多。应采取下述哪种方法协助诊断
A. 宫腔镜   B. B超检查
C. 羊膜腔镜   D. 测宫高
E. 触诊时液体的振荡感

14. 某孕妇，30岁，孕36周。主诉近两天胎动时感腹痛明显。查体：胎位LOA，头先露，高浮，胎心率140次/分，羊水指数6cm，孕妇情绪紧张，担心会影响胎儿。护士首先要做的是
A. 安慰孕妇，向其讲解相关知识
B. 尽快协助医生完善各项检查
C. 教会孕妇自我监测胎儿宫内情况的方法
D. 密切关注B超，动态监测羊水量
E. 让孕妇回家取左侧卧位

A₃型题

（1、2题共用题干）
患者女，28岁。孕2产1，宫内妊娠40周。因自数胎动9次/12小时就诊，查体：子宫与孕月相符，B超示羊水量少，羊水指数为4cm。羊膜镜检见羊水黄染。

1. 该患者应诊断为
A. 足月妊娠   B. 过期妊娠
C. 胎儿生长受限   D. 羊水过少
E. 足月妊娠临产

2. 下述处理**不恰当**的是
A. 如短时间内不能结束分娩应剖宫产
B. 确诊后应尽快终止妊娠
C. 等待自然临产为宜
D. 宫颈成熟可引产
E. 做好抢救新生儿的准备

参考答案与难题解析

A₁型题：1.C 2.B 3.A 4.A
A₂型题：1.C 2.B 3.C 4.E 5.C 6.D 7.A 8.E 9.D
10.D 11.D 12.D 13.B 14.A
A₃型题：1.D 2.C

1题解析：由题干知：B超示羊水量少，羊膜镜检见羊水黄染，胎动9次/12小时，此产妇为羊水过少伴胎儿窘迫。其他选项都不相符。

2题解析：由题干可知该患者羊水过少伴胎儿窘迫，应行剖宫产术终止妊娠。

第13节　多胎妊娠及巨大胎儿的护理

A₁型题

1. 双胎妊娠腹部听诊两个胎心的速率每分钟应相差

A. 5次以上 B. 10次以上
C. 15次以上 D. 20次以上
E. 22次以上
2. 胎儿体重多少克时诊断为巨大儿
A. 5000g B. 3000g
C. 3500g D. 4000g
E. 4500g

A₂型题

※1. 患者女，孕33周。双胎妊娠。下述哪一项**最不可能**是双胎妊娠的妊娠期并发症
A. 妊娠期高血压疾病 B. 贫血
C. 羊水过多 D. 胎位异常
E. 胎盘早剥

※2. 患者女，孕36周。双胎妊娠，双头位，胎膜早破，临产，对其进行分娩期护理。下述哪一项是正确的
A. 胎膜早破者应取半卧位
B. 第二胎儿娩出后，腹部压沙袋6小时
C. 第一胎儿娩出后，稍等片刻再断脐
D. 第一胎儿娩出后不必固定第二胎儿为纵产式
E. 应做好新生儿窒息的抢救准备

3. 患者女，孕38周。双胎妊娠，临产。分娩时，两个胎儿娩出时间相差不应超过
A. 10分钟 B. 15分钟
C. 20分钟 D. 25分钟
E. 30分钟

4. 患者女，29岁。G1P0，孕39周。因"巨大儿"行剖宫产术终止妊娠。该患者术后再次妊娠至少需要
A. 6个月 B. 9个月
C. 12个月 D. 18个月
E. 2年

5. 患者女，29岁。因双胎妊娠行剖宫产娩出2个活婴。新生儿均因轻度窒息转儿科治疗，该产妇患有活动性乙型肝炎，护士告知其需要退奶。产后第二天值班护士查房发现产妇情绪低落，其可能的原因**不包括**
A. 母婴分离
B. 手术后疲劳
C. 生产过程中缩宫素的使用
D. 产妇体内雌、孕激素水平急剧下降
E. 家属对新生儿的高度关注带来的失落感

6. 患者女，25岁，早孕反应较重，现妊娠23周，子宫明显大于孕周，体重剧增，胎动部位不固定且频繁，B超显示两个胎头光环，评估该孕妇的情况，最有价值的依据是
A. 子宫大小 B. B超结果
C. 胎动 D. 早孕反应情况
E. 体重

A₃型题

（1~3题共用题干）

患者女，孕1产0，宫内妊娠37^{+5}周，双胎，第一胎儿臀位，脐带脱垂，臀助产娩出，第二胎儿头位自娩，产后10分钟突然阴道出血200ml，胎盘未娩出。

1. 该产妇最及时的处理措施是
A. 检查软产道，排除损伤
B. 输液，静脉注射麦角新碱
C. 手取胎盘
D. 观察胎盘剥离迹象，协助胎盘娩出
E. 牵引脐带，挤压宫底，迫使胎盘娩出

2. 预防双胎妊娠产后出血，最常用的方法是
A. 压迫子宫 B. 腹部放置沙袋
C. 双手按摩子宫 D. 宫腔填塞纱布
E. 第二胎儿前肩娩出后，给予缩宫素10U肌内注射

3. 其中1个新生儿发生重度窒息，在抢救新生儿窒息中，下述**错误**的是
A. 将新生儿置于抢救台，取侧卧位
B. 抢救成功后，送入高危婴儿室加强监护
C. 气管插管，吸净黏液
D. 脐静脉给药纠正酸中毒
E. 加压给氧

参考答案与难题解析

A₁型题：1.B 2.D
A₂型题：1.E 2.E 3.E 4.E 5.C 6.B
1 题解析：双胎妊娠分娩时第一个胎儿娩出后，易并发第二个胎儿胎盘早剥，而非妊娠期。
2 题解析：胎膜早破者应取头低足高位卧床，第一个胎儿娩出后立即断脐，第一个胎儿娩出后固定第二个胎儿为纵产式，第二个胎儿娩出后腹部压沙袋24小时，做好新生儿窒息的抢救准备。
A₃型题：1.C 2.E 3.A
1 题解析：产妇在胎儿娩出后立即出血，考虑软产道损伤，胎儿娩出后等待几分钟才出现阴道出血，胎盘尚未娩出考虑为胎盘因素引起的出血，应立即娩出胎盘。
2 题解析：双胎妊娠易因宫缩乏力而发生产后出血，所以应在第二个胎儿前肩娩出后，给予缩宫素10U肌内注射。
3 题解析：新生儿复苏时应取鼻吸气位，而不是侧卧位。

第14节 胎儿窘迫患者的护理

A₁型题

1. 急性胎儿窘迫最早出现的症状是
A. 胎心减慢 B. 胎心率加快
C. 胎动减少 D. 胎动消失

E. 胎盘功能减退
2. 下述哪一项**不**是急性胎儿窘迫的临床表现
A. 头位，羊水Ⅱ度污染
B. 胎心率 144 次/分
C. 胎心监护多次出现晚期减速
D. 头皮血 pH 小于 7.20
E. 胎心率 168 次/分
3. 有关急性胎儿窘迫的描述，下述哪一项是正确的
A. 羊水清亮
B. 羊水污染
C. 胎心>155 次/分
D. 胎心<130 次/分
E. 多发生于妊娠末期

A₂ 型题

1. 某孕妇，33 岁，孕 36^{+3} 周。临产 2 小时后，出现胎儿窘迫，护士向其家属解释发生的最可能原因是
A. 母体血氧含量不足
B. 胎儿的先露部下降
C. 胎儿先天发育异常
D. 母体胎盘已经老化
E. 子宫收缩逐渐增强
2. 某孕妇，妊娠 33 周。因子痫前期重度伴慢性胎儿窘迫收入院治疗。为增加胎儿对缺氧的耐受力，护士遵医嘱所给的药物是
A. 10%的葡萄糖溶液加维生素 C 口服
B. 5%的葡萄糖溶液加硫酸镁静脉滴注
C. 2%的碳酸氢钠溶液静脉滴注
D. 10%葡萄糖酸钙溶液静脉注射
E. 50%的葡萄糖溶液加维生素 C 静脉注射
3. 患者女，31 岁，孕 39^{+5} 周，临产。骨盆外测量 22cm、26cm、19cm、9cm，决定先试产。试产 3 小时后，产妇阴道流出浅绿色混浊羊水，提示
A. 宫内感染
B. 胎儿窘迫
C. 胎盘早剥
D. 胎儿死亡
E. 先兆子宫破裂
4. 某孕妇，32 岁，孕 36 周。因胎动减少就诊，诊断为慢性胎儿窘迫。有关慢性胎儿窘迫的描述，下述哪一项是正确的
A. 多发生于第一产程
B. 多发生于妊娠早期
C. 多发生于妊娠中期
D. 多发生于第二产程
E. 多发生于妊娠末期
5. 某孕妇，21 岁，孕 33 周。自诉胎动过频急诊入院，向护士询问其正常胎动次数。护士回答每 12 小时应为
A. 10~30 次
B. 5~15 次
C. 15~20 次
D. 30 次以上
E. 3~5 次
※6. 初产妇，第 1 胎，妊娠 39 周住院待产期间，突然出现胎心率 170 次/分，经治疗无好转，拟紧急行剖宫产术。术前准备正确的是

A. 常规注射维生素 C
B. 术前立即灌肠 1 次
C. 情况紧急不必备皮
D. 常规复查胎心音
E. 能排尿者不必插尿管
※7. 某孕妇，26 岁，孕 38 周。因胎动减少就诊，诊断为胎儿窘迫。与胎儿窘迫无关的因素是
A. 胎儿畸形
B. 孕妇患有贫血
C. 子宫胎盘血运障碍
D. 孕妇患有妊娠期高血压疾病
E. 第二产程产钳助娩
8. 某孕妇，28 岁，孕 38 周。上午买东西时突感胎动频繁，至傍晚胎动渐减弱、消失，急诊入院，听诊胎心音 90 次/分。下述护理措施**不妥**的是
A. 左侧卧位，间断吸氧
B. 行胎心监护
C. 嘱孕妇注意休息即可，继续观察病情
D. 协助做好剖宫产术术前准备
E. 做好新生儿抢救和复苏的准备
9. 某孕妇，28 岁，妊娠足月，入院待产。夜间呼唤护士，自述感胎动过频。此时**不合适**的处理是
A. 立即听胎心音
B. 通知值班医生
C. 助孕妇取左侧卧位
D. 吸氧
E. 立即行剖宫产术前准备
10. 某孕妇，怀孕 30 周，前来医院行产前检查，医生叮嘱其注意胎动，如胎动减少要及时来医院。胎动减少是指胎动 12 小时少于
A. 3 次
B. 5 次
C. 10 次
D. 15 次
E. 20 次

A₃ 型题

（1、2 题共用题干）
初孕孕妇，25 岁，孕 34 周，胎方位 LOA。因子痫前期轻度伴慢性胎儿窘迫入院。
1. 护士应向孕妇强调其最佳卧位是
A. 平卧
B. 右侧卧位
C. 半坐卧位
D. 左侧卧位
E. 仰卧屈膝
2. 产妇此时首先需要得到护士帮助的护理问题可能是
A. 睡眠型态紊乱，与不熟悉病房环境有关
B. 自理能力缺陷，与要求左侧卧位有关
C. 焦虑，与担心胎儿的安危有关
D. 营养失调：低于机体需要量，与孕妇食欲差有关
E. 有感染的危险，与可能发生胎膜早破有关

A₄ 型题

（1~3 题共用题干）
某孕妇为妊娠合并心脏病，孕 34 周出现胎儿窘

迫入院。
1. 其胎儿窘迫的原因可能为
   A. 脐带血运受阻   B. 胎盘功能减退
   C. 胎儿先天性心脏病 D. 胎儿畸形
   E. 母体血液含氧量不足
2. 该孕妇住院治疗1周后回家，护士应教会其自我监测胎儿宫内安危的方法是
   A. 咨询医生   B. 胎动计数
   C. 让家属听胎心   D. B超检查
   E. 分析胎儿电子监护仪的图形
3. 若此孕妇某天自测胎动数为9次/12小时，排除药物影响之后，应考虑
   A. 母儿血型不合   B. 胎儿贫血
   C. 胎儿窘迫   D. 胎儿发育不良
   E. 胎儿有先天性心脏病

参考答案与难题解析

A₁型题：1.B 2.B 3.B
A₂型题：1.A 2.E 3.B 4.E 5.D 6.D 7.E 8.C 9.E 10.C
6题解析：剖宫产术前应常规听诊胎心。
7题解析：第二产程钳助娩可能引起新生儿窒息，而不是胎儿窘迫。
A₃型题：1.D 2.C
1题解析：左侧卧位可纠正妊娠晚期子宫的右旋，增加子宫血流量，改善胎儿缺氧状况。
2题解析：此时产妇最担心胎儿的安危，因此首先需要得到护士帮助的护理问题可能是焦虑。
A₄型题：1.E 2.B 3.C
1题解析：妊娠合并心脏病产妇，因其心脏功能下降，泵血能力下降，易出现缺氧，母体血液含氧量不足，提供给胎儿的氧气不足导致胎儿窘迫。
2、3题解析：孕妇自我监测最简单的方法是胎动计数，这也是护士对孕妇进行健康教育的内容。胎动计数少于10次/12小时提示胎儿窘迫。

第15节 胎膜早破患者的护理

A₁型题

1. 胎膜早破患者，为预防感染而使用抗生素的时间，是指胎膜早破超过
   A. 6小时   B. 8小时
   C. 10小时   D. 12小时
   E. 15小时
※2. 下述哪一项不支持胎膜早破诊断
   A. 阴道持续性流液
   B. 阴道排液酸碱试纸检查呈弱酸性
   C. 宫缩时肛查未触及前羊膜囊
   D. 羊水涂片镜检见羊齿叶状结晶
   E. 羊水涂片染色可见毳毛、胎脂

A₂型题

1. 某孕妇，孕35周。胎膜早破入院。她咨询护士胎膜早破最严重的并发症是
   A. 早产   B. 羊水过少
   C. 母亲宫腔感染   D. 脐带脱垂
   E. 胎儿窘迫
※2. 某孕妇，33岁，孕36周，臀位。不规则下腹痛伴少量阴道流血1小时入院待产，胎心音140次/分，血压120/80mmHg，先露高浮，无阴道流液。入院5小时后，胎膜破裂，护士应立即
   A. 呼叫其他人员抢救 B. 开放静脉通路输液
   C. 测生命体征   D. 给予氧气吸入
   E. 听胎心音
※3. 某初孕妇，29岁，孕35周，双胎。刚突然胎膜破裂。下述护理措施中错误的是
   A. 保持会阴清洁
   B. 绝对卧床休息，抬高臀部，禁灌肠
   C. 若头先露不必观察脐带脱垂情况
   D. 立即听胎心并记录破膜时间
   E. 破膜超过12小时尚未分娩者遵医嘱给予抗生素
4. 某初孕妇，26岁，孕36⁺¹周，规律宫缩3小时，阴道流水1小时入院。查体：宫口开大1cm，试纸由红色变为蓝色，胎头尚未入盆。以下哪一项护理措施是正确的
   A. 让产妇沐浴
   B. 每4小时听一次胎心
   C. 温肥皂水灌肠
   D. 注意观察羊水的量、色、性状
   E. 每小时观察一次宫缩
5. 某初孕妇，24岁，孕37周，阴道流液2小时入院，阴道液经酸碱试纸测定呈弱碱性，涂片镜检见羊齿叶状结晶，无宫缩，宫口未开，胎头未入盆。下述护理措施哪一项不妥
   A. 多做阴道检查，以尽早发现有无脐带脱垂
   B. 密切观察阴道排液的量、色、性状
   C. 抬高床尾
   D. 绝对卧床休息，保持会阴清洁
   E. 指导孕妇自测胎动
6. 患者，孕37周。胎膜早破1小时入院，无宫缩。应如何处理
   A. 严密观察   B. 给予缩宫素引产
   C. 立即剖宫产   D. 让孕妇回家休息
   E. 给予抗生素防感染
※7. 某初孕妇，孕37周，阴道持续流液1天，无腹痛，阴道检查：触不到前羊膜囊，液体不断从宫口流出，临床诊断为胎膜早破。此产妇应采取的

卧位是
A. 头高足低位　　　B. 去枕平卧位
C. 仰卧屈膝位　　　D. 头低足高位
E. 左侧卧位

※8. 某孕妇,孕35周,臀位,询问如何预防胎膜早破。下述哪一项解释不正确
A. 胎位异常应多运动,促进胎位变为正常
B. 加强产前检查
C. 及时纠正异常胎位
D. 注意外阴清洁,预防感染
E. 妊娠后期禁止性生活

9. 患者,孕37周。胎膜早破1小时入院,3天前B超检查正常。下述护理要点哪一项不妥
A. 保持外阴清洁　　B. 防止脐带脱垂
C. 注意观察胎心　　D. 防止胎盘早剥
E. 观察阴道排液的量、色、性状

A₃型题

(1~3题共用题干)

患者女,29岁,孕1产0。现停经38周,阴道不自主流液5小时,疑为胎膜早破。
1. 护士立刻给予抬高臀部是为了
A. 保胎　　　　　　B. 阻止羊水流出
C. 减少体力消耗　　D. 防止脐带脱垂
E. 便于观察产程进展

2. 产妇得知胎膜早破后情绪低落,此时护士应采取的护理措施为
A. 立即向值班医生汇报
B. 引导产妇说出心理感受
C. 鼓励产妇卧床休息
D. 让产妇看电视、听音乐
E. 解释胎膜早破的危害性

3. 破膜超过12小时仍未分娩,应遵医嘱用哪一种药物
A. 缩宫素　　　　　B. 麦角新碱
C. 维生素K　　　　D. 青霉素类抗生素
E. 诺氟沙星

参考答案与难题解析

A₁型题:1.D 2.B
2题解析:羊水为弱碱性,胎膜破裂后多量羊水流出,会使阴道液呈弱碱性而非弱酸性。
A₂型题:1.D 2.E 3.C 4.D 5.A 6.A 7.D 8.A 9.D
2题解析:一旦胎膜破裂应立即做阴道检查,以明确是否发生脐带脱垂,听胎心,看是否发生脐带受压、胎心改变。
3题解析:头先露未入盆者,胎膜破裂后仍有可能发生脐带脱垂,应密切观察。
7题解析:胎膜早破者应取头低足高位或左侧卧位抬高臀部,防止羊水流出过多,防止脐带脱垂。
8题解析:胎位异常者应多休息,及时纠正胎位,防止胎膜早破。
A₃型题:1.D 2.B 3.D

1题解析:胎膜早破产妇应抬高臀部,防止脐带脱垂。
2题解析:产妇情绪低落,护士应做好心理护理,引导产妇说出心理感受。
3题解析:破膜超过12小时仍未分娩,应用抗生素预防感染,但所选药物要尽可能避免对胎儿的影响,所以不能选择诺氟沙星。

第16节　妊娠合并症患者的护理

A₁型题

1. 下述哪一项是先兆心力衰竭的征象
A. 咳嗽、咯血
B. 剧烈活动即有胸闷、心悸、气促
C. 肺部有少量湿啰音,咳嗽后消失
D. 血压>140/90mmHg
E. 休息时心率>110次/分,呼吸>20次/分

2. 孕妇孕期最易发生心力衰竭的时间是
A. 26~28周　　　　B. 28~32周
C. 32~34周　　　　D. 34~35周
E. 35~36周

※3. 关于妊娠合并心脏病叙述哪一项不对
A. 妊娠合并心脏病是孕产妇死亡的主要原因之一
B. 妊娠32~34周血容量增加达高峰
C. 分娩期第三产程心脏负担仍很重
D. 分娩期第二产程心脏负担最重
E. 产后2~3天心脏负担减轻

4. 分娩期心脏负担最重的是在
A. 第一产程　　　　B. 第一产程和第二产程
C. 第一产程和第三产程　　D. 第二产程
E. 第三产程

5. 下述关于妊娠合并心脏病孕妇死亡的说法正确的是
A. 心力衰竭与肺动脉高压所致
B. 非直接产科死亡原因的首位
C. 剖宫产术后并发感染性休克所致
D. 并发羊水栓塞或产后出血所致
E. 产后出血与肺动脉高压所致

A₂型题

※1. 患者,26岁,孕32周,妊娠合并先天性心脏病。关于妊娠合并心脏病的叙述哪一项不正确
A. 预产期前2周入院待产
B. 妊娠32~34周时血容量达到最高峰
C. 怀孕后即应限制食盐摄入,4~5g/d
D. 是孕产妇死亡的主要原因之一
E. 心功能不全可以发生早产、胎儿窘迫等

2. 患者,29岁,孕32周。妊娠合并先天性心脏病。

围生期的处理下述哪一项是正确的
A. 胎儿娩出后应立即娩出胎盘
B. 产后3天内易发生心力衰竭,应严密监护
C. 第二产程一般不予手术助产
D. 第一产程不易发生心力衰竭,可一般护理
E. 胎儿娩出后立即给产妇注射麦角新碱

※3. 患者女,26岁。风湿性心脏病患者,前来咨询是否可以怀孕。护士应告诉她做决定的依据主要是心功能分级。那么下述哪一种情况可怀孕
A. 心功能Ⅱ级　　　B. 心功能Ⅲ级
C. 心功能Ⅳ级　　　D. 既往有心力衰竭史
E. 风湿热活动者

4. 患者女,28岁,妊娠合并风湿性心脏病产后,心功能Ⅳ级。护士应建议其
A. 产后1周做绝育术
B. 产后24小时做绝育术
C. 哺乳期结束做绝育术
D. 哺乳期结束后采用避孕套避孕
E. 产褥期采用避孕套避孕

※5. 患者女,28岁,孕38周。妊娠合并先天性心脏病,已分娩。为预防产后出血,**禁用**的药物是
A. 缩宫素　　　　　B. 维生素K
C. 氨甲苯酸　　　　D. 酚磺乙胺
E. 麦角新碱

※6. 患者女,26岁,孕37周。妊娠合并先天性心脏病,已临产。为预防分娩期发生心力衰竭,应避免的事项是
A. 吸氧
B. 密切观察产程进展
C. 取半卧位
D. 指导产妇屏气用力缩短第二产程
E. 胎儿娩出后腹部立即放沙袋

7. 某孕妇,妊娠合并心脏病,心功能Ⅱ级。宫内孕39周自然临产。下述护理措施**错误**的是
A. 第二产程手术助产
B. 胎儿娩出后给予沙袋压腹部
C. 积极鼓励母乳喂养
D. 哌替啶可抑制新生儿的呼吸,临产后不能用
E. 分娩住院时间可适当延长

8. 某孕妇,32岁,孕33周。G2P0,妊娠合并心脏病。一般体力活动稍受限制,休息时无自觉症状,评估该孕妇的心功能为
A. Ⅰ级　　　　　　B. Ⅱ级
C. Ⅲ级　　　　　　D. V级
E. Ⅳ级

9. 患者女,27岁,孕33周。妊娠合并贫血性心脏病,对其进行孕期护理。下述哪一项是**错误**的

A. 每日至少睡眠10小时　B. 因便秘给予灌肠
C. 加强产前检查　　　　D. 给予低盐易消化饮食
E. 防止受凉

10. 患者女,32岁。患糖尿病,现妊娠34周。前来咨询其终止妊娠的最佳时间是
A. 35周前　　　　　B. 妊娠36周
C. 37周之前　　　　D. 妊娠38周
E. 妊娠40周

※11. 患者女,33岁。宫内妊娠34周,妊娠合并糖尿病。关于其孕期护理,下述哪一项不对
A. 饮食控制　　　　　B. 加强产前检查
C. 给予抗生素预防感染　D. 胰岛素控制血糖
E. 必要时终止妊娠

12. 患者女,28岁。宫内妊娠38周,妊娠合并糖尿病,自然临产分娩一女婴。对于其新生儿,护理原则是
A. 如孕龄大于37足周,按正常新生儿护理
B. 如体重大于2500g,按正常新生儿护理
C. 如孕龄大于40周,按正常新生儿护理
D. 如体重大于4000g,按正常新生儿护理
E. 无论新生儿体重大小,均应按早产儿护理

※13. 患者女,31岁。宫内妊娠33周,妊娠合并贫血,对其进行护理。**不妥**的是
A. 嘱注意休息
B. 嘱定期产前检查
C. 注射铁剂应深部肌内注射
D. 嘱合理安排活动与休息
E. 纠正贫血首选注射右旋糖酐铁

14. 患者女,30岁。宫内妊娠38周,妊娠合并糖尿病,自然临产分娩一女婴。产后护士应对其进行健康教育,下述哪一项是正确的
A. 产妇无需制定长期避孕措施
B. 建议产妇采用宫内节育器避孕
C. 产后胰岛素的需要量无需重新评估
D. 如采用胰岛素治疗,哺乳会对新生儿产生不良影响
E. 指导产妇定期接受产科和内科复查

15. 患者女,34岁。妊娠合并中度贫血。关于其分娩期护理,**不妥**的是
A. 密切观察产程变化
B. 备好新生儿急救物品
C. 临产前遵医嘱补充维生素K_1
D. 注意无菌操作,预防感染
E. 禁用宫缩剂,以免加重心脏负担

16. 某孕妇,妊娠合并心脏病,为避免加重心脏负担,整个孕期孕妇体重增加不应超过
A. 10kg　　　　　　B. 15kg

C. 20kg　　　　　　　D. 25kg
E. 30kg
17. 患者女，30岁。宫内妊娠30周，妊娠合并缺铁性贫血。对其进行以下护理，不妥的是
A. 注意休息
B. 口服铁剂纠正贫血
C. 注射铁剂应行深部注射法
D. 定期产前检查
E. 口服铁剂以三价铁为首选
※18. 患者女，32岁，孕37周。妊娠合并心脏病，心功能Ⅱ级，活动时有心悸、气短、心动过速等症状，听诊有舒张期杂音，无心力衰竭症状。现产后第2天，下述护理措施哪一项不正确
A. 出院后定期检查
B. 遵医嘱给予抗生素预防感染
C. 嘱产妇充分休息，禁止哺育婴儿
D. 保持外阴清洁，预防便秘
E. 密切观察心功能变化，预防心力衰竭
19. 患者女，35岁，妊娠11周。休息时仍胸闷、气急。查体：脉搏120次/分，呼吸22次/分，心界向左侧扩大，心尖区有Ⅲ级收缩期粗糙杂音，肺底有湿啰音。处理应是
A. 少活动，多休息
B. 立即终止妊娠
C. 加强产前监护
D. 控制心力衰竭后终止妊娠
E. 控制心力衰竭后继续妊娠
20. 患者女，32岁。孕10周，患心脏病，曾有心力衰竭史，现心功能Ⅱ级。自诉不慎避孕失败，前来咨询应何时做人工流产最合适。应告知
A. 妊娠8周前　　　　B. 妊娠12周前
C. 妊娠14周前　　　D. 妊娠16周前
E. 妊娠18周前
21. 患者女，28岁。宫内妊娠18周，妊娠合并心脏病，心功能Ⅱ级，活动时有心悸、气短等症状，听诊心尖区有舒张期杂音，无心力衰竭症状。妊娠期护理措施不正确的是
A. 监测体重，观察有无水肿
B. 多休息，睡眠时宜取左侧卧位
C. 16周起限盐，每日食盐摄入量为4～5g
D. 进食营养丰富食物
E. 多运动，以增强机体的抵抗力
※22. 患者女，27岁。宫内妊娠38周，妊娠合并重度贫血，自然临产顺利娩出一女婴。关于产后健康指导，错误的是
A. 补充营养　　　　B. 注意休息
C. 预防感染　　　　D. 观察恶露情况

E. 鼓励母乳喂养
23. 患者女，33岁。初次怀孕。孕18周出现心慌、气短，心功能Ⅱ级。经过加强产前检查、严密监测孕期经过等处理，目前孕37周，自然临产。该产妇的体位最好是
A. 平卧位　　　　　B. 左侧卧位
C. 右侧卧位　　　　D. 半卧位
E. 头低脚高位
24. 某孕妇，27岁，宫内妊娠38周，妊娠合并糖尿病。下列描述正确的是
A. 易发生羊水过少
B. 新生儿应按过期产儿加强护理
C. 分娩过程中，产妇血糖更高
D. 易出现新生儿低血糖
E. 前置胎盘的发生率增加
25. 患者女，29岁，宫内妊娠38周，妊娠合并心脏病，心功能Ⅱ级，自然临产。关于分娩期护理措施下述正确的是
A. 分娩过程中尽量避免使用抗生素
B. 尽量避免阴道助产，以免疼痛加重心脏负担
C. 遵医嘱使用强心药物预防心力衰竭
D. 第二产程阴道助产以缩短产程
E. 如产后子宫收缩乏力可注射麦角新碱
※26. 患者女，31岁，孕26周，妊娠合并心脏病，心功能Ⅱ级，活动时有心悸、气短、心动过速等症状，听诊有舒张期杂音，无心力衰竭症状。妊娠期护理措施不正确的是
A. 每2周检查一次
B. 防止诱发心力衰竭的因素
C. 摄入高热量、高维生素、低盐、低脂饮食
D. 保证充足的睡眠
E. 于妊娠36～38周入院待产
27. 患者女，妊娠合并糖尿病，孕期无其他合并症。于妊娠39周剖宫产1个健康女婴。对其新生儿应重点监测的内容是
A. 大小便　　　　　B. 体重
C. 血压　　　　　　D. 血糖
E. 体温
※28. 患者女，28岁。因妊娠合并心脏病，心功能Ⅲ级，行剖宫产术终止妊娠。手术顺利，术后子宫收缩好，血压正常。对该产妇的护理措施中正确的是
A. 饮食宜清淡，防止便秘
B. 不宜再妊娠，产后42天后行绝育术
C. 停用恢复心功能的药物，以免影响哺乳
D. 尽早协助哺乳，促进子宫收缩
E. 产后24小时协助下床活动，预防血栓性静脉炎

29. 某孕妇，孕27周复查时，血红蛋白90g/L。行高危因素评估后正确的措施是
A. 建立孕期保健手册　　B. 列入高危专案管理
C. 进行唐氏综合征筛查　D. 进行骨盆、胎心测量
E. 嘱12小时胎动计数

30. 患者女，33岁，确诊为妊娠合并贫血。患者询问妊娠合并贫血对孕妇的常见危害是什么
A. 产后出血　　　　　　B. 心力衰竭
C. 肾衰竭　　　　　　　D. 肝脏受损
E. 呼吸道感染

A₃型题

（1、2题共用题干）

妊娠38⁺⁵周产妇，患心脏病，已临产，各产科情况无异常，心功能Ⅱ级。

1. 护理措施中**错误**的是
A. 右侧卧位
B. 鼓励产妇放松，消除紧张情绪
C. 吸氧
D. 必要时注射哌替啶
E. 观察早期心力衰竭征象

2. 宫口接近全开时，心功能仍为Ⅱ级，首先要做的是准备好
A. 阴道助产手术的物品
B. 胎儿娩出后压腹部的沙袋
C. 产后注射的缩宫素
D. 抢救新生儿的物品
E. 产后注射的哌替啶

A₄型题

（1~3题共用题干）

患者女，26岁，先天性心脏病患者，孕25周出现心悸、气短，经检查心功能属于Ⅱ级。

1. 妊娠期护理措施下述哪一项**错误**
A. 预产期前2周入院待产
B. 加强产前检查，每2周检查一次
C. 积极防治各种并发症，避免诱发心力衰竭
D. 充分休息，避免劳累
E. 合理营养，整个孕期体重增加不宜超过10kg

2. 经过加强产前检查，严密监测孕期经过等，目前孕38周，自然临产。各产科情况无异常，心功能Ⅱ级。以下护理措施哪一项**不正确**
A. 严密观察生命体征
B. 遵医嘱给予抗生素预防感染
C. 做好新生儿抢救准备
D. 嘱产妇屏气用力，尽快结束分娩
E. 观察产程进展，注意胎心变化

3. 宫口开全后，阴道助产娩出1个活婴后，产妇兴奋地感谢医护人员。此时首先应实施的护理措施为
A. 记录病情　　　　　　B. 测量血压
C. 让母婴身体皮肤接触　D. 重新评估心功能
E. 嘱产妇绝对卧床休息，不宜兴奋

（4~6题共用题干）

患者女，27岁，宫内妊娠29周。产前检查：尿糖（+++），空腹血糖8.9mmol/L，餐后2小时血糖16.8mmol/L，诊断为妊娠期糖尿病。

4. 该患者最适宜的治疗是
A. 注射胰岛素　　　　　B. 综合治疗
C. 运动疗法　　　　　　D. 单纯饮食控制
E. 口服降糖药

5. 治疗过程中，如果患者出现极度乏力、头晕、心悸、多汗等，应考虑孕妇发生
A. 上呼吸道感染　　　　B. 高血糖反应
C. 糖尿病酮症酸中毒　　D. 休克
E. 低血糖反应

6. 护士对其进行健康宣教，下述哪一项**不正确**
A. 控制饮食非常重要
B. 32周起，每周来院做一次NST试验
C. 整个孕期体重增长控制在15kg之内
D. 适度运动，散步为宜
E. 胎动计数了解胎儿情况

参考答案与难题解析

A₁型题：1.E　2.C　3.E　4.D　5.B
3题解析：心脏病产妇产后3天，尤其是24小时内血容量增加，心脏负担加重，应注意预防心力衰竭。
A₂型题：1.C　2.B　3.A　4.A　5.E　6.D　7.D　8.B　9.B　10.D　11.C　12.E　13.E　14.E　15.E　16.A　17.E　18.C　19.D　20.B　21.E　22.E　23.D　24.D　25.D　26.A　27.D　28.A　29.B　30.A
1题解析：妊娠合并心脏病孕妇妊娠16周起应限制食盐摄入，4~5g/d。
3题解析：心脏病患者心功能Ⅰ~Ⅱ级可以妊娠，心功能Ⅲ~Ⅳ级不宜妊娠。
5题解析：麦角新碱可以增加静脉压，增加心脏负担，妊娠合并心脏病孕妇不能用，以免诱发心力衰竭。
6题解析：妊娠合并心脏病孕妇第二产程应避免屏气用力，以防诱发心力衰竭，应行阴道助产术缩短产程。
11题解析：糖尿病孕妇妊娠期应注意清洁，预防感染，但不常规用抗生素预防感染。
13题解析：贫血的产妇补充铁剂以口服制剂为首选，且选用二价铁。如果口服疗效差或对口服铁剂不能耐受或病情较重者，可用注射法补充铁剂，并应深部注射。
18题解析：妊娠合并心脏病的产妇心功能Ⅰ~Ⅱ级可以哺乳，心功能Ⅲ~Ⅳ级不宜哺乳。
22题解析：妊娠合并重度贫血产妇不宜哺乳。
26题解析：妊娠合并心脏病孕妇在妊娠20周前每2周检查一次，20周后应每周检查一次。
28题解析：妊娠合并心脏病的产妇产后3天应卧床休息防止心力衰竭，产后1周行绝育手术。心功能Ⅲ、Ⅳ级不能哺乳。
A₃型题：1.A　2.A

1 题解析：孕妇应取左侧卧位，有利于缓解妊娠晚期子宫右旋的程度，改善子宫的氧供。
2 题解析：所有选项都需准备，但首先应准备阴道助产术的物品。妊娠合并心脏病产妇，宫口开全后需立即行阴道助产术助产，减轻心脏负担，因此，A 项为最佳选项。

A_4 型题： 1. B　2. D　3. E　4. A　5. E　6. C

1 题解析：妊娠合并心脏病的产妇，20 周后应每周检查一次。
2 题解析：妊娠合并心脏病的产妇，分娩期应避免屏气用力，以免加重心脏负担。
3 题解析：妊娠合并心脏病的产妇在妊娠 32～34 周、分娩期、产后头三天尤其是 24 小时内易发生心力衰竭，产后过于兴奋会进一步增加心脏负担，诱发心力衰竭。
4 题解析：妊娠期糖尿病孕妇最适宜的治疗药物是胰岛素。
5 题解析：胰岛素治疗过程中，如果患者出现极度乏力、头晕、心悸、多汗等，应考虑发生了低血糖。
6 题解析：妊娠期糖尿病孕妇整个孕期体重增长控制在 10～12kg 为宜。

第 17 节　产力异常患者的护理

A_1 型题

※1. 宫缩乏力，行人工破膜促进产程进展适用于下述哪一种情况
A. 头盆不称
B. 臀位，宫口开大 1cm
C. 横位，宫口开大 3cm
D. 臀位，宫口开大 4cm 以上
E. 头先露，已衔接，宫口开大 4cm

2. 子宫收缩乏力的原因**不包括**
A. 子宫发育不良　　B. 胎膜早破
C. 精神因素　　　　D. 头盆不称
E. 临产后使用镇痛剂

3. 关于协调性子宫收缩乏力的临床表现，下述哪一项**不正确**
A. 有极性
B. 有对称性
C. 有节律性
D. 子宫下段比宫底收缩力强
E. 宫缩达到高峰时子宫也不硬

A_2 型题

1. 患者，孕 1 产 0，孕 39 周。因宫缩乏力导致第一产程活跃期延长，其活跃期时间超过了
A. 16 小时　　　　B. 14 小时
C. 12 小时　　　　D. 8 小时
E. 6 小时

2. 患者，31 岁，孕 39 周，临产 6 小时，宫缩（30～35）秒/（5～6）分钟，宫缩时子宫肌壁不硬，关于其宫缩，正确的是
A. 容易导致胎儿窘迫

B. 静脉滴注缩宫素对改善其宫缩无效
C. 可引起产程延长
D. 其子宫收缩极性倒置
E. 不易导致生殖道瘘

3. 某初产妇，24 岁，妊娠 39 周，妊娠期糖尿病，平日饮食控制血糖，因"腹痛伴阴道流液 10 小时"入院待产，入院后遵医嘱给予缩宫素 2.5U 静脉滴注，方法是
A. 缩宫素+0.9%生理盐水 500ml 静脉滴注以 4 滴/分开始
B. 缩宫素+0.9%生理盐水 500ml 静脉滴注以 10 滴/分开始
C. 缩宫素+葡萄糖盐水 500ml 静脉滴注以 10 滴/分开始
D. 缩宫素+5%葡萄糖 500ml 静脉滴注以 10 滴/分开始
E. 缩宫素+5%葡萄糖 500ml 静脉滴注以 4 滴/分开始

※4. 患者女，28 岁，第 2 胎，孕 40 周。临产 2 小时自娩 1 个女婴，可能出现的后果**不正确**的是
A. 产后出血
B. 软产道损伤
C. 新生儿颅内出血
D. 软产道组织受压缺血、坏死
E. 产褥感染

※5. 28 岁初产妇，孕 39 周。临产 13 小时，因不协调性宫缩乏力致产程停滞，其宫缩特点下述哪一项正确
A. 这种宫缩弱，不会引起胎心改变
B. 子宫下段收缩比宫底强
C. 宫缩达到高峰时子宫软
D. 有间歇性
E. 宫缩间歇期子宫肌壁完全放松

6. 患者女，孕 1 产 0，宫内妊娠 40 周。临产 8 小时，因宫缩乏力应用缩宫素加强宫缩，下述注意事项哪一项正确
A. 专人守护，严密观察宫缩及胎心音、血压
B. 用药后宫缩越强效果越好
C. 如出现胎儿窘迫，只要调整缩宫素的量即可
D. 滴速可为 50 滴/分
E. 出现血压升高应给予降压药

7. 30 岁初产妇，孕 41 周。临产 7 小时，宫口开大 4cm 后产程进展缓慢，宫缩 35 秒/5 分钟。产妇因此烦躁不安，对自然分娩失去信心。此时最主要的护理措施是
A. 做剖宫产准备　　B. 开放静脉通路
C. 心理护理　　　　D. 鼓励产妇多进食
E. 遵医嘱用药，促进宫缩

8. 23 岁初产妇，妊娠 30 周，规律宫缩 12 小时，近

2 小时产程无进展，产妇呼喊疼痛，腹部拒按，子宫呈痉挛性收缩，胎位触不清，胎心 150 次/分。肛门检查宫口开 3cm，胎头 S_{+1}。以下处理正确的是

A. 静脉滴注缩宫素
B. 立即行剖宫产术
C. 行人工破膜
D. 遵医嘱肌注哌替啶 100mg
E. 阴道检查后再决定分娩方式

A₃型题

（1、2题共用题干）

产妇 30 岁。第一胎足月临产，阵发性腹痛 4 小时，检查：枕左前位，胎心 140 次/分，宫缩规律，宫口开大 2cm，先露平坐骨棘水平，产妇呈痛苦面容，3 小时后宫口仍为 2cm，先露平坐骨棘水平，宫缩时宫底不硬，胎心 120 次/分。

1. 诊断可能为
A. 先兆子宫破裂
B. 协调性宫缩乏力
C. 子宫收缩过强
D. 原发性宫缩乏力
E. 不协调性宫缩乏力

2. 对该产妇的处理正确的是
A. 阴道助产
B. 针灸穴位
C. 人工破膜
D. 注射哌替啶
E. 静脉滴注缩宫素加强宫缩

参考答案与难题解析

A₁型题：1. E 2. B 3. D

1 题解析：宫口扩张 3cm 或以上，无头盆不称，胎头已衔接者可行人工破膜加强宫缩。

A₂型题：1. D 2. C 3. A 4. D 5. B 6. A 7. C 8. D

4 题解析：急产指总产程小于 3 小时。由于急产的胎儿娩出过快，软产道容易损伤，但软产道受压时间不长，不会因此而缺血坏死。

5 题解析：不协调性宫缩乏力可出现极性倒置，使得子宫下段收缩比宫底部强。

A₃型题：1. E 2. D

1 题解析：该产妇宫缩时宫底不硬，提示宫缩乏力，宫口扩张 3 小时无进展，产妇呈痛苦面容，考虑高张性宫缩所致，不协调性宫缩乏力可能性大。

2 题解析：不协调性宫缩乏力恢复为协调性的宫缩前禁用缩宫素，应给予哌替啶抑制这种异常宫缩。

第 18 节　产道异常患者的护理

A₁型题

※1. 骨盆入口狭窄主要是
A. 髂棘间径＜22cm
B. 坐骨棘间径＜10cm
C. 对角径＞11.5cm
D. 入口前后径＞10cm
E. 骶耻外径＜18cm

2. 可在监护下试产的是
A. 头盆不称
B. 严重的会阴瘢痕
C. 畸形骨盆
D. 骨盆入口轻度狭窄
E. 头位，骨盆出口平面狭窄

3. 下述哪一种情况不易伴有骨盆异常
A. 跛足
B. 悬垂腹
C. 腹部有妊娠纹
D. 身高＜140cm
E. 背部菱形窝不对称

A₂型题

1. 某产妇，28 岁。足月临产，因骨盆入口平面轻度狭窄予以试产。护理措施错误的是
A. 未做肛门检查
B. 注意产程进展情况
C. 宫口开大 4cm 以内，肥皂水灌肠促进宫缩
D. 注意先兆子宫破裂的征象
E. 做好生活护理，保持良好产力

※2. 某产妇，32 岁。足月临产，骨盆外测量 23cm、25cm、17cm、7.5cm。其骨盆属于
A. 均小骨盆
B. 漏斗骨盆
C. 扁平骨盆
D. 横径狭窄骨盆
E. 畸形骨盆

※3. 某产妇，27 岁。足月临产。该产妇的中骨盆狭窄，下述哪一种情况不会出现
A. 先露入盆受阻
B. 跨耻征阴性
C. 坐骨棘间径小于 10cm
D. 持续性枕横位
E. 持续性枕后位

4. 某产妇，26 岁。足月临产 7 小时，宫颈水肿。下述护理措施哪一项不对
A. 给予利尿药
B. 宫颈水肿明显处注射利多卡因
C. 宫口近开全，用手上推水肿的宫颈前唇
D. 静脉注射地西泮
E. 抬高产妇臀部

5. 某产妇，29 岁。足月临产 17 小时入院，腹部见病理性缩复环。下述哪一种情况最可能发生
A. 臀位
B. 头盆不称
C. 胎儿畸形
D. 宫缩乏力
E. 软产道异常

6. 某初孕妇，33 岁。产前检查发现其骨盆为漏斗型骨盆。现因足月妊娠，胎膜早破来就诊。查体：胎头未入盆。医嘱：入院行各项检查，拟次日行剖宫产术。护士对其进行健康教育，不正确的内容是

A. 解释产道异常对母儿的影响
B. 说明剖宫产的必要性
C. 解释剖宫产的术前、术后注意事项
D. 嘱其注意胎动
E. 鼓励术前多下床活动

7. 患者女，30岁，孕1产0。孕40周，规律宫缩4小时，破膜5小时入院，腹部检查：胎头高浮，应首先测量的骨盆径线是
A. 入口径线	B. 中骨盆径线
C. 坐骨棘间径	D. 出口横径
E. 出口前后径

A₄型题

（1~3题共用题干）

29岁初孕妇，妊娠40周。骨盆外测量：23cm、26cm、18cm、9cm，产科腹部触诊头先露，估计胎儿体重3700~3800g，跨耻征可疑阳性。

1. 考虑最大可能为
A. 扁平骨盆	B. 横径狭窄骨盆
C. 漏斗骨盆	D. 畸形骨盆
E. 可疑头盆不称

2. 临产6小时，宫口开大3cm并行人工破膜后，拟试产。观察时间应为
A. 11~12小时	B. 5~8小时
C. 2~4小时	D. 1~3小时
E. 1~2小时

3. 试产2小时，胎心率165次/分，羊水清。下述护理措施哪一项不正确
A. 吸氧
B. 保持外阴清洁
C. 观察羊水情况
D. 立即做剖宫产术前准备，终止妊娠
E. 观察宫缩

参考答案与难题解析

A₁型题： 1.E 2.D 3.C
1题解析： 骶耻外径间接反映骨盆入口前后径的大小，如骶耻外径＜18cm提示入口前后径小于正常。
A₂型题： 1.C 2.B 3.A 4.A 5.B 6.E 7.A
2题解析： 骨盆外测量23cm、25cm、17cm、7.5cm，其骶耻外径与坐骨结节间径均小于正常，中骨盆与出口狭窄，因此为漏斗骨盆。
3题解析： 中骨盆平面狭窄影响内旋转，入口平面狭窄影响衔接。
A₄型题： 1.E 2.C 3.D
1题解析： 跨耻征是判断头盆关系的一种方法，可疑阳性提示可疑头盆不称。
2题解析： 试产观察时间为2~4小时。
3题解析： 该产妇目前虽然胎心稍微增快，但是羊水清，暂时应予吸氧等方法改善氧供，而不是立即剖宫产。

第19节 胎位异常患者的护理

A₁型题

1. 下述不易合并胎位异常的是
A. 子宫下段肌瘤	B. 胎盘早剥
C. 前置胎盘	D. 头盆不称
E. 羊水过多

※2. 臀位分娩时，当脐部娩出后，一般宜于何时结束分娩
A. 2~3分钟内	B. 8分钟内
C. 10分钟内	D. 15分钟内
E. 25分钟内

A₂型题

1. 患者女，32岁，孕41周。产前检查发现巨大儿，最可能的原因是
A. 营养过剩	B. 经产妇
C. 过期妊娠	D. 父母身材高大
E. 妊娠合并糖尿病

※2. 某初产妇，31岁，妊娠40周。临产，于今日11时宫口开大10cm，频频用力，13时胎儿仍未娩出，其产程为
A. 潜伏期延长	B. 第一产程延长
C. 第二产程延长	D. 活跃期延长
E. 活跃期停滞

3. 患者女，29岁，第一胎，妊娠40周。临产后5小时，宫缩持续约35秒，间歇4~6分钟，宫缩较弱。产妇自诉每次宫缩时都有排便感，想憋气用力。估计其胎位为
A. 枕左前位	B. 枕右前位
C. 枕横位	D. 持续性枕横位
E. 枕后位

※4. 患者女，30岁，孕39周。已临产，阴道检查发现前囟在10点处，后囟在4点处。关于其临床特点以下叙述正确的是
A. 胎心在脐上方听诊最清楚
B. 不会影响产程进展
C. 肛诊觉盆腔前部空虚
D. 产妇过早向下屏气用力
E. 不易发生宫颈水肿

5. 某初孕妇，29岁，孕41周。宫口开全2小时后未分娩，阴道检查：胎头矢状缝在骨盆横径上，后囟在骨盆左侧方。判断其胎方位为
A. 枕左前位	B. 枕左横位

C. 枕右前位　　　　D. 枕右横位
E. 正枕后位

※6. 患者女，27岁，第一胎，孕39周。已临产，阴道检查，胎头矢状缝在骨盆横径上，后囟在骨盆左侧方。下述护理措施哪一项正确
A. 嘱产妇向胎背方向侧卧
B. 协助医生多进行阴道检查
C. 督促产妇每6小时排尿一次
D. 产妇屏气用力时，应多鼓励
E. 鼓励产妇多进食，注意休息

7. 某初孕妇，28岁。妊娠30周，胎儿臀位，为减轻孕妇的焦虑情绪，护士对孕妇的指导，**不正确**的是
A. 可采用膝卧位矫正
B. 胎位可自行转为头先露
C. 膝胸卧位须排空膀胱
D. 可行外转胎位术矫正
E. 矫正无效时，可提前住院待产

A₃型题
（1~3题共用题干）

某产妇，27岁。孕1产0，宫内妊娠40周，混合臀先露。骨盆外测量：髂前上棘径25cm，髂棘间径27cm，骶耻外径19.5cm，坐骨结节间径9cm，内测量对角径13cm，坐骨棘间径10cm，骶骨凹正常，宫颈管消失，宫缩良好。

1. 该产妇骨盆为
A. 均小骨盆　　　　B. 正常骨盆
C. 扁平骨盆　　　　D. 横径狭窄骨盆
E. 漏斗骨盆

2. 对该产妇的护理哪一项是**错误**的
A. 卧床休息不宜下床活动
B. 阴道口见胎足立即消毒牵引
C. 补充能量保持体力
D. 少做肛查禁止灌肠
E. 一旦胎膜破裂立即听胎心

3. 如从阴道分娩，当胎儿脐部娩出后，胎头娩出不应超过
A. 3分钟　　　　B. 5分钟
C. 8分钟　　　　D. 10分钟
E. 15分钟

参考答案与难题解析

A₁型题：1. B 2. A
2题解析：臀位分娩时，当脐部娩出后，一般宜于2~3分钟内结束分娩，不超过8分钟，以免脐带受压，血运中断时间过长，胎儿血供中断过久。
A₂型题：1. E 2. A 3. E 4. D 5. B 6. E 7. D
2题解析：宫口开全2小时，产程无任何进展，提示第二产程停滞。

4题解析：从前囟在10点处，后囟在4点处，可知胎方位为枕左后位，胎头压迫直肠将导致产妇出现排便感而过早屏气用力。
6题解析：胎头矢状缝在骨盆横径上，后囟在骨盆左侧方提示胎位为枕左横位，护理应注意保持良好产力，少肛查或阴道检查，嘱产妇向胎背对侧方向侧卧，嘱产妇勿屏气用力，督促产妇每2~4小时排尿一次。
A₃型题：1. B 2. B 3. C
1题解析：髂前上棘径25cm（23~26cm），髂棘间径27cm（25~28cm），骶耻外径19.5cm（18~20cm），坐骨结节间径9cm（8.5~9.5cm），内测量对角径13cm（12.5~13cm），坐骨棘间径10cm，均在正常范围内。
2题解析：胎足比较小，宫口开大5~6cm即可脱出，此时宫口尚未开全，不能牵引。应确认宫口开全后才可以牵引。
3题解析：臀位分娩时，胎儿脐部娩出后，因为脐带受压，血运受阻，胎头娩出不应超过8分钟。

第20节　产后出血患者的护理

A₁型题

※1. 与宫缩乏力所致产后出血无关的因素是
A. 产程延长　　　　B. 子宫肌瘤
C. 脐带过短　　　　D. 羊水过多
E. 巨大儿

2. 胎盘滞留是指胎儿娩出后多长时间胎盘尚未娩出者
A. 15分钟　　　　B. 30分钟
C. 40分钟　　　　D. 1小时
E. 2小时

3. 目前我国产妇死亡的首位原因是
A. 产褥感染　　　　B. 羊水栓塞
C. 妊娠合并心脏病　D. 产后出血
E. 子痫

4. 产后止血宫腔填塞无菌纱布条的留置时间是
A. 8小时　　　　B. 12小时
C. 16小时　　　　D. 24小时
E. 72小时

A₂型题

※1. 患者足月分娩1个女婴，产后出血500ml。产后出血应急护理哪一项**不妥**
A. 应迅速而又有条不紊地进行抢救
B. 查找出血原因
C. 医生到后，方可采取止血措施
D. 宫缩乏力引起的出血应立即按摩子宫
E. 给予子宫收缩剂

2. 患者第1胎足月分娩，胎盘30分钟未娩出。检查：子宫下段有一狭窄环，胎盘嵌顿于宫腔内。此时应采取的适宜方法是
A. 行子宫切除术　　B. 行人工剥离胎盘术
C. 麻醉下手取胎盘　D. 大号刮匙刮取胎盘

E. 给予缩宫素加强宫缩
3. 患者足月分娩1个女婴，胎盘娩出后，产妇阴道间歇性出血，量约600ml，色暗红。检查：子宫软，按摩后子宫变硬，阴道出血量明显减少。该产妇产后出血的主要原因是
A. 宫颈裂伤　　　　　B. 宫缩乏力
C. 胎盘胎膜滞留　　　D. 凝血功能障碍
E. 会阴、阴道裂伤
4. 患者女，23岁，第1胎。足月顺产，胎儿娩出后即出现阴道流血，色鲜红，量约450ml，同时伴有血凝块，此时胎盘尚未娩出。最可能的出血原因是
A. 宫缩乏力　　　　　B. 胎盘滞留
C. 软产道损伤　　　　D. 子宫破裂
E. 凝血功能障碍
※5. 患者女，31岁，孕4产0。宫内妊娠40周，经阴道分娩一女婴，体重3500g，胎儿娩出后35分钟胎盘仍未娩出，阴道阵发性流血500ml，色暗红。该产妇出血原因最可能是
A. 胎盘残留　　　　　B. 子宫收缩乏力
C. 软产道损伤　　　　D. 胎盘部分粘连
E. 凝血功能障碍
6. 患者女，31岁，孕39周。宫口开全2小时。为预防产后出血，胎盘娩出前应注意
A. 产妇生命体征　　　B. 不过早牵拉脐带
C. 产妇情绪变化　　　D. 禁止使用缩宫素
E. 输血
※7. 患者女，30岁。因宫缩乏力给予缩宫素静脉滴注，于8时自娩1个男婴。为预防产后出血，胎盘娩出后的护理措施不妥的是
A. 按摩子宫底
B. 避免膀胱充盈
C. 停止缩宫素改输血液
D. 检查胎盘、胎膜是否完整
E. 测血压脉搏
8. 患者女，29岁，孕41周。分娩后2小时发生产后出血。下述哪一项不是此时的护理措施
A. 按摩子宫底部　　　B. 改置半卧位
C. 肌内注射麦角新碱　D. 再次检查胎盘胎膜
E. 仔细查明出血原因
9. 31岁初产妇，妊娠39周自然分娩1个男婴。胎儿经阴道娩出后护士立即为其按摩子宫并协助胎盘娩出。这一行为可能导致下列哪种情况发生产后出血
A. 胎盘粘连　　　　　B. 宫缩乏力
C. 软产道损伤　　　　D. 胎盘植入
E. 胎盘剥离不全

10. 38岁经产妇，妊娠39周，因阴道分娩后子宫缩乏力导致阴道流血不止。给予子宫按摩及使用宫缩剂，止血效果差，阴道流血达1000ml。产妇面色苍白，四肢湿冷，心率130次/分，呼吸36次/分，血压80/50mmHg，遵医嘱行宫腔填塞无菌纱布。宫腔填塞无菌纱布条后应警惕的是
A. 宫底高度下降
B. 纱布条脱出
C. 子宫缩小
D. 宫腔内继续出血，但阴道未见出血的止血假象
E. 感染

A₃型题
（1、2题共用题干）
某产妇，临产20小时后分娩一女婴，精疲力竭。
1. 为预防其产后出血，胎儿娩出后应
A. 立即给予导尿
B. 安置半卧位
C. 立即注射缩宫素
D. 严密观察血压、脉搏变化
E. 吸氧保暖
2. 与产后宫缩乏力性出血无关的因素是
A. 双胎妊娠　　　　　B. 产程延长
C. 脐带绕颈　　　　　D. 子宫肌瘤
E. 巨大儿

A₄型题
（1、2题共用题干）
某初产妇，25岁，孕足月出现规律性子宫收缩，2小时后来院。由于宫缩过强，立刻将产妇放在床上，未来得及消毒及保护会阴，胎儿急速娩出。正处理婴儿时，见产妇阴道有较多血流出。腹部检查：子宫收缩良好。
1. 如果采取了下述哪一项措施，可以预防产后出血
A. 胎儿娩出后，肌内注射麦角新碱
B. 胎儿娩出后，迅速按摩子宫
C. 胎肩娩出后，立即肌内注射缩宫素
D. 注意保护会阴
E. 胎头娩出后，即可给予缩宫素
2. 此产妇于胎盘娩出后，持续阴道出血，检查发现胎盘不完整，首选的措施为
A. 宫腔探查
B. 按摩子宫止血
C. 监测生命体征，注意观察尿量
D. 阴道内填塞纱条止血
E. 肌内注射缩宫素

参考答案与难题解析
A₁型题：1.C 2.B 3.D 4.D
1题解析：脐带过短如引起出血，属于胎盘因素所致而非宫缩

乏力。

A₂型题：1.C 2.C 3.B 4.C 5.D 6.B 7.C 8.B 9.E 10.D

1题解析：产后出血应迅速抢救，如按摩子宫等，而不应等待医生到来后才开始。

5题解析：胎儿娩出后35分钟胎盘仍未娩出、胎盘娩出前阴道流血提示胎盘因素所致出血。

7题解析：宫缩乏力导致的产后出血，在胎盘娩出后仍应用缩宫素加强宫缩。

A₃型题：1.C 2.C

1题解析：产程延长常引起宫缩乏力而致产后出血，因此应给予缩宫素预防产后出血。

2题解析：脐带绕颈不会引起宫缩乏力，与宫缩乏力产后出血无关。

A₄型题：1.D 2.A

1题解析：根据题中所给信息，该产妇为急产，说明子宫收缩力很强，产程进展快，可引起会阴、阴道裂伤而导致产后出血。因此，针对该产妇应注意保护会阴，预防产道损伤。

2题解析：胎盘娩出后，产妇持续阴道出血，检查发现胎盘不完整，提示为胎盘原因引起的产后出血，此时应探查宫腔了解情况。

第21节 羊水栓塞患者的护理

A₁型题

1. 下述哪一种情况不属于羊水栓塞的诱发因素
   A．胎膜早破　　　　B．胎盘早剥
   C．剖宫产　　　　　D．前置胎盘
   E．第一产程延长

2. 产科最严重的并发症是
   A．羊水栓塞　　　　B．产后出血
   C．胎膜早破　　　　D．子宫破裂
   E．胎盘早剥

A₂型题

1. 患者女，34岁，第2胎，孕40周。产前检查情况正常。现临产3小时。检查：宫缩强，宫口开大5cm，自然破膜后出现烦躁、呛咳、呼吸困难，血压60/40mmHg。应立即意识到产妇最可能发生了
   A．子痫　　　　　　B．急性左心力衰竭
   C．胎盘早剥　　　　D．子宫破裂
   E．羊水栓塞

2. 某初产妇，30岁，孕39周。临产后宫缩强，宫口开大9cm自然破膜，破膜后不久突然出现呛咳、呼吸困难，发绀，血压60/30mmHg。此时应采取的卧位是
   A．平卧抬高臀部　　B．左侧卧位
   C．右侧卧位　　　　D．半坐卧位
   E．膝胸卧位

※3. 患者女，28岁，孕41周临产，胎膜破裂后，产妇突然出现寒战、呼吸困难。检查：血压90/50mmHg，心率快而弱，肺部听诊有湿啰音。下述护理措施哪一项正确
   A．立即改善产妇的呼吸循环功能
   B．立即做好剖宫产术前准备
   C．立即输血、输液
   D．立即给予呋塞米
   E．立即给予洋地黄类药物

参考答案与难题解析

A₁型题：1.E 2.A
A₂型题：1.E 2.D 3.A

3题解析：羊水进入母体循环后可引起严重的肺血管痉挛、肺动脉高压及过敏等。所以首先应改善呼吸循环功能，待病情好转后，迅速结束分娩。

第22节 子宫破裂患者的护理

A₁型题

※1. 下述哪一种情况应立即行剖宫产
   A．强直性子宫收缩　　B．痉挛性狭窄环
   C．病理缩复环　　　　D．协调性宫缩乏力
   E．不协调性宫缩过强

※2. 关于预防子宫破裂的叙述，错误的是
   A．及时发现先兆子宫破裂征象
   B．子宫破裂行子宫修补术的患者应至少避孕半年
   C．及时纠正异常胎位
   D．出现先兆子宫破裂征象，应用药物抑制宫缩
   E．有子宫肌瘤手术史者，应比预产期提前2周住院待产

A₂型题

※1. 某孕妇，26岁，宫内妊娠40周。静脉滴注缩宫素引产，出现先兆子宫破裂征象。首选的护理措施是
   A．配血备皮　　　　B．通知家属
   C．停缩宫素　　　　D．陪伴产妇
   E．吸氧保暖

2. 患者女，28岁，宫内妊娠39周。因宫缩乏力予静脉滴注缩宫素加强宫缩。滴药过程中出现病理缩复环。下述护理措施不妥的是
   A．吸氧
   B．立即给予宫缩抑制药物
   C．立即停止缩宫素静脉滴注
   D．指导产妇深呼吸
   E．安置产妇头低足高位

3. 患者女，32岁，孕40周，静脉滴注缩宫素引产，

滴药过程中出现病理缩复环。应立即肌内注射
A. 钙剂 B. 硫酸镁
C. 地塞米松 D. 缩宫素
E. 哌替啶

A₃型题

（1~3题共用题干）

某初产妇，孕41周，临产20小时，宫口开大6cm，肌内注射缩宫素10U，宫缩持续不缓解，胎心率110次/分，耻骨上有压痛，腹部有一环状凹陷。

1. 此时应首先考虑的诊断为
A. 不协调性宫缩乏力 B. 先兆子宫破裂
C. 子宫收缩过强 D. 痉挛性子宫狭窄环
E. 子宫完全破裂

2. 入院体查，最有早期诊断意义的症状或体征是
A. 肉眼血尿
B. 腹部有一环状凹陷
C. 宫缩持续不缓解，产妇疼痛难忍，呼叫
D. 胎心率110次/分
E. 宫口开大6cm

3. 下述护理措施哪一项不对
A. 立即停用缩宫素 B. 遵医嘱给予哌替啶
C. 做好剖宫产术前准备 D. 吸氧，监测胎心
E. 迅速开放静脉通路，输血

参考答案与难题解析

A₁型题：1.C 2.B
1题解析：病理缩复环是子宫先兆破裂征象之一，应立即给予哌替啶抑制宫缩及行剖宫产术终止妊娠。
2题解析：子宫破裂患者行子宫修补术后至少避孕2年才能怀孕。
A₂型题：1.C 2.E 3.E
1题解析：出现先兆子宫破裂征象，如在滴注缩宫素，应立即停药并行剖宫产术。
A₃型题：1.B 2.B 3.E
1题解析：胎儿娩出前，肌内注射缩宫素10单位，不正确使用缩宫素，导致宫缩过强，宫缩持续不缓解，胎心改变，耻骨联合上有压痛，腹部有一环状凹陷，为病理缩复环，提示先兆子宫破裂。
2题解析：先兆子宫破裂最有意义的体征是病理缩复环。
3题解析：先兆子宫破裂的处理为停用缩宫素、抑制宫缩、剖宫产，没有失血，没有休克，不要输血。

第23节 产褥感染患者的护理

A₁型题

1. 关于产褥感染的防治，下述不妥的是
A. 加强孕期保健
B. 产褥期保持外阴清洁
C. 产程中尽量少做肛查、阴道检查
D. 产前、产时常规应用抗生素
E. 临产前2个月避免性生活与盆浴

2. 产褥病的定义是
A. 产褥期内2次体温达到或超过38℃
B. 产后每4小时测体温1次，有2次体温达到38℃
C. 产后10天内每4小时测体温1次，有2次体温达到或超过38℃
D. 产褥期内每4小时测体温1次，体温2次达到或超过38℃
E. 分娩24小时后的10天内每4小时用口表测体温1次，有连续2次达到或超过38℃

3. 阴道局部易受感染并可引起全身炎性病变的时期是
A. 妊娠期 B. 产褥期
C. 青春期 D. 老年期
E. 性成熟期

※4. 关于产褥感染的病因，**错误**的是
A. 产道本身存在细菌
B. 缩宫素的使用
C. 产程延长及阴道助产
D. 妊娠末期性交、盆浴
E. 医务人员的手、呼吸道及各种手术器械的接触

A₂型题

※1. 患者产后5天，腹痛、发热。检查：体温39℃，子宫复旧不佳，有压痛，恶露混浊有臭味。原因最可能是
A. 乳腺炎 B. 上呼吸道感染
C. 泌尿道感染 D. 产褥感染
E. 腹壁切口感染

2. 患者女，26岁。产后第7天，产褥感染高热。下述护理措施**错误**的是
A. 病房要定时通风 B. 卧床休息取半卧位
C. 指导患者少量饮水 D. 给予物理降温
E. 遵医嘱给予广谱抗生素

※3. 患者女，30岁。剖宫产娩出一女活婴。术后12天，寒战、高热，左下肢持续性疼痛，恶露增多，头晕、乏力。查体：体温39.5℃，脉搏112次/分。此患者最可能是
A. 急性腹膜炎 B. 急性输卵管炎
C. 子宫肌炎 D. 下肢血栓性静脉炎
E. 盆腔结缔组织炎

4. 27岁初产妇，孕2产1。剖宫产术后第7天，体温持续为38~39℃，临床诊断为产褥感染。下述最有价值的诊断依据是
A. 腹部伤口红
B. 咳嗽，咽红，扁桃体肿大
C. 尿频，尿急，尿痛

D. 乳腺肿胀，可扪及硬结
E. 宫底脐下三横指，有压痛，恶露量多，混浊
5. 初产妇，29岁。足月产后第4天出现下腹痛，体温不高，恶露多，有臭味，子宫底脐上1指，子宫体软。考虑其最可能的是
A. 子宫肌炎　　　　　B. 急性腹膜炎
C. 急性输卵管炎　　　D. 盆腔结缔组织炎
E. 子宫内膜炎
※6. 患者女，31岁，孕3产1。剖宫产术后第8天，体温持续为38.5～39.3℃，临床诊断产褥感染。下述护理措施不妥的是
A. 产妇取平卧位　　　B. 行物理降温
C. 多饮水　　　　　　D. 进行床旁隔离
E. 产妇出院后严格消毒所用卧具和用具
※7. 25岁初产妇，产后第6天突然出现畏寒、高热，体温40℃，伴有恶心、呕吐，下腹剧痛，压痛、反跳痛、腹肌紧张感明显。最可能的诊断是
A. 产后宫缩　　　　　B. 子宫内膜炎
C. 子宫肌炎　　　　　D. 急性盆腔腹膜炎
E. 急性盆腔结缔组织炎
※8. 28岁初产妇，第1胎。产钳助产，产后第9天，寒战、高热，左下肢持续性疼痛，恶露增多，头晕、乏力。查体：体温39.5℃，脉搏122次/分。宫底脐下4指，轻压痛，恶露多而浑浊，有臭味，左下肢肿胀，压痛。在护理中，下述哪一项正确
A. 行动不便，应控制饮水
B. 绝对卧床，抬高患肢
C. 平卧休息
D. 严密隔离
E. 清洁外阴，坐浴每日2次
9. 某产妇，足月产后3天，出现下腹痛，体温不高，恶露多，有臭味，子宫底位于脐上1指，子宫体软。以下护理措施中，错误的是
A. 做好会阴护理　　　B. 半卧位或抬高床头
C. 监测体温变化　　　D. 做好心理支持
E. 红外线照射会阴部每日3次，每次1小时
10. 患者女，25岁。产后1周出现会阴侧切伤口感染，细菌培养结果为金黄色葡萄球菌感染。该细菌最可能对下列哪种抗生素存在耐药性
A. 头孢菌素　　　　　B. 红霉素
C. 甲硝唑　　　　　　D. 青霉素
E. 两性霉素B

A₃型题
(1～3题共用题干)
某产妇，自然分娩后第6天，发热。查体：体温40℃，子宫底脐下4cm，压痛，会阴伤口愈合好，恶露多而混浊，有臭味。入院诊断：产褥感染。

1. 哪一项不是产褥感染的诱因
A. 贫血　　　　　　　B. 妊娠晚期性生活
C. 正常分娩　　　　　D. 产程延长
E. 产时无菌操作不严格
2. 下述哪一项是引起产褥感染最常见的致病菌
A. 大肠埃希菌
B. 葡萄球菌
C. 需氧菌
D. 厌氧性球菌和杆菌
E. 溶血性链球菌
3. 对该产妇进行护理正确的是
A. 床旁隔离避免交叉感染
B. 取侧卧位
C. 注意血压变化，每2小时测量一次
D. 清洁外阴，坐浴每日2次
E. 给予高蛋白、高脂、低盐饮食

参考答案与难题解析

A₁型题：1. D　2. E　3. B　4. B
4题解析：分娩降低或破坏了女性生殖道的防御功能和自净作用，增加病原体侵入生殖道的机会，若产妇伴有贫血、产程延长、胎膜早破、产道损伤、胎盘残留、产后出血、产科手术操作等，均可使抵抗力下降或为细菌入侵创造条件。使用缩宫素并不会引起产褥感染。
A₂型题：1. D　2. C　3. D　4. E　5. E　6. A　7. D　8. B　9. E　10. D
1题解析：产褥感染时产妇腹部有压痛，恶露呈血性，混浊。
3题解析：产后12天，寒战、高热，恶露增多，提示发生了产褥感染，左下肢持续性疼痛，提示可能发生了下肢血栓性静脉炎。
6题解析：产褥感染患者应取半卧位，以促进恶露引流，炎症局限，防止感染扩散。
7题解析：急性盆腔腹膜炎患者的临床表现为高热、恶心、呕吐、腹胀、腹肌紧张，腹部压痛、反跳痛等。
8题解析：下肢血栓性静脉炎患者应绝对卧床休息，抬高患肢，促进血液回流，减轻肿胀，防止感染栓子脱落。
A₃型题：1. C　2. D　3. A
1题解析：正常分娩不是产褥感染的诱因。
2题解析：产褥感染最常见的致病菌是厌氧性球菌和杆菌。
3题解析：产褥感染患者采取床旁隔离以避免交叉感染。

第24节　晚期产后出血患者的护理

A₁型题
1. 晚期产后出血，多发生在产后
A. 48小时内　　　　　B. 24小时内
C. 1～2周　　　　　　D. 2～3周
E. 4周
2. 晚期产后出血是指出血发生在
A. 产后1周后　　　　　B. 产后42天以后
C. 产后2周后　　　　　D. 胎儿娩出后24小时内

E. 分娩 24 小时后的产褥期

A₂型题

※1. 患者，产后第 11 天，出现大量阴道流血。出血的原因**不正确**的是
A. 胎膜残留
B. 胎盘、胎膜残留
C. 剖宫产术后子宫伤口裂开
D. 产后卧床过久
E. 子宫胎盘附着面感染或复旧不全

2. 剖宫产术后 28 天，患者出现阴道流血，诊断晚期产后出血。护理措施**不正确**的是
A. 观察恶露的量、色、性状
B. 严密观察生命体征
C. 协助做相关检查
D. 协助行刮宫术止血
E. 如为剖宫产术后子宫伤口裂开者，做好剖腹探查手术准备

3. 剖宫产术后 13 天，患者出现大量阴道流血。关于治疗正确的是
A. 可行清宫术，找到出血原因及病灶
B. 如为切口愈合不良，可等待自然愈合
C. 可予输血、抗感染治疗
D. 如为切口感染，均应行子宫切除术，去除病灶
E. 根据患者出血量、感染程度、有无生育要求综合制定治疗方案

4. 患者女，32 岁。分娩后 13 日发生阴道大量流血入院。护士对患者进行健康评估时，与病情**最不相关**的是
A. 了解患者的孕产史
B. 评估患者的生命体征、神志情况
C. 评估患者阴道出血量
D. 母乳喂养情况
E. 了解子宫复旧情况及有无压痛

参考答案与难题解析

A₁型题：1.C 2.E
A₂型题：1.D 2.D 3.E 4.D

1题解析：晚期产后出血的原因有胎盘、胎膜残留，蜕膜残留，子宫胎盘附着面感染或复旧不全，剖宫产术后子宫切口裂开，子宫黏膜下肌瘤等，而产后休息过久不是晚期产后出血的原因。

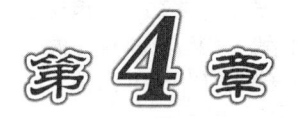

第4章 泌尿生殖系统疾病患者的护理

第1节 泌尿生殖系统的解剖生理

A₁型题

1. 肾前性少尿或无尿是由于
   A. 摄水太多　　　　B. 肾盂肾炎
   C. 肾结石　　　　　D. 摄钠太少
   E. 肾血流灌注不足
2. 反映肾小球滤过功能最可靠的指标是
   A. 尿素氮　　　　　B. 尿蛋白
   C. 血肌酐　　　　　D. 内生肌酐清除率
   E. 胆红素
3. 小儿泌尿系统解剖特点**不正确**的是
   A. 肾位置偏低，2岁以内查体可触及
   B. 输尿管长而弯曲，易受压及扭曲
   C. 膀胱位置偏高，尿液充盈时可触及
   D. 女婴尿道较短，容易发生逆行性感染
   E. 男婴尿道较长，且常有包茎，不易发生尿路感染
4. 尿路感染女性发病率高于男性，是因为女性尿道较男性尿道
   A. 短而宽　　　　　B. 长而窄
   C. 扁而平　　　　　D. 直而长
   E. 短而窄

A₂型题

患者男，52岁。因全身水肿20天入院。入院后24小时尿量为270ml，其排尿情况为
   A. 无尿　　　　　　B. 少尿
   C. 正常　　　　　　D. 尿潴留
   E. 尿频

参考答案与难题解析
A₁型题：1.E　2.D　3.E　4.A
A₂型题：B

第2节 肾小球肾炎患者的护理

A₁型题

※1. 急性肾小球肾炎属于下列哪一种性质的疾病
   A. 病毒直接感染肾
   B. 细菌直接感染肾
   C. 单侧肾化脓性炎症
   D. 双侧肾化脓性炎症
   E. 感染后免疫反应性疾病
2. 慢性肾炎患者卧床休息的意义是
   A. 增加肾血流量
   B. 减轻肾负担，减少蛋白尿及水肿
   C. 防止肾性骨病的发生
   D. 预防感染
   E. 增加尿量
3. 慢性肾炎患者适宜的饮食是
   A. 高蛋白饮食　　　B. 高磷饮食
   C. 多补水和钾　　　D. 高脂饮食
   E. 高热量优质低蛋白饮食
4. 关于急性肾小球肾炎的叙述，正确的是
   A. 女性多见　　　　B. 蛋白尿多见
   C. 镜下血尿多见　　D. 血压明显升高
   E. 常发生于感染后1周

A₂型题

※1. 患儿男，7岁。急性肾炎。患儿发病7天来，血压140/100mmHg（19/13kPa），全身水肿明显，尿量明显减少，呼吸困难不能平卧，心率150次/分，心音低钝，肝肋下2cm触及。X线胸片：肺纹理增粗。该患儿可能出现
   A. 支气管炎　　　　B. 肺炎、心力衰竭
   C. 高血压脑病　　　D. 肾衰竭
   E. 严重循环充血
2. 慢性肾小球肾炎患者，41岁。为减轻肾小球的高灌注、高压、高滤过状态，饮食应选择
   A. 普通蛋白　　　　B. 低蛋白低磷低钠饮食
   C. 高蛋白饮食　　　D. 高蛋白低钠饮食
   E. 低蛋白低磷高盐饮食
※3. 患者男，36岁。患慢性肾小球肾炎，有肉眼血尿，血压187/100mmHg。下列哪一项处理对此患者**不适用**
   A. 低盐饮食　　　　B. 优质蛋白饮食
   C. 尼群地平降压　　D. 氢氯噻嗪利尿
   E. 糖皮质激素治疗

4. 患者男，45岁。慢性肾炎病史6年，反复发作蛋白尿、血尿、眼睑水肿，近2日病情加重，伴发热、咽痛。查体：血压160/100mmHg，全身明显水肿。尿常规为尿蛋白（+++）、镜下红细胞（++）、颗粒管型（++）。肾功能检查示内生肌酐清除率降低，血尿素氮增高。护理措施不正确的是
   A. 卧床休息
   B. 遵医嘱使用利尿药
   C. 给予高热量、高蛋白、高维生素饮食
   D. 记录24小时尿量
   E. 按时测量血压、体温

5. 患者男，40岁。慢性肾炎病史9年。近日出现食欲锐减、恶心、少尿、嗜睡来院。查体：呼吸深而快，血压160/100mmHg，血红蛋白44g/L。应考虑为
   A. 呼吸衰竭　　　　　B. 休克
   C. 原发性高血压　　　D. 尿毒症
   E. 高血压脑病

6. 患者女，35岁。患慢性肾炎已10年。目前尿蛋白（+++），明显水肿、尿少，血压正常。目前主要护理诊断是
   A. 营养失调：低于机体需要量
   B. 有皮肤完整性受损的危险
   C. 生活自理缺陷
   D. 体液过多
   E. 知识缺乏

7. 患者女，24岁。反复血尿，蛋白尿6年。5天前感冒后出现乏力，食欲减退，查体：眼睑、颜面部水肿，蛋白尿（++），血红蛋白85g/L。对患者应采取的健康教育是
   A. 嘱患者可以妊娠
   B. 高热量、高蛋白饮食
   C. 多饮水
   D. 嘱患者预防感冒
   E. 每周测量血压1次

8. 患者女，32岁。1周前受凉后，出现颜面部水肿，测血压180/105mmHg，可见肉眼血尿，3天前，尿量减少至100ml/d，双下肢中度水肿。针对尿量变化，护理措施中最重要的是
   A. 卧床休息　　　　　B. 预防压疮
   C. 控制水的摄入　　　D. 限制蛋白质摄入
   E. 保证饮食总热量

9. 患者男，52岁。因慢性肾小球肾炎入院。眼睑及双下肢轻度水肿，血压155/105mmHg，护士在病情观察中应重点关注
   A. 精神状态　　　　　B. 水肿情况
   C. 血压变化　　　　　D. 心率变化
   E. 营养状况

10. 患者女，50岁。慢性肾小球肾炎10年。因反复发作不愈影响生活和工作，患者表现非常焦虑。护士针对该患者采取的心理护理内容中，重要性最低的是
    A. 注意观察患者心理活动
    B. 及时发现患者不良情绪
    C. 主动与患者沟通
    D. 与家属共同做好患者的疏导工作
    E. 向患者解释慢性肾小球肾炎的病因

11. 患者女，48岁。慢性肾小球肾炎多年。查体：血压180/100mmHg，意识清醒；实验室检查：血肌酐710μmol/L，肾小球滤过率10ml/min，血钙1.6mmol/L，该患者可能发生了
    A. 肾性骨病
    B. 内分泌失调
    C. 营养不良
    D. 脑血管意外
    E. 运动神经损害

A₃型题

（1、2题共用题干）

患儿女，8岁。患上呼吸道感染2周后，出现食欲减退、乏力、尿少、水肿。体温37.5℃，血压增高。尿蛋白（+）、红细胞（+），补体C_3低。诊断为急性肾小球肾炎。

1. 其首选的护理诊断/问题是
   A. 体温升高　　　　　B. 体液过多
   C. 营养不足　　　　　D. 排尿异常
   E. 活动无耐力

2. 该患儿的护理措施哪一项正确
   A. 严格卧床休息1~2周
   B. 给予易消化的高盐饮食
   C. 血尿消失后可加强锻炼
   D. 每日留取晨尿送培养
   E. 严格控制蛋白质摄入量

A₄型题

（1、2题共用题干）

4个月男婴，7天前发热、咽痛。昨起水肿、尿少，尿色较深。查体：四肢轻度水肿，压之凹陷不明显，咽部充血，心、肺无异常，肝脾不大，血压95/70mmHg，以急性肾小球肾炎收入院。

1. 对该患儿确诊最有价值的血清学检查是
   A. 血沉与黏蛋白　　　B. 肌酐与免疫球蛋白
   C. 血沉与抗核抗体　　D. 尿素氮与C反应蛋白
   E. 抗"O"与补体C_3

2. 该病急性期应卧床休息至
   A. 血尿完全消失，水肿消失，血压正常
   B. 肉眼血尿消失，水肿消失，血压正常

C. 血沉降至正常
D. 抗"O"降至正常
E. 补体恢复正常

参考答案与难题解析

A₁型题：1. E 2. B 3. E 4. C

1题解析：急性肾小球肾炎是一组不同病原所致感染后免疫反应造成的急性弥漫性肾小球损害的疾病。

A₂型题：1. E 2. B 3. E 4. C 5. D 6. D 7. D 8. C 9. C 10. E 11. A

1题解析：在病程2周内出现呼吸急促、重者端坐呼吸、咳粉红色泡沫痰、双肺满布湿啰音、颈静脉怒张、肝大等，为严重循环充血。

3题解析：急性肾炎首选糖皮质激素治疗，而慢性肾炎一般不主张使用糖皮质激素，而以综合治疗为主。

A₃型题：1. B 2. A

1题解析：水肿是目前影响患者的主要问题，所以选B。

2题解析：急性肾炎患者应严格卧床休息，可以增加肾血流量和尿量。肾功能正常者不需要限制蛋白摄入量，但氮质症时应限制蛋白质摄入。

A₄型题：1. E 2. B

1题解析：急性肾炎可出现一过性血清补体C₃下降，对诊断本病意义很大。本病是因β-溶血性链球菌感染所致，患者血清抗链球菌溶血素"O"滴度可升高。

2题解析：一般起病2周内应卧床休息，待水肿消退、血压降至正常、肉眼血尿消失后，可下床轻微活动。

第3节 肾病综合征患者的护理

A₁型题

※1. 肾病综合征引起全身水肿是由于
A. 胶体渗透压增高   B. 血压过高
C. 血钠过低   D. 体液过多
E. 胶体渗透压下降

2. 下列**不属于**肾病综合征最主要的临床特征的是
A. 高度水肿   B. 高脂血症
C. 高血压   D. 低蛋白血症
E. 大量蛋白尿

※3. 肾病综合征患者易自发形成血栓的主要原因是
A. 血管内皮易受损伤   B. 组织因子易释放
C. 血小板增加   D. 继发感染
E. 血液多呈高凝状态

4. 肾病综合征最突出的体征是
A. 高血压   B. 水肿
C. 肾区叩痛   D. 昏迷
E. 血尿

5. 肾病综合征患者应给予的饮食类型为
A. 低蛋白、低脂肪饮食
B. 高蛋白、高脂肪饮食
C. 正常量优质蛋白、低脂肪饮食
D. 低胆固醇饮食
E. 低蛋白、高脂肪饮食

6. 肾病综合征最根本的病理生理改变是
A. 水肿   B. 高血压
C. 低蛋白血症   D. 大量蛋白尿
E. 高胆固醇血症

A₂型题

1. 患者男，30岁。以肾病综合征收治入院。护士指导其合理的饮食**不包括**
A. 水肿患者限制水、钠的摄入
B. 蛋白质摄入量为正常入量，选用富含必需氨基酸的动物蛋白
C. 补充各种维生素
D. 低钙饮食
E. 多吃不饱和脂肪酸

2. 患者男，37岁。患肾病综合征，全身严重水肿。下列指导其合理休息的措施哪一项**不正确**
A. 鼓励进行体育运动，提高机体免疫力
B. 为防止肢体血栓形成，应保持肢体的适度活动
C. 可适当活动
D. 若有高血压应限制活动量
E. 病情缓解后，可逐步增加活动量，减少并发症的发生

3. 患者女，25岁。全身严重水肿。尿常规检查是大量蛋白尿，24小时尿蛋白定量测定大于6g。血清白蛋白低于30g/L。为预防感染，下列措施**不正确**的是
A. 鼓励家属探访
B. 保持病区环境清洁、舒适
C. 协助患者做好口腔护理
D. 定期做好病室的空气消毒
E. 避免使用免疫抑制剂

4. 患者女，20岁。患肾病综合征6年，全身严重水肿。出现水肿症状的主要原因是
A. 低蛋白血症   B. 低钠血症
C. 氮质血症   D. 门静脉高压
E. 低钾血症

5. 患儿男，4岁。颜面四肢水肿伴血尿，患儿血压120/80mmHg，血浆蛋白40g/L，白蛋白15g/L，血胆固醇＞7.2mmol/L，BUN 25.3mmol/L，尿蛋白（+++）。此患儿可能为
A. 急性肾炎   B. 急进性肾炎
C. 肾结石   D. 肾炎性肾病
E. 继发性肾病

6. 患儿男，5岁。因"肾病综合征"服用糖皮质激素治疗半年，出现水肿减轻、食欲增加、双下肢疼痛，此时最应关注的药物不良反应是

A. 高血压 B. 骨质疏松
C. 白细胞减少 D. 消化道溃疡
E. 库欣综合征

7. 患儿男，4岁。因全身水肿，以肾病综合征入院。查体：阴囊水肿明显，局部皮肤紧张、变薄，透亮。目前最主要的护理诊断是

A. 自我形象紊乱
B. 有受伤的危险
C. 有感染的危险
D. 营养失调：低于机体需要量
E. 有皮肤完整性受损的危险

8. 患者女，25岁。患肾病综合征4年，全身严重水肿，尿常规检查为大量蛋白尿。大量尿蛋白是指24小时蛋白定量大于

A. 3.5g B. 3.0g C. 4.0g
D. 10g E. 5g

9. 患者女，25岁。患肾病综合征4年，全身水肿。患者的皮肤护理不包括

A. 宜穿紧身衣裤
B. 避免医源性皮肤损伤，注射时5～6号针头
C. 避免皮肤长时间受压，经常更换体位
D. 预防水肿的皮肤受摩擦或损伤，适当用支托
E. 避免医源性损伤，拔针后压迫一段时间

10. 患者女，21岁。以肾病综合征收治入院。该患者合理饮食不包括

A. 高脂饮食
B. 水肿患者限制水、钠的摄入
C. 蛋白质为高生物效价的优质蛋白
D. 饱和脂肪酸：非饱和脂肪酸为1：1
E. 供给的热量要充足

A₄型题
（1～3题共用题干）
一名3岁患儿，因肾病综合征入院。表现有蛋白尿及严重水肿，目前无感染迹象。

1. 患儿入院后，护士为他制订护理计划，下列哪一项不妥

A. 每日测量体重 B. 绝对卧床休息
C. 不限制钠盐摄入 D. 详细记录出入量
E. 蛋白摄入量为每天1～2g/kg

2. 护士最好采取下列哪一种方法帮助患儿减轻眼睑水肿

A. 缩短患儿看电视的时间
B. 用生理盐水冲洗患儿眼睛
C. 采用头低足高位
D. 冷敷患儿双眼，每日数次
E. 建议患儿多卧床休息

3. 下列对患儿皮肤护理错误的是

A. 保持皮肤清洁、潮湿
B. 用托带托起水肿的阴囊
C. 避免长期受压
D. 衣服要宽松、柔软，经常更换
E. 避免水肿的皮肤受摩擦或损伤

参考答案与难题解析

A₁型题：1.E 2.C 3.E 4.B 5.C 6.D
1题解析：肾病性水肿：大量蛋白尿→血浆蛋白过低→血浆胶体渗透压↓→体液从血管内进入组织间隙引起水肿。
3题解析：多数肾病综合征的患者血液呈高凝状态，加之高脂血症、利尿药的使用，易导致血栓形成。
A₂型题：1.D 2.A 3.A 4.A 5.D 6.B 7.E 8.A 9.A 10.A
A₄型题：1.C 2.E 3.A
1题解析：水肿患者要低钠饮食。
2题解析：卧床休息可以减轻水肿。
3题解析：保持皮肤清洁、干燥。

第4节 急性肾衰竭患者的护理

A₁型题

1. 属于肾前性肾衰竭病因的是

A. 双侧输尿管结石 B. 肾中毒
C. 前列腺增生 D. 脱水、休克
E. 盆腔肿瘤压迫输尿管

2. 急性肾衰竭少尿期死因主要是

A. 高氯血症 B. 高镁血症
C. 高钾血症 D. 低钙血症
E. 高磷血症

3. 急性肾衰竭少尿期是指24小时尿量少于

A. 100ml B. 400ml
C. 600ml D. 700ml
E. 800ml

4. 急性肾衰竭多尿期的补液原则是

A. 每日排出量的1/3～1/2
B. 等于每日的排出量
C. 生理需要量+额外丧失量
D. 每日的排出量+生理需要量
E. 量出为入，宁少勿多

5. 急性肾衰竭选择血液透析疗法时，血钾浓度（mmol/L）至少应达到

A. 5.0 B. 5.5
C. 6.0 D. 6.5
E. 9.0

A₂型题

1. 患者男，52岁。外伤致急性肾衰竭入院治疗半个月。现患者每日尿量为3000ml，此时该患者的主

第4章 泌尿生殖系统疾病患者的护理

要死亡原因是
A. 低钠血症　　　　B. 低氯血症
C. 低钾血症　　　　D. 感染
E. 高钾血症

2. 张某因车祸致急性肾衰竭，入院后饮食应给予
A. 高蛋白、高糖、多维生素
B. 低蛋白、高糖、多维生素
C. 低蛋白、高脂、低维生素
D. 低蛋白、低糖、多维生素
E. 高脂、高糖、高蛋白

※3. 患者女，27岁。因车祸挤压伤致急性肾衰竭。前一日尿量为350ml，呕吐量为400ml。估计今日补液量约为
A. 550ml　　　　　B. 750ml
C. 1300ml　　　　 D. 1400ml
E. 1500ml

4. 患者女，30岁。下肢严重挤压后发生急性肾衰竭。少尿期**不可能**出现的是
A. 尿比重低　　　　B. 低钠血症
C. 代谢性酸中毒　　D. 低钾血症
E. 氮质血症

5. 患者女，24岁。被车撞伤2天后突然尿量减少，每日约250ml，伴有恶心、呕吐、头痛、烦躁，化验尿比重为1.010，含有蛋白及红细胞、白细胞和管型。该患者最可能的诊断为
A. 急性肾衰竭少尿期
B. 急性中枢神经系统衰竭
C. 急性肾衰竭恢复期
D. 急性肾衰竭多尿期
E. 急性呼吸衰竭

6. 患者男，50岁。静脉滴注阿米卡星后出现肾衰竭，其病因属于
A. 肾前性　　　　　B. 肾性
C. 肾后性　　　　　D. 功能性
E. 混合性

A₃型题

（1、2题共用题干）
患者男，24岁。因车祸导致左大腿挤压伤。现患者伤后第1天，主诉左腿疼痛明显，大便正常，尿量为250ml。查体：心肺腹无特殊，左下肢肿胀明显，皮下淤血、瘀斑，活动可，屈伸肌群肌力Ⅴ级，肌张力正常。

1. 该患者最可能出现的是
A. 左下肢瘫痪　　　B. 急性心力衰竭
C. 急性肾衰竭　　　D. 急性肝衰竭
E. 弥散性血管内凝血

2. 如患者出现心律失常，应使用的药物是
A. 10%葡萄糖酸钙静脉滴注
B. 10%葡萄糖酸钙静脉推注
C. 高渗葡萄糖胰岛素静脉滴注
D. 苯丙酸诺龙肌内注射
E. 乳酸钠静脉滴注

（3、4题共用题干）
患者女，32岁。1天前外伤后尿量减少，约350ml/d，双眼睑水肿。实验室检查：血肌酐256μmol/L，尿素氮20.6μmol/L，血钾6.8mmol/L。初步诊断为急性肾衰竭收住入院。

3. 该患者的最危险的因素是
A. 低钠血症　　　　B. 低氯血症
C. 低钾血症　　　　D. 高钾血症
E. 感染

4. 该患者每天摄入的液体量应为
A. 不需严格限水
B. 相当于前一天的尿量
C. 前一天的尿量减去550ml
D. 生理需要量
E. 前一天的尿量加上550ml

参考答案与难题解析

A₁型题：1.D　2.C　3.B　4.A
A₂型题：1.C　2.B　3.C　4.B　5.A　6.B
3题解析：每日补液量=显性失水+不显性失水－内生水。成人不显性失水为850ml，内生水为300ml，显性失水为前一天实际排出水量。
A₃型题：1.C　2.A　3.D　4.E
1题解析：大腿挤压伤可引起大量肌肉细胞坏死产生肌红蛋白，出现肌红蛋白尿，严重损伤肾功能，导致肾单位缺血坏死从而引起急性肾衰竭。
2题解析：患者尿量250ml，少尿，急性肾衰竭少尿期最严重的并发症是高钾血症，静脉滴注10%葡萄糖酸钙溶液10ml可拮抗钾离子对心肌的抑制作用。
3题解析：急性肾衰竭少尿期最危险的因素是高钾血症，患者目前处于少尿期，伴有高钾血症。
4题解析：少尿期每日补液量=显性失水+不显性失水－内生水，患者显性失水即是尿量，不显性失水为850ml，内生水300ml，故每天摄入的液体量是前一天的尿量加上550ml。

第5节　慢性肾衰竭患者的护理

A₁型题

1. 在我国慢性肾衰竭最常见的病因是
A. 结石　　　　　　B. 慢性肾小球肾炎
C. 高血压肾病　　　D. 糖尿病肾病
E. 肾盂肾炎

2. 对慢性肾衰竭患者纠正酸中毒，同时为防止手足抽搐应该

A. 补钙　　　　　　　B. 控制感染
C. 补钾　　　　　　　D. 降压利尿
E. 使用镇静药
3. 慢性肾衰竭患者最危险的电解质紊乱是
A. 高血钾　　　　　　B. 低血钙
C. 高血磷　　　　　　D. 低血镁
E. 低血钾

A₂型题

※1. 患者男，45岁。慢性肾衰竭。该患者最近每天晨间出现恶心、呕吐。以下哪一项措施可能会减轻该症状
A. 睡前大量进食　　　B. 睡前大量运动
C. 临睡时排净大便　　D. 晨起饮水1～2次
E. 临睡前少量饮水1～2次

2. 患者男，42岁。慢性肾衰竭。夜间患者突然出现惊醒，端坐呼吸，烦躁不安，咳嗽频繁，咳白色泡沫痰。应首先考虑发生的是
A. 肺炎　　　　　　　B. 哮喘
C. 全心衰竭　　　　　D. 左心衰竭
E. 急性咽喉炎

3. 患者男，42岁。患尿毒症。在静脉输入5%碳酸氢钠溶液的过程中，突然发生手足抽搐。首先应给予
A. 静脉滴注地西泮　　B. 肌内注射地西泮
C. 静脉滴注镁剂　　　D. 口服碳酸钙
E. 静脉滴注葡萄糖酸钙

4. 患者男，37岁。尿毒症病情加重，出现恶心呕吐，厌食，少尿2日，血清钾11mmol/L。若不紧急处理则可能导致
A. 窒息　　　　　　　B. 心力衰竭
C. 心搏骤停　　　　　D. 肠麻痹
E. 呼吸衰竭

5. 患者女，42岁。慢性肾衰竭患者。突然胸闷、心慌、咳嗽，烦躁不安。查体：端坐位，口唇发绀，颈静脉怒张。心界向两侧扩大，心音减弱，两肺底有细湿啰音。最可能发生的情况是
A. 尿毒症肺炎　　　　B. 心肌梗死
C. 尿毒症性心律失常　D. 尿毒症性心包炎
E. 尿毒症性胸膜炎

6. 患者男，52岁。慢性肾衰竭尿毒症期。实验室检查有多项异常。应该首先处理下列哪一项
A. 血钾8.4mmol/L　　B. GFR 14ml/min
C. 尿量300ml/d　　　D. BUN 40mmol/L
E. Hb 48g/L

7. 患者男，56岁。慢性肾衰竭患者，长期进行腹膜透析。此治疗手段最常见的并发症是
A. 腹腔感染　　　　　B. 皮肤感染
C. 心律失常　　　　　D. 心包炎

E. 肠道感染

8. 患者男，45岁。慢性肾小球肾炎13年。入院查血肌酐535μmol/L，Hb 73g/L，肾小球滤过率25ml/min，血钙1.54mmol/L，主诉周身疼痛，行走困难。患者发生了什么情况
A. 肾性骨病　　　　　B. 关节炎
C. 营养不良　　　　　D. 骨折
E. 摔伤

9. 患者男，55岁。尿毒症。内生肌酐清除率为10ml/min以下。最理想的治疗方法是
A. 利尿　　　　　　　B. 肾移植
C. 纠正酸中毒　　　　D. 纠正贫血
E. 中药治疗

※10. 患者男，64岁。患糖尿病肾病3年。呼吸困难伴尿少1周。查体：血压165/105mmHg，两肺底湿啰音，心率100次/分，血尿素氮31mmol/L，肌酐965μmol/L。此时最宜采取的措施是
A. 快速降压　　　　　B. 肾移植
C. 腹膜透析　　　　　D. 血液透析
E. 5%碳酸氢钠溶液250ml静脉滴注

11. 患者男，50岁。有慢性肾小球肾炎病史16年。实验室检查：内生肌酐清除率（Ccr）15ml/min，血肌酐525μmol/L。该患者最可能处于肾衰竭的哪一期
A. 基本正常　　　　　B. 肾功能不全失代偿期
C. 肾功能不全代偿期　D. 肾衰竭期
E. 尿毒症期

12. 患者男，40岁。有慢性肾衰竭病史5年，近日查血红蛋白50g/L，血肌酐785μmol/L。该患者发生贫血的主要原因是
A. 骨髓抑制
B. 肾产生红细胞生成素减少
C. 血液透析过程失血
D. 红细胞寿命缩短
E. 缺铁

13. 患者男，47岁。患慢性肾小球肾炎6年。近因感冒发热，出现恶心，腹部不适，实验室检查GFR 45ml/min，Scr 360μmol/L，尿蛋白（+），诊断为慢性肾衰竭。该患者的饮食应该是
A. 低蛋白饮食　　　　B. 优质低蛋白饮食
C. 高蛋白饮食　　　　D. 丰富的含钾食物
E. 高磷饮食

A₄型题

（1～3题共用题干）

患者女，43岁。慢性肾小球肾炎5年，伴高血压2年，近1个月来食欲缺乏，精神委靡，1天前发现大便颜色黑亮似柏油。门诊肾功能检查示血肌酐

860μmol/L，血尿素氮 11mmol/L。

1. 该患者最可能的诊断是
   A．肾功能不全代偿期　　B．肾功能不全失代偿期
   C．肾结石　　　　　　　D．肾功能不全尿毒症期
   E．氮质血症期

2. 护士对该患者大便颜色改变的原因的解释，正确的是
   A．吃中药导致
   B．消化性溃疡
   C．红细胞寿命缩短
   D．血小板容易被破坏而导致消化道出血
   E．某些代谢产物造成血小板生产明显减少

3. 下列治疗中可代替失去功能的肾排泄各种毒物的治疗方法是
   A．透析治疗　　　　　　B．对症治疗
   C．饮食治疗　　　　　　D．利尿
   E．食用不饱和脂肪酸

（4、5题共用题干）

患者，男，60岁。慢性肾小球肾炎10年，1周前受凉后出现食欲减退。恶心、呕吐晨起最明显，夜尿增多。内生肌酐清除率为25ml/min。

4. 患者饮食中蛋白质的选择正确的是
   A．大量动物蛋白　　　　B．大量植物蛋白
   C．少量动物蛋白　　　　D．少量植物蛋白
   E．禁食蛋白质

5. 为了维持水电解质酸碱平衡，下列护理措施不正确的是
   A．食用含钾高的食物　　B．限制磷的摄入
   C．补充活性维生素 D₃　 D．限制钠、水摄入
   E．补充钙、铁

参考答案与难题解析

A₁型题：1.B　2.A　3.A
A₂型题：1.E　2.D　3.E　4.C　5.D　6.A　7.A　8.A　9.B　10.D　11.D　12.B　13.B

1题解析：晚间睡前饮水1~2次，可以防止夜间脱水使尿素氮相对增高；减轻了清晨恶心、呕吐等症状。

10题解析：患者发生了左心衰竭，而且血肌酐非常高，利尿、扩血管不能解决这样严重的问题，应继续血液透析治疗。

A₄型题：1.D　2.D　3.A　4.C　5.A

1题解析：其血肌酐超过了778μmol/L，为尿毒症期。

2题解析：尿毒症患者因血小板容易破坏而容易发生消化道出血。

3题解析：透析疗法是一种部分替代失去的肾功能、维持生命的治疗方法。透析能清除血液中某些代谢产物、有毒物质、多余的水分、纠正电解质和酸碱平衡紊乱。

4题解析：该患者由于长期慢性肾小球肾炎导致了慢性肾衰竭，需要优质低蛋白饮食，故需选择少量动物蛋白。

5题解析：慢性肾衰竭患者常有高钾血症、低钙高磷和代谢性酸中毒，在进行饮食护理时要选择高钙低磷饮食，应根据血钾水平选择是否高钾饮食。

第6节　尿路感染患者的护理

A₁型题

1. 尿沉渣显微镜检查中对肾盂肾炎的诊断最有价值的是
   A．蜡样管型　　　　　　B．大量蛋白尿
   C．白细胞管型　　　　　D．红细胞增多
   E．透明管型

2. 下列有关肾盂肾炎健康教育内容错误的是
   A．注意外阴部卫生
   B．平时多饮水，勤排尿
   C．药物治疗须按医嘱完成疗程
   D．急性期愈后1年内避免妊娠
   E．尿检阴性后可立即停药

3. 肾盂肾炎具有诊断意义的实验室检查是
   A．尿常规　　　　　　　B．肾B超
   C．尿蛋白定量　　　　　D．血肌酐、尿素氮
   E．尿细菌定量培养

4. 服用磺胺类药物治疗尿路感染时，加服碳酸氢钠的作用是
   A．抗炎　　　　　　　　B．增加尿量
   C．碱化尿液　　　　　　D．保护尿道黏膜
   E．杀菌

A₂型题

1. 患者女，30岁。因患急性肾盂肾炎，应用抗生素治疗6日，症状消失，尿液检查阴性。还需继续用药
   A．1~2日　　　　　　　B．3~5日
   C．7~10日　　　　　　 D．11~15日
   E．16~30日

2. 患者女，27岁。因发热伴尿频、尿急、腰痛1天。下列护理措施中最重要的是
   A．低盐　　　　　　　　B．低蛋白饮食
   C．禁盐　　　　　　　　D．鼓励多饮水、勤排尿
   E．降温

3. 患者女，31岁。因畏寒、发热1日，腰痛伴尿路刺激征半日入院。初步诊断为急性肾盂肾炎。鼓励患者多饮水的目的是
   A．加速退热　　　　　　B．保持口腔清洁
   C．防止水肿　　　　　　D．减少药物不良反应
   E．促进细菌、毒素排出

4. 患者女，26岁。已婚。婚后不久出现发热、腰痛、尿频、尿急1周就医。实验室结果：血白细胞增多，中性粒细胞0.9，尿沉渣检查白细胞满视野。最可能的医疗诊断是
   A．急性膀胱炎　　　　　B．肾结石
   C．肾衰竭　　　　　　　D．急性尿道炎

E. 急性肾盂肾炎
5. 患者女，24岁，已婚。婚后不久出现发热、腰痛、尿频、尿急1周就医。诊断为急性肾盂肾炎。该疾病最常见的致病菌是
A. 大肠埃希菌　　　B. 溶血性链球菌
C. 幽门螺杆菌　　　D. 阴沟肠杆菌
E. 结核杆菌
6. 患者女，25岁，孕7个月余。突然畏寒、高热、腰痛伴尿路刺激征，肾区有叩击痛，诊断为肾盂肾炎。该患者发生感染的原因是
A. 可能是尿路畸形　B. 可能是尿流不畅
C. 机体抵抗力低下　D. 可能为尿逆流
E. 可能结核感染
7. 患者女，20岁。因高热、腰痛、尿频、尿急1天入院。诊断为急性肾盂肾炎。该患者进行尿常规检查，最可能的结果是
A. 蛋白质　　　　　B. 糖尿
C. 低比重尿　　　　D. 脓尿
E. 管型尿
8. 患者女，28岁。因高热、腰痛、尿频、尿急来院门诊。诊断为急性肾盂肾炎。中段尿培养的阳性标准是细菌数大于
A. 10/ml　　　　　B. 10^2/ml
C. 10^3/ml　　　　D. 10^4/ml
E. 10^5/ml
9. 患者女，25岁。寒战、高热1天，右肾区压痛、叩痛。尿检白细胞（+++），粒细胞管型3个/HP。目前最重要的处理措施是
A. 多饮水　　B. 抗菌治疗　　C. 心理护理
D. 大量输液　　E. 卧床休息
10. 患者女，27岁。突发尿频、尿急、尿痛2天，诊断肾盂肾炎。该病最可能的感染途径是
A. 血行感染　　　　B. 直接感染
C. 不明原因感染　　D. 呼吸道感染
E. 上行感染
11. 患者女，60岁。近2天出现尿频、尿急、尿痛、耻骨弓上不适，且有肉眼血尿，初诊为急性膀胱炎。最适宜的口服药物是
A. 红霉素　　　　　B. 氧氟沙星
C. 甲硝唑　　　　　D. 氨苄西林
E. 碳酸氢钠

A₄型题

（1～4题共用题干）
　　患者女，28岁。发热、腰痛，伴尿急、尿频、尿痛两天，尿检，白细胞计数增多（25个/HP），尿中发现白细胞管型。
1. 你考虑最可能是何病

A. 急性肾炎　　　　B. 肾盂肾炎
C. 肾病综合征　　　D. 肾癌
E. 急进性肾炎
2. 本病最可能的病因是什么
A. 免疫缺陷　　B. 细菌感染　　C. 过敏
D. 肿瘤　　　　E. 营养过剩
3. 该患者多饮水的目的是
A. 降低体温　　　　B. 补充血容量
C. 缓解尿频　　　　D. 冲洗尿路
E. 治疗腰痛
4. 预防本病复发，应重点做好下列哪一项
A. 做好会阴部卫生　B. 加强营养
C. 多饮水　　　　　D. 长期锻炼
E. 常服抗生素

参考答案与难题解析

A₁型题：1.C 2.E 3.E 4.C
A₂型题：1.B 2.D 3.E 4.E 5.A 6.B 7.D 8.E 9.B 10.E 11.B
A₄型题：1.B 2.B 3.D 4.A
1题解析：尿频、尿急、尿痛、发热是肾盂肾炎的表现。
2题解析：肾盂肾炎由细菌感染所致。
3题解析：多饮水冲洗尿路，可促进康复。
4题解析：保持会阴部卫生是预防本病的基础。

第7节　泌尿系统损伤患者的护理

A₁型题

1. 可考虑非手术治疗绝对卧床休息的肾损伤类型是
A. 肾挫伤　　　　　B. 肾全层裂伤
C. 肾蒂血管裂伤　　D. 严重肾部分裂伤
E. 肾损伤并有输尿管损伤
2. 肾挫伤如果采取非手术治疗需告诉患者绝对卧床
A. 1～2周　　　　　B. 2～3周
C. 2～4周　　　　　D. 4～5周
E. 4～6周
3. 下列除哪一项外均是膀胱损伤的原因
A. 下腹部锐器伤　　B. 下腹部钝器伤
C. 子宫手术　　　　D. 骨盆骨折
E. 胃切除手术
4. 各类泌尿系损伤中最常见的是
A. 肾　　　　　　　B. 输尿管
C. 膀胱　　　　　　D. 男性尿道
E. 女性尿道
5. 膀胱注水试验阳性提示
A. 肾损伤　　　　　B. 输尿管损伤
C. 膀胱损伤　　　　D. 尿道损伤
E. 前列腺损伤

6. 骑跨性会阴部损伤易损伤尿道的部位是
A. 前列腺部　　B. 球部　　C. 膀胱
D. 膜部　　　　E. 悬垂部

A₂型题

1. 患者女，27岁。左腰部受伤后出现腰痛和镜下血尿，余无明显变化，此时应考虑为
A. 腰部挫伤　　　　　　B. 肾挫伤
C. 肾部分裂伤　　　　　D. 肾全层裂伤
E. 肾蒂裂伤

2. 患者男，36岁。因下腹部挤压伤，出现有尿意但不能排尿。查体：骨盆骨折，伴有明显的腹膜刺激征。导尿顺利，引流出少量血性尿液，注入200ml 生理盐水，5 分钟后吸出液体量明显不足200ml，应考虑为
A. 肝破裂　　　　　　B. 肾破裂
C. 输尿管损伤　　　　D. 膀胱破裂
E. 尿道损伤

3. 患者男，40岁。因工地塌方砸伤左腰部，出现大量肉眼血尿，左肾区明显肿胀，有瘀斑和压痛，脉搏110次/分，血压75/50mmHg，可能是
A. 肾挫伤　　　　　　B. 肾实质损伤
C. 肾全层裂伤　　　　D. 肾盂肾盏破裂
E. 肾蒂断裂

4. 患者男，40岁。1 天前因骑自行车不慎导致骑跨伤，伤后出现尿道口滴血、排尿困难伴尿痛，现症状无明显减轻，此时首选的治疗方法是
A. 试插导尿管并留置导尿　B. 行尿道会师术
C. 行尿道修补术　　　　　D. 应用止血药
E. 应用镇静药

5. 患者男，29岁。今因打架斗殴左腰部被刺伤。查体：伤口处未见明显出血，但血压测不到，应考虑
A. 腰部挫伤　　　　　　B. 肾部分裂伤
C. 肾蒂裂伤　　　　　　D. 肾全层裂伤
E. 肾挫伤

6. 患者男，48岁。因车祸致骨盆骨折后，出现明显尿意，但仅有少量血尿排出，下腹部感到疼痛。其尿外渗可能波及
A. 膀胱周围　　　　　　B. 阴茎
C. 会阴　　　　　　　　D. 下腹壁
E. 阴囊

7. 患者男，32岁。下腹部受到剧烈撞击后出现轻微压痛，导尿有少量血尿，6 小时后尿量仅 100ml，呈血性，患者腹痛加剧，并蔓延至全腹，有移动性浊音。该患者的初步诊断是
A. 肾挫伤　　　　　　B. 膀胱破裂
C. 后尿道损伤　　　　D. 前尿道损伤
E. 输尿管损伤

8. 患者男，32岁。1 小时前不慎被卡车撞伤下腹部而倒地，下腹部和会阴部剧痛，不能自主排尿，急诊入院。检查：面色苍白，呼吸急促，脉搏 120 次/分，血压 80/50mmHg，下腹部膨隆，会阴部青紫。X 线平片示骨盆骨折，B 超显示膀胱内积聚大量尿液。该患者损伤的部位最有可能是
A. 尿道球部　　　　　B. 膀胱
C. 尿道阴茎部　　　　D. 尿道前列腺部
E. 尿道膜部

9. 患者女，29岁。右腰部被撞击后3 小时。因右腰痛、尿色红来院就诊。查体：血压 120/68mmHg，心率 80 次/分，呼吸平稳，右腰稍肿伴明显压痛，腹软无压痛。初步诊断为肾部分裂伤。当前的护理诊断及合作性问题**除外**
A. 焦虑或恐惧　　　　B. 生活自理缺陷
C. 组织灌注不足　　　D. 潜在并发症：休克
E. 知识缺乏

10. 患者男，25 岁。骑车上班被撞倒，会阴部骑跨在车杠上，会阴部疼痛，伤后 5 小时发现内裤染有血、排尿困难、阴囊血肿形成，生命体征平稳。怀疑尿道损伤，可以明确尿道损伤的部位和程度的检查是
A. CT　　　　　　　　B. B 超
C. MRI　　　　　　　D. 尿道造影
E. X 线骨盆平片

11. 患者男，27 岁，骨盆骨折后下腹胀痛、排尿困难。检查：下腹膨隆，压痛明显，叩诊浊音。此时应考虑为
A. 膀胱破裂　　　　　B. 后尿道损伤
C. 肠破裂　　　　　　D. 前尿道损伤
E. 输尿管损伤

A₃型题

（1~4 题共用题干）

患者男，30岁。3 小时前在高空作业是不慎跌落，骑跨在脚手架上，当时即感疼痛伴尿道出血，局部出现血肿和瘀斑，下腹部膨隆，排尿困难。

1. 该患者最可能损伤的部位是
A. 尿道阴茎部　　　　B. 尿道膜部
C. 尿道球部　　　　　D. 尿道前列腺部
E. 后尿道

2. 以下处理措施**错误**的是
A. 镇静或止痛　　　　B. 鼓励患者用力排尿
C. 试插导尿管导尿　　D. 可行耻骨上膀胱造瘘
E. 可行耻骨上膀胱穿刺

3. 尿道损伤的处理原则中，首要解决的问题是
A. 恢复尿道的连续性　B. 防止感染

C. 引流外渗的尿液　　D. 防止尿道狭窄
E. 解除尿潴留
4. 该患者最有可能发生的并发症是
A. 尿失禁　　　　　　B. 尿道狭窄
C. 阴茎萎缩　　　　　D. 尿瘘
E. 尿道周围脓肿

参考答案与难题解析

A_1型题：1. A　2. C　3. E　4. D　5. C　6. B
A_2型题：1. B　2. D　3. C　4. A　5. C　6. A　7. B　8. E　9. C　10. D　11. B
A_3型题：1. C　2. B　3. A　4. B
1 题解析：根据提示患者为骑跨伤，最容易损伤的部位是尿道球部。
2 题解析：尿道损伤患者用力排尿会加重尿外渗。
3 题解析：尿道损伤处理首先要恢复尿道的连续性。
4 题解析：尿道损伤经手术治疗修复后，可引起尿道狭窄，需定期进行尿道扩张。

第8节　尿石症患者的护理

A_1型题

1. 肾结石最常见的结石类型是
A. 胱氨酸结石　　　　B. 尿酸结石
C. 草酸盐结石　　　　D. 磷酸镁铵结石
E. 碳酸钙结石
2. 肾、输尿管结石的主要症状是
A. 尿失禁　　　　　　B. 疼痛和血尿
C. 尿频、尿急　　　　D. 排尿困难
E. 无痛性血尿
3. 为避免巨大肾结石碎石后引起"石街"，应采取哪种卧位
A. 头低位　　　　　　B. 头高足低位
C. 健侧卧位　　　　　D. 患侧卧位
E. 平卧位
4. 体外冲击波碎石两次治疗间隔时间为
A. 1天　　　　　　　B. 3天
C. 7天　　　　　　　D. 14天
E. 1月
5. 肾结石体外冲击波碎石主要禁忌证是
A. 高血压　　　　　　B. 糖尿病
C. 前列腺增生　　　　D. 结石急性发作
E. 输尿管远端狭窄

A_2型题

1. 患者女，50岁。经常发生肾绞痛、血尿，疑为上尿路结石，需做静脉尿路造影。造影前准备下列哪一项不正确
A. 常规肠道准备　　　B. 当天禁止早餐
C. 鼓励饮水　　　　　D. 检查前排尽小便

E. 需做碘过敏试验
2. 患者女，22岁。出现肾绞痛3小时，此时选用下列哪一种方法止痛为好
A. 肾区热敷
B. 肌内注射哌替啶
C. 肌内注射布桂嗪
D. 肌内注射哌替啶和阿托品
E. 采取俯卧位
3. 患者女，25岁。排尿时突然疼痛，尿流中断，变换体位后疼痛缓解，并可继续排尿，腹部平片提示膀胱区有3.0cm椭圆形致密影，最可能是
A. 膀胱结石　　　　　B. 尿道结石
C. 尿道狭窄　　　　　D. 尿道损伤
E. 输尿管结石
4. 患者男，32岁。突发左上腹部、腰部剧痛，呈阵发性，向同侧下腹部、外生殖器及股内侧放射，伴有恶心、呕吐、面色苍白及冷汗。3小时后化验尿常规，每高倍镜下红细胞5~8个。该患者最可能为
A. 肾癌　　　　　　　B. 尿道结石
C. 膀胱结石　　　　　D. 肾、输尿管结石
E. 肾盂癌
5. 患者女，25岁。右输尿管上段结石约1.1cm×1.5cm大小，伴右肾轻度积水，经3个月非手术治疗后，摄片检查提示结石位置无变动。其治疗首选
A. 继续非手术治疗　　B. 体外冲击波碎石
C. 局部理疗　　　　　D. 输尿管切开取石
E. 经膀胱镜行输尿管套石

A_3型题

（1、2题共用题干）
患者男，38岁。踢足球后突然出现左上腹部剧痛，疼痛放射至左侧中上腹部，伴恶心、呕吐，左上腹部及左肾区压痛，尿常规示镜下血尿，尿路平片（KUB）检查发现结石0.5cm。
1. 该患者治疗方法是
A. 非手术治疗　　　　B. 输尿管切开取石
C. 输尿管镜取石　　　D. 经皮肾镜取石
E. 体外冲击波碎石
2. 以下护理措施不当的是
A. 每天饮水3000ml以上
B. 肾绞痛发作时及时给予解痉、止痛
C. 根据结石成分调节饮食
D. 治疗期间须绝对卧床休息2~4周
E. 观察尿液的颜色、量、性质及排石情况

参考答案与难题解析

A_1型题：1. C　2. B　3. D　4. C　5. E

A₂型题：1. C 2. D 3. A 4. D 5. B
A₃型题：1. A 2. D
1 题解析：患者结石＜0.6cm，以非手术治疗为主。
2 题解析：非手术治疗，鼓励患者多饮水，适当进行跳跃运动可促进结石排出，而不是卧床休息。

第 9 节　前列腺增生患者的护理

A₁型题
1. 良性前列腺增生最初常见的症状是
 A. 排尿困难　　　　B. 贫血、乏力
 C. 尿失禁　　　　　D. 尿潴留
 E. 尿频
2. 前列腺增生最典型的症状是
 A. 进行性排尿困难　B. 尿滴沥
 C. 尿失禁　　　　　D. 急性尿潴留
 E. 尿线变细
※3. 前列腺摘除后为控制前列腺窝出血最重要的是
 A. 静脉输入氨甲苯酸
 B. 气囊导尿管应牵引并固定在一侧大腿的内侧
 C. 采取低温冲洗液膀胱冲洗
 D. 在膀胱冲洗液中加入止血药
 E. 避免便秘和灌肠
4. 良性前列腺增生外科治疗，容易引起稀释性低钠血症的是
 A. 经尿道前列腺电切术
 B. 耻骨上经膀胱前列腺切除术
 C. 耻骨后前列腺切除术
 D. 经会阴前列腺切除术
 E. 经尿道激光前列腺气化术
5. 前列腺切除术后早期护理的重点是
 A. 防止感染　　　　B. 防止血栓形成
 C. 观察和防治出血　D. 防止尿道狭窄
 E. 防止尿失禁

A₂型题
1. 患者男，60 岁。1 年来夜尿频增多，有排尿不尽感，尿流变细，排尿时间延长，排尿困难逐渐加重。近 3 天来排尿时下腹部疼痛，应考虑为
 A. 膀胱癌　　　　　B. 膀胱及尿道结石
 C. 肾结核　　　　　D. 肾盂肾炎
 E. 前列腺增生
2. 患者男，65 岁。尿频，进行性排尿困难 5 年余，直肠指检发现前列腺增生、表面光滑、质地中等、中央沟变浅、无压痛，应考虑为
 A. 尿道结石　　　　B. 膀胱结石
 C. 前列腺炎　　　　D. 良性前列腺增生
 E. 前列腺癌
3. 患者男，60 岁。因前列腺增生造成排尿困难。关于护理措施正确的是
 A. 进食少纤维食品
 B. 少饮水
 C. 无须心理护理
 D. 少量饮酒有助尿道扩张
 E. 留置尿管者需预防感染
4. 患者男，60 岁。反复发作无痛性肉眼血尿月余，在无其他明显症状，可能是
 A. 膀胱肿瘤　　　　B. 前列腺增生
 C. 肾结核　　　　　D. 膀胱结石
 E. 输尿管结石
5. 患者男，65 岁。前列腺摘除术后使用气囊导尿管压迫止血，进行膀胱冲洗时**不正确**的护理措施是
 A. 密闭式持续膀胱冲洗
 B. 冲洗液用无菌生理盐水
 C. 每次冲洗量 200～300ml
 D. 记录冲洗和排出量
 E. 注入止血药后要夹管 30 分钟
6. 患者男，65 岁。先是夜间尿频，后逐渐发展为排尿时间延长，尿不净，某日下午排不出尿，小腹胀痛来院急诊，导尿无效。现可考虑下列哪一项紧急措施以解决症状
 A. 膀胱造瘘　　　　B. 听流水声
 C. 按压腹部排尿　　D. 耻骨上穿刺抽尿
 E. 急诊做前列腺摘除术

A₃型题
（1～3 题共用题干）
　　患者男，60 岁。出现尿频 3 年，近来因酗酒加重，尿潴留反复发作。今晨突然出现排尿困难，腹部疼痛，下腹部膨隆，叩诊浊音，发生急性尿潴留，急诊入院。
1. 患者最可能的诊断是
 A. 泌尿系结核　　　B. 膀胱结石
 C. 尿道结石　　　　D. 前列腺增生
 E. 前列腺癌
2. 应给患者采取的措施是
 A. 解痉止痛　　　　B. 导尿解除尿潴留
 C. 抗生素预防感染　D. 做好手术前的护理
 E. 药物治疗
3. 该患者的护理诊断及合作性问题除外
 A. 急性疼痛　　　　B. 焦虑
 C. 排尿异常　　　　D. 有感染的危险性
 E. 潜在并发症：术后出血

参考答案与难题解析

A_1型题：1.E 2.A 3.B 4.A 5.C

3题解析：前列腺手术后常利用三腔气囊导尿管压迫来止血，将该气囊放在前列腺窝的上方，导尿管稍加牵引并固定在大腿的内侧，起到加压作用，告知患者固定肢体应保持伸直中立位外展15°，不得随意活动或坐起，直至解除牵引为止。

A_2型题：1.E 2.D 3.E 4.A 5.C 6.D

A_3型题：1.D 2.B 3.A

1题解析：老年男性，尿频、排尿困难、出现尿潴留，无其他阳性体征，考虑为前列腺增生。

2题解析：患者急性尿潴留需立即导尿解除尿潴留。

3题解析：前列腺增生患者主要护理问题包括焦虑、排尿困难、手术后有感染和出血的危险，一般无急性疼痛特点。

第10节 外阴炎患者的护理

A_1型题

1. 下列哪一项不是女性生殖系统的自然防御机制
A. 宫颈内口紧闭
B. 妊娠期
C. 碱性黏液栓堵塞宫颈管
D. 输卵管黏膜上皮细胞的纤毛向宫腔方向摆动
E. 阴道自净作用

2. 外阴炎进行治疗时，使用1：5000高锰酸钾溶液坐浴的最主要作用是
A. 止痒　　　　　　B. 杀菌
C. 消肿　　　　　　D. 止痛
E. 除臭

A_2型题

1. 患者女，32岁。患外阴炎，医嘱坐浴。该患者询问护士坐浴的注意事项，错误的是
A. 水温应为40℃左右
B. 每次30~40分钟
C. 会阴部应浸没于浸泡液中
D. 每日2~3次
E. 月经期禁止坐浴

2. 患者女，42岁。近半月来出现外阴瘙痒，检查见外阴充血、肿胀，阴道分泌物无异常。护士在进行评估时应重点询问
A. 卫生习惯　　　　B. 饮食习惯
C. 睡眠习惯　　　　D. 职业习惯
E. 活动习惯

3. 患者女，35岁。因前庭大腺脓肿行切开引流及造口术，其护理措施哪一项不对
A. 急性期卧床休息
B. 造口术后每3~4天换药一次
C. 切开引流术和造口术后要保持引流通畅
D. 保持外阴清洁卫生
E. 严密观察切口有无红、肿、引流物性质

A_3型题

（1、2题共用题干）

患者女，28岁。已婚，因外阴肿痛5天前来就诊。检查：左侧大阴唇下部有直径约3cm的囊性包块，可见皮肤红肿、发热、压痛明显。

1. 该患者最可能为
A. 前庭大腺囊肿　　B. 前庭大腺脓肿
C. 外阴癌　　　　　D. 阴道囊肿
E. 外阴淋巴结肿大

2. 最佳处理方案是
A. 应用抗生素后，切开引流加造口术
B. 观察
C. 高锰酸钾溶液坐浴
D. 静脉应用抗生素
E. 物理治疗

参考答案与难题解析

A_1型题：1.B 2.B

A_2型题：1.B 2.A 3.B

A_3型题：1.B 2.A

1题解析：前庭大腺炎是病原体侵入前庭大腺引起的炎症，其主要临床表现为大阴唇下1/3处疼痛、肿胀，局部可见皮肤红肿、发热、压痛明显。当脓肿形成时触之有波动感。

2题解析：前庭大腺脓肿的治疗原则是应用抗生素治疗，脓肿形成后行切开引流及造口术。

第11节 阴道炎患者的护理

A_1型题

※1. 滴虫阴道炎患者的治疗，下列哪一项不正确
A. 哺乳期不宜口服甲硝唑
B. 夫妻双方应同时治疗
C. 治疗后复查转阴，仍需治疗1个疗程
D. 常用2%~4%碳酸氢钠溶液冲洗阴道
E. 局部治疗与全身治疗相结合

2. 下列各炎症，需要夫妻双方同时治疗的为
A. 慢性宫颈炎　　　B. 慢性盆腔炎
C. 滴虫阴道炎　　　D. 前庭大腺炎
E. 外阴阴道假丝酵母菌病

3. 关于滴虫阴道炎的治愈标准，下列描述正确的是
A. 全身及局部用药3个疗程可治愈
B. 连续3次月经前检查未找到滴虫
C. 白带悬滴法检查滴虫转阴性
D. 连续3次月经后检查滴虫阴性
E. 连续3次月经前检查临床症状消失

※4. 滴虫阴道炎最主要的直接传播途径是
A. 公共浴池　　　　B. 妇科检查器具
C. 游泳池　　　　　D. 性交
E. 血液

※5. 滴虫阴道炎患者治疗期间的注意事项，其中哪一项不对
A. 哺乳期禁用甲硝唑口服　B. 被褥、内裤勤洗晒
C. 治疗期间避免性交　　　D. 已婚男女同时治疗
E. 白带检查阴性为治愈

6. 下列关于外阴阴道假丝酵母菌病患者的护理措施，哪一项不对
A. 嘱患者每日清洗外阴　　B. 孕妇要积极治疗
C. 患者内裤应煮沸消毒　　D. 性伴侣应同时坚持治疗
E. 治疗后在月经前复查白带

A₂型题

1. 患者女，35岁。5天前于游泳池游泳后出现白带增多及外阴瘙痒，医生诊断为滴虫阴道炎。护士告知患者滴虫阴道炎白带的典型特征是
A. 黄色水样　　　　　　B. 豆渣样
C. 稀薄泡沫状　　　　　D. 均匀一致稀薄
E. 烂鱼腥臭味

2. 某单位女工较多，滴虫阴道炎发病率很高，为预防其传播，工厂采取了很多措施。下列哪一项措施是不必要的
A. 改盆浴为淋浴　　　　B. 预防性服甲硝唑
C. 改坐厕为蹲厕　　　　D. 积极治疗患者及带虫者
E. 相互不借用浴巾

3. 患者女，45岁。近日感外阴瘙痒，白带增多，呈稀薄状且有腥臭味来就诊。医生应该建议她做下列哪一项检查
A. 子宫颈刮片　　　　　B. 阴道分泌物悬滴检查
C. 子宫颈管涂片　　　　D. 阴道窥器检查
E. 阴道侧壁涂片

4. 社区护士在辖区进行卫生宣教，预防滴虫阴道炎，下列哪一项不妥
A. 及时发现和治疗带虫者　B. 积极治疗患者
C. 注意消毒　　　　　　D. 做好保护性隔离
E. 切断传染途径

5. 患者女，21岁。未婚。在体检时发现患滴虫阴道炎，其首选的治疗是
A. 阴道内塞入咪康唑　　B. 阴道内塞入甲硝唑
C. 口服曲古霉素　　　　D. 口服甲硝唑片
E. 阴道内塞入乙酰胂胺

6. 患者女，38岁。已婚。诉1周来白带增多，外阴瘙痒伴灼痛。妇科检查：阴道内多量灰白泡沫状分泌物，阴道壁散在红斑点。有助于诊断的检查是
A. 盆腔B超　　　　　　B. 宫颈刮片
C. 阴道分泌物涂片检查　D. 诊断性刮宫
E. 阴道镜检查

7. 护士与某外阴阴道假丝酵母菌病患者进行沟通时，发现患者关于此病的认识不正确的是

A. 白色豆渣样白带
B. 外阴奇痒难忍
C. 确诊需要在镜下找芽胞或假菌丝
D. 阴道黏膜覆有白膜，拭后露出红肿黏膜
E. 首选药物是青霉素和链霉素

8. 患者女，42岁。因外阴瘙痒、灼痛，白带呈豆渣样就诊，诊断为外阴阴道假丝酵母菌病（VVC）。关于该病的发生，下列说法错误的是
A. 实验室检查培养法阳性率最高，多用于难治性或复发性VVC
B. 常见于妊娠、糖尿病患者及接受大量雌激素治疗者
C. 性交是该病的主要传播途径
D. 假丝酵母菌是寄生在阴道、口腔、肠道的条件致病菌
E. VVC的典型症状是外阴瘙痒、灼痛，白带呈豆渣样

※9. 患者女，43岁。因外阴瘙痒、灼痛，白带呈豆渣样就诊。医生诊断为外阴阴道假丝酵母菌病。患者对此病发病有关的因素认识不正确的是
A. 口腔、肠道、阴道内的假丝酵母菌交叉感染
B. 糖尿病
C. 阴道乳酸杆菌数量的增多
D. 长期应用抗生素
E. 长期使用避孕套避孕

10. 患者女，41岁。因胃肠道炎，应用抗生素治疗2周后发现外阴奇痒，分泌物增多，应首先考虑
A. 非特异性外阴瘙痒　　B. 慢性阴道炎
C. 外阴阴道假丝酵母菌病　D. 细菌性阴道炎
E. 滴虫阴道炎

※11. 患者女，28岁。诊断为外阴阴道假丝酵母菌病，其白带典型特征是
A. 豆渣样　　　　　　　B. 脓性白带
C. 泡沫状　　　　　　　D. 血性白带
E. 黄色水样

12. 患者女，35岁。自诉5天来外阴奇痒、灼痛。妇科检查：阴道黏膜红肿并附有白色膜状物，阴道分泌物呈豆渣样，应诊断为
A. 滴虫阴道炎　　　　　B. 前庭大腺炎
C. 尖锐湿疣　　　　　　D. 淋病
E. 外阴阴道假丝酵母菌病

※13. 患者女，患外阴阴道假丝酵母菌病，向护士咨询内裤消毒的处理方法。下列合适的是
A. 煮沸　　　　　　　　B. 日光暴晒
C. 紫外线消毒　　　　　D. 食醋浸洗
E. 保持干燥

14. 患者女，4岁。其父母发现外阴不适就诊，医生诊断为婴幼儿外阴阴道炎，护士向其家属宣教正确的叙述是

A. 婴幼儿外阴阴道炎一般不用治疗
B. 雌激素水平低是该病发生原因之一
C. 婴幼儿阴道 pH 4.0～5.0
D. 蛲虫感染不是本病发生的原因
E. 婴幼儿阴道 pH 8.0～9.0

15. 护士为外阴阴道假丝酵母病患者做阴道灌洗，宜选择的药液是
A. 1∶5000 高锰酸钾溶液　B. 0.9%氯化钠溶液
C. 1%乳酸溶液　D. 0.5%乙醇溶液
E. 2%～4%碳酸氢钠溶液

16. 患者女，65 岁。因患老年性阴道炎，向护士询问发病原因，护士告知她是因为直接影响阴道自净作用的激素水平下降，这个激素是
A. 促性激素　B. 雌激素
C. 促卵激素　D. 孕激素
E. 促腺激素释放激素

※17. 患者女，30 岁。医生诊断为外阴阴道假丝酵母菌病。下列治疗方法中首选
A. 全身用药较局部用药好
B. 性伴侣需同时治疗
C. 广谱抗生素
D. 局部用 2%～4%碳酸氢钠溶液冲洗阴道后阴道上药
E. 2%～4%碳酸氢钠溶液冲洗阴道

18. 某绝经 15 年的老年妇女，近半个月来阴道流黄水样分泌物，有时带血，经检查排除恶性肿瘤。下列哪一种可能性大
A. 老年性阴道炎　B. 滴虫阴道炎
C. 宫颈息肉　D. 宫颈糜烂
E. 子宫内膜

19. 患者女，65 岁。患老年性阴道炎，经过与护士沟通后对此病认识正确的是
A. 常见于围绝经期妇女　B. 可用碱性溶液冲洗阴道
C. 雌激素可改善症状　D. 阴道分泌物稀少，稠厚
E. 阴道 pH 下降

20. 患者女，67 岁。近 1 个月来出现血性白带，外阴瘙痒、灼热感及尿频、尿痛、尿失禁等来医院就诊。医生诊断为老年性阴道炎。护士指导坐浴正确的是
A. 酸性温水坐浴　B. 碱性水坐浴
C. 冷水坐浴　D. 烫水坐浴
E. 盐水坐浴

21. 患者女，26 岁。妊娠 28 周，患外阴阴道假丝酵母菌病，孕妇担心胎儿被感染，向护士咨询其用药途径。下列正确的是
A. 口服抗生素　B. 口服制霉菌素片
C. 阴道给予制霉菌素片　D. 全身用药
E. 酸性溶液坐浴

22. 某老年性阴道炎患者向护士了解其治疗措施，不正确的是
A. 口服尼尔雌醇
B. 用 0.5%乙酸溶液阴道灌洗
C. 乳腺癌患者增加雌激素用量以改善症状
D. 灌洗后局部用抗生素
E. 阴道涂抹雌激素软膏

23. 患者女，34 岁。因外阴不适就诊。辅助检查：氨试验有烂鱼样腥臭味。线索细胞检查：线索细胞>20%（+）。阴道 pH：4.7～5.7，此患者所患疾病最可能是
A. 非特异性阴道炎　B. 细菌性阴道病
C. 外阴瘙痒症　D. 滴虫阴道炎
E. 外阴阴道假丝酵母菌病

24. 一位老年性阴道炎患者向护士复述关于对该病的认识，下列选项错误的是
A. 可加用己烯雌酚局部治疗
B. 常为一般化脓性细菌的混合感染
C. 可用碱性溶液冲洗阴道
D. 阴道上皮变薄，糖原含量减少
E. 如有血性白带，需做防癌检查

25. 患者女，34 岁。自诉近 1 个多星期来白带增多并有难闻气味，以前从未出现过此症状。辅助检查：氨试验有烂鱼样腥臭味。医生诊断为细菌性阴道病。护士指导其丈夫
A. 同房不需戴避孕套
B. 性伴侣需治疗
C. 不需治疗性伴侣
D. 性伴侣用高锰酸钾溶液洗外阴
E. 性伴侣输液应用抗生素治疗

26. 张护士在为老年性阴道炎患者进行阴道灌洗时，应选择下列哪一种药液
A. 0.1%苯扎溴铵溶液　B. 1%乳酸溶液
C. 0.1%呋喃西林溶液　D. 0.9%氯化钠溶液
E. 2%～4%碳酸氢钠溶液

27. 患者女，45 岁。卵巢癌术后，近几天出现外阴瘙痒、灼热感，白带增多伴血性，呈淡黄色。该患者最有可能的诊断是
A. 外阴炎　B. 卵巢癌复发
C. 滴虫阴道炎　D. 老年性阴道炎
E. 外阴阴道假丝酵母菌病

28. 患者女，29 岁。外阴瘙痒 6 天，诊断滴虫阴道炎，医嘱高锰酸钾液坐浴后上药，高锰酸钾液浓度应是
A. 1∶50　B. 1∶100　C. 1∶500
D. 1∶1000　E. 1∶5000

A₃型题

（1、2题共用题干）

患者女，42岁。因阴道分泌物增多且呈稀薄的泡沫状、外阴瘙痒，伴有烧灼感、疼痛来院就诊。妇科检查：阴道黏膜充血，白带呈灰白色泡沫状。

1. 该患者诊断为
A. 滴虫阴道炎　　　　B. 老年性阴道炎
C. 细菌性阴道病　　　D. 宫颈糜烂
E. 外阴阴道假丝酵母菌病

2. 阴道放药应放在
A. 阴道前壁　　　　　B. 阴道口
C. 阴道后壁　　　　　D. 阴道穹后部
E. 放在阴道任何部位

参考答案与难题解析

A₁型题：1.D 2.C 3.D 4.D 5.E 6.D
1题解析：滴虫阴道炎患者的阴道pH在5.0~6.5，患者上药前可用1%乳酸溶液或0.5%乙酸溶液阴道灌洗，改变阴道酸碱度，形成不利于阴道毛滴虫生长的环境，以利于提高疗效。
4题解析：滴虫阴道炎由阴道毛滴虫引起。可经性直接传播，也可经游泳池、浴盆衣物、污染器械及敷料间接传播。
5题解析：滴虫阴道炎治疗期间，孕早期及哺乳期妇女要慎用甲硝唑口服药，避免性生活，夫妻双方共同治疗，勤晒被褥，勤换内裤，治疗后连续3次白带检查阴性为治愈。

A₂型题：1.C 2.B 3.B 4.D 5.D 6.C 7.E 8.C 9.E 10.C 11.A 12.E 13.A 14.B 15.E 16.B 17.D 18.A 19.C 20.A 21.C 22.C 23.B 24.C 25.C 26.B 27.D 28.E
9题解析：假丝酵母菌为条件致病菌，当阴道内糖原增加、酸度增高、局部细胞免疫力下降，适合假丝酵母菌的繁殖而引起炎症，多见于孕妇、糖尿病患者、接受大量雌激素治疗者、长期应用抗生素者、服用皮质类固醇激素或免疫缺陷综合征患者。另外，穿紧身化纤内裤、肥胖者可使会阴局部的温度及湿度增加，也易促进假丝酵母菌繁殖而引起感染。
11题解析：外阴瘙痒、灼痛，严重时坐卧不宁，白带特征为白色稠厚呈凝乳或豆渣样是外阴阴道假丝酵母菌病的典型症状。
13题解析：外阴阴道假丝酵母菌病的病原体为白假丝酵母菌，适于酸性环境生长，此菌不耐热，加热至60℃持续1小时即死亡，但对干燥、日光、紫外线等抵抗力较强。
17题解析：假丝酵母菌感染的阴道pH在4.0~4.7，患者在阴道上药前用2%~4%碳酸氢钠溶液阴道灌洗，改变了阴道酸碱度，造成不利于假丝酵母菌生长的环境，有利于提高疗效。

A₃型题：1.A 2.D
1题解析：滴虫阴道炎由阴道毛滴虫引起，典型症状是稀薄的泡沫状白带及外阴瘙痒。
2题解析：滴虫阴道炎患者在进行阴道放药前，可先用1%乳酸或0.5%乙酸冲洗阴道后，再采取下蹲位将甲硝唑药片送入阴道穹后部。

第12节　宫颈炎和盆腔炎患者的护理

A₁型题

※1. 下列关于宫颈活组织检查的描述，正确的是

A. 宫颈局部有出血时，不需止血
B. 在宫颈外口鳞状上皮与柱状上皮交界处取材
C. 钳取组织后，用75%乙醇溶液进行固定
D. 在可疑病灶（碘着色区）上取材
E. 怀疑有恶变者，在宫腔内刮取组织

※2. 下列哪一种情况不宜做阴道及宫颈细胞学检查
A. 宫颈炎症　　　　　B. 异常闭经
C. 宫腔占位病变　　　D. 宫颈癌筛选
E. 月经期

3. 关于慢性子宫颈炎临床表现的描述，错误的是
A. 不孕
B. 阴道分泌物增多
C. 患者可有腰骶部疼痛、下坠感
D. 分泌物呈稀薄泡沫状
E. 宫颈有不同程度的糜烂、囊肿、息肉

※4. 阴道脱落细胞、子宫颈刮片等标本应放入下列哪一项溶液中
A. 20%乳酸溶液　　　B. 10%乙酸溶液
C. 0.5%聚维酮碘溶液　D. 95%乙醇溶液
E. 75%乙醇溶液

5. 治疗厌氧菌感染的急性盆腔炎时常使用的抗生素是
A. 甲硝唑　　　　　　B. 四环素
C. 克拉霉素　　　　　D. 万古霉素
E. 阿奇霉素

A₂型题

1. 患者女，42岁。因白带增多1个月来医院就诊。妇科检查发现宫颈外口有一个息肉，约1cm×1.5cm×1cm，淡红色。对于该患者，最恰当的处理措施是
A. 物理治疗　　　　　B. 宫颈锥切术
C. 经阴道息肉摘除　　D. 局部用药
E. 经阴道息肉摘除并送病理检查

2. 某患者，女，35岁。G2P1。3天前发现"性生活后阴道有血性白带"。子宫颈刮片细胞学检查结果为巴氏Ⅲ级。患者询问了解其检查结果的意义，正确的解释是
A. 轻度炎症　　　　　B. 可疑癌症
C. 重度炎症　　　　　D. 高度可疑癌症
E. 癌症

3. 患者女，36岁。在单位妇科普查时确诊为宫颈中度糜烂。下列治疗措施中不妥的是
A. 子宫颈锥形切除是常用方法
B. 糜烂面小，可用硝酸银局部腐蚀
C. 物理疗法是目前疗效好、疗程短的方法
D. 治疗原则是使糜烂面柱状上皮脱落，由新生鳞状上皮替代

E. 宫颈息肉，可用手术治疗
※4. 某急性盆腔炎患者，向护士咨询此病最佳治疗方案，护士回答最佳方案为
A. 支持疗法
B. 根据宫颈管分泌物细菌培养及药敏试验选择抗生素联合用药
C. 根据经验使用抗生素
D. 手术治疗
E. 中药治疗
5. 患者女，32岁。因白带增多、腰骶部疼痛、性交后出血来医院就诊，诊断为宫颈糜烂。下列描述不正确的是
A. 慢性宫颈炎以局部治疗为主
B. 宫颈糜烂分为单纯型、颗粒型、乳突型三种类型
C. 治疗前应先进行宫颈细胞学检查，结果正常方可治疗
D. 慢性宫颈炎易发生于流产、分娩或手术损伤宫颈后
E. 宫颈糜烂面是因宫颈管柱状上皮溃疡坏死所致
6. 患者女，45岁。妇科检查发现宫颈肥大，护士告知其形成原因是
A. 宫颈息肉形成
B. 子宫颈长期充血、水肿及腺体和间质增生
C. 子宫下段内膜增生
D. 纤维结缔组织增生
E. 子宫颈肌纤维增粗
7. 患者女，28岁。因低热、乏力1年，加重1个月，伴下腹坠胀3个月来诊。妇科检查：子宫活动受限，与周围粘连固定，双附件区增厚、压痛。该患者最可能的诊断是
A. 慢性宫颈炎   B. 子宫肌瘤
C. 慢性盆腔炎   D. 急性盆腔炎
E. 急性宫颈炎
※8. 患者产后2个月，月经未复潮，发热、畏寒及下腹痛1周，体温38.5℃。妇科检查：宫颈黏液脓性分泌物，宫颈举痛，子宫压痛，附件区压痛。诊断为急性盆腔炎。下列哪一项不是急性盆腔炎的诱因
A. 急性膀胱炎诱发   B. 经期卫生不良
C. 宫内操作及节育器 D. 阑尾炎直接蔓延
E. 产后及流产后感染
※9. 患者女，25岁，已婚。系尖锐湿疣患者。针对该尖锐湿疣患者不合适的处理措施是
A. 大的尖锐湿疣可行手术切除
B. 局部用药为主
C. 治疗期间禁止性生活
D. 孕妇无需治疗，选择剖宫产终止妊娠即可
E. 可用冷冻治疗、CO_2激光治疗

10. 患者女，35岁。被诊断为慢性盆腔炎。护士向她解释慢性盆腔炎的病理改变不正确的是
A. 输卵管卵巢炎   B. 卵巢巧克力囊肿
C. 慢性输卵管炎   D. 输卵管积液
E. 慢性盆腔结缔组织炎
※11. 患者女，32岁。医生诊断为淋病。关于淋病的治疗，下列各项中不正确的是
A. 治疗原则是尽早、彻底、及时、足量、规范用药
B. 治疗结束后检查淋菌阴性即可确定为治愈
C. 性伴侣需同时治疗
D. 首选药物以第三代头孢菌素为主
E. 淋病产妇所娩新生儿眼部应及时用红霉素眼膏，预防淋菌性结膜炎
12. 患者女，35岁。1年半前曾患急性盆腔炎病，因治疗不彻底已形成慢性盆腔炎。对该患者的处理措施不正确的是
A. 性激素治疗少用
B. 宜采用综合方案以控制炎症
C. 其治疗以局部治疗为主
D. 坚持彻底治疗，以防复发
E. 加强营养，锻炼身体
13. 患者产后2个月，月经未复潮，发热畏寒及下腹痛1周，体温38.5℃。妇科检查：宫颈黏液脓性分泌物，宫颈举痛，子宫压痛，附件区压痛。该患者最可能的诊断是
A. 卵巢囊肿蒂扭转   B. 急性输卵管炎
C. 急性盆腔炎   D. 子宫内膜结核
E. 卵巢巧克力囊肿
14. 患者女，32岁。因白带增多伴下腹坠痛3个月就诊，诊断为宫颈柱状上皮异位，2日前行宫颈锥形切除术。护士指导患者出院后禁止性生活及盆浴的时间应是
A. 1个月   B. 2个月
C. 3个月   D. 4个月
E. 5个月

A₄型题

(1~6题共用题干)

患者女，35岁。因白带增多1年，呈黏液状，伴下腹坠胀感及腰骶部疼痛，近来偶有性交后出血来就诊。妇科检查：宫颈糜烂面积占全部宫颈面积的1/2。

1. 此患者的诊断为
A. 正常范围   B. 宫颈息肉
C. 重度糜烂   D. 中度糜烂
E. 轻度糜烂

2. 为排除宫颈癌，首选的检查项目是
A. 宫颈活检   B. 宫颈刮片细胞学检查

C. 宫腔镜检查　　　　　D. 宫颈碘试验
E. 阴道分泌物悬滴检查
3. 有关检查项目，护士应告知
A. 需做血常规检查
B. 不需做新柏液基细胞学检测（TCT）检查
C. 需做尿常规检查
D. 需做 TCT 检查
E. 需做肝肾功能检查
4. 宫颈 TCT 检查正常，护士告知患者此病最好的治疗方法是
A. 阴道灌洗　　　　　B. 药物治疗
C. 手术疗法　　　　　D. 化学疗法
E. 物理治疗
5. 患者咨询前来做物理治疗的时间，护士告知最佳的时间是
A. 月经来潮前 3～7 天
B. 月经干净后 3～7 天
C. 月经期
D. 月经干净后 1～2 天
E. 月经来潮前 1～2 天
6. 患者物理治疗后护士进行健康指导，告知患者禁止性生活和盆浴的时间，正确的是
A. 2 周　　　　　　　B. 4 周
C. 6 周　　　　　　　D. 8 周
E. 10 周

参考答案与难题解析

A₁型题：1.B 2.E 3.D 4.D 5.A
1 题解析：宫颈活检时，在宫颈外口鳞状上皮与柱状上皮交界处的 3、6、9、12 点处，用宫颈活检钳取宫颈组织，用 95% 乙醇溶液或 10% 甲醛溶液固定，如术后宫颈有局部出血，用带尾纱球压迫宫颈活检部位。
2 题解析：月经期不宜进行妇科检查和局部取材，既为避免感染，也为防止混入经血，影响检查结果。
4 题解析：阴道脱落细胞主要来自阴道上端和宫颈阴道部，可以协助诊断阴道、宫颈、宫腔、输卵管等部位的肿瘤，还可用于卵巢功能检查、宫颈炎症和宫颈癌筛选。采取脱落细胞涂片后，常用 95% 乙醇溶液固定，至少 15 分钟。
A₂型题：1.E 2.B 3.A 4.B 5.E 6.B 7.C 8.A 9.D 10.B 11.B 12.C 13.C 14.B
4 题解析：急性盆腔炎的主要治疗手段是抗生素治疗，当药物治疗无效可以采取手术治疗，以免脓肿破裂。
8 题解析：引起盆腔炎的主要病因有产后或流产后感染、宫腔内手术操作后感染、经期卫生不良、感染性传播疾病、邻近器官炎症蔓延、宫内节育器等。急性膀胱炎不会诱发盆腔炎。
9 题解析：妊娠期尖锐湿疣宜选用局部治疗或手术，若病灶位于外阴、阴道、宫颈，分娩易造成软产道裂伤、出血，应行剖宫产结束分娩。
11 题解析：淋病治疗结束，临床症状完全消失后 4～7 日应取宫颈管分泌物涂片培养，连续 3 次检查淋菌阴性方能确定治愈。
A₄型题：1.D 2.B 3.D 4.E 5.B 6.D
1 题解析：临床上根据糜烂面积大小可将宫颈糜烂分为三度：糜烂面小于整个宫颈面积的 1/3 为轻度；糜烂面占整个宫颈面积的 1/3～2/3 为中度；糜烂面占整个宫颈面积的 2/3 以上为重度。
2 题解析：宫颈刮片是目前妇科普查常用的方法，同时也是发现早期宫颈癌的主要方法。
3 题解析：宫颈糜烂中度和重度患者需做 TCT（液基薄层细胞检测）检查以排除宫颈癌。TCT 是目前国际上最先进的一种宫颈癌细胞学检查技术，与传统的宫颈刮片巴氏涂片检查相比明显提高了标本的满意度及宫颈异常细胞检出率。
4 题解析：排除宫颈癌后，慢性宫颈炎患者应以局部治疗为主，物理治疗最常用，有激光、冷冻、微波疗法等，还可采用物理治疗、药物治疗及手术治疗。
5 题解析：宫颈糜烂以物理治疗为主，治疗时间应选择在月经干净后 3～7 内进行，有急性生殖器炎症者待炎症控制后方可治疗。
6 题解析：宫颈糜烂患者物理治疗后 2 个月禁止性生活、盆浴及阴道冲洗。两次月经干净后均应复查。

第13节　功能失调性子宫出血患者的护理

A₁型题

1. 子宫内膜不规则脱落患者的主要临床表现是
A. 月经期延长　　　　B. 月经稀少
C. 月经周期缩短　　　D. 经量增多
E. 不规则阴道出血
2. 功能失调性子宫出血是指
A. 生育期妇女的异常子宫出血
B. 伴有轻度子宫内膜非特异性炎症的子宫出血
C. 青春期的异常子宫出血
D. 由于神经内分泌功能失调引起的异常子宫出血
E. 绝经过渡期妇女的异常子宫出血
3. 关于黄体功能不足的特点，下述正确的是
A. 经期延长　　　　　B. 月经周期缩短
C. 体温下降缓慢　　　D. 基础体温单相
E. 多见于青春期妇女
4. 下述**不是**无排卵型功血临床表现的是
A. 经期长短不一
B. 多发生于青春期或绝经过渡期
C. 经量时多时少
D. 月经周期无一定规律性
E. 月经周期正常

A₂型题

※1. 患者女，19 岁。疑诊无排卵性功血，能支持诊断的辅助检查是哪一项
A. 基础体温呈单相型
B. 诊刮见子宫内膜呈分泌不良表现
C. 宫颈黏液呈现椭圆体型结晶
D. 基础体温呈双相型

E. 阴道细胞涂片有周期性变化

※2. 患者女，20岁。被诊断为无排卵性功血。关于此患者的护理措施，下列不妥的是
A. 纠正贫血
B. 按医嘱给予雌激素止血
C. 做好刮宫止血准备
D. 耐心解释病情及病因
E. 注意阴道流血量

※3. 患者女，20岁。未婚，月经12岁来潮，经期5～10天，周期20天至2个月不等，本次月经来潮20天未净，伴头晕、乏力，检查未见器质性病变。该患者可能诊断为
A. 血液系统疾病　　B. 无排卵型功血
C. 有排卵型功血　　D. 黄体功能不足
E. 子宫内膜不规则脱落

4. 患者女，46岁。因患无排卵性功血，医生给予药物性刮宫。药物性刮宫利用哪一种激素的作用
A. 孕激素　　　　　B. 雌激素
C. 氯米芬（CC）　　D. 雄激素
E. HCG

※5. 对青春期无排卵性功能失调性子宫出血患者，护士应告知其治疗原则是
A. 减少月经量，调整周期
B. 止血，减少月经量
C. 止血，调整周期，促进排卵
D. 调整垂体和性腺功能
E. 止血，防止子宫内膜病变

6. 患者女，18岁，经期持续10天，量较多，诊断为功能失调性子宫出血，给予口服大剂量已烯雌酚治疗。患者询问用药的目的。正确的解释是
A. 促进女性生殖器官全面发育而止血
B. 短期内修复子宫内膜创面而止血
C. 促进子宫内膜呈分泌期而止血
D. 增强子宫平滑肌张力而减少出血
E. 促进子宫内膜迅速转化而止血

※7. 患者女，26岁，已婚。疑诊子宫内膜不规则脱落，子宫内膜活检报告结果支持诊断的是
A. 炎性子宫内膜
B. 增生期内膜
C. 增生期、分泌期内膜共存
D. 内膜呈囊性增生
E. 大量分泌期内膜

8. 患者女，35岁，已婚。自然流产1次，2年未避孕，未怀孕，月经周期不规则，经期延长，量正常，医生告知需诊刮术。患者询问护士诊刮术目的，应告知是为了
A. 改善子宫内环境

B. 确定有无排卵及黄体功能
C. 促进子宫收缩
D. 防止感染
E. 了解子宫大小

※9. 患者女，33岁，已婚。近年来，月经周期30～32天，月经持续10～15天，经量时多时少。基础体温呈双相。为明确诊断需行刮宫术，时间应在
A. 月经来潮前1周　　B. 月经第5天
C. 月经第3天　　　　D. 月经来潮12小时内
E. 月经来潮24小时内

10. 患者女，34岁，已婚。平时工作紧张，近2年来未避孕，欲生育，但一直未孕。月经不规则，经期延长。医生建议患者行诊断性刮宫以了解卵巢功能。护士告知刮宫时间应在月经来潮
A. 后72小时　　　　B. 后6小时内
C. 前2周　　　　　D. 后48小时
E. 后24小时

A₃型题

（1~3题共用题干）

患者女，45岁。3年来月经紊乱，月经周期2～4个月，同时经期延长，为3～15天，经量增多。曾服用性激素治疗，效果差。妇科检查未见明显异常。

1. 该患者最可能的诊断是
A. 子宫肌瘤　　　　B. 子宫颈癌
C. 有排卵性功血　　D. 无排卵性功血
E. 绝经综合征

2. 该患者首选的止血措施为
A. 雌激素止血　　　B. 刮宫术
C. 孕激素止血　　　D. 雄激素止血
E. 子宫切除术

3. 该患者子宫内膜病理检查结果最可能是
A. 月经期子宫内膜　　B. 分泌期子宫内膜
C. 萎缩期子宫内膜　　D. 增生期子宫内膜
E. 混合型子宫内膜

A₄型题

（1~4题共用题干）

患者产后7个月，自诉月经周期缩短，经期正常，自测基础体温呈双相型，但上升缓慢，且黄体期（高温相）持续8～9天。

1. 此患者最可能的诊断是
A. 无排卵型功能失调性子宫出血
B. 黄体功能不足
C. 妊娠
D. 子宫内膜不规则脱落
E. 不能确诊

2. 下述支持该诊断的是

A. 周期短，经期正常　　B. 周期正常，经期延长
C. 经期伴腹痛　　　　　D. 月经不规则
E. 闭经3个月
3. 为确诊需做诊刮，其时间应在
A. 经后3～7天　　　　B. 月经周期的第5天
C. 经后10天　　　　　D. 经前1～2天
E. 随意诊刮
4. 子宫内膜活检结果，支持该诊断的是
A. 炎性子宫内膜　　　B. 增生期内膜
C. 内膜分泌不良　　　D. 大量分泌内膜
E. 增生期、分泌期内膜共存

参考答案与难题解析

A_1型题：1.A　2.D　3.B　4.E
A_2型题：1.A　2.C　3.B　4.A　5.C　6.B　7.C　8.B　9.B　10.B
1题解析：有排卵性功血患者基础体温呈双相型，无排卵性功血患者基础体温呈单相型。
2题解析：对功血患者贫血的护理，主要是补充营养，保证休息，避免过度疲劳和剧烈运动。贫血严重者，遵医嘱做好交叉配血、输血、止血措施；严密观察与感染有关的征象，同时做好会阴护理，保持会阴部清洁；遵医嘱使用性激素等。未婚女性应避免行诊刮术。
3题解析：无排卵型功血的特点是月经周期紊乱，经期长短不一，出血量时多时少，有时有数周至数月停经。多发生于青春期和绝经过渡期。
5题解析：青春期无排卵性功能失调性子宫出血的患者以止血、调整周期和促排卵为目的，绝经过渡期以止血、调整周期、减少经量和防止子宫内膜病变为主。
7题解析：子宫内膜不规则脱落者的子宫内膜切片能见到呈分泌反应的内膜，且以出血期及增生期内膜并存。
9题解析：黄体萎缩不全引起的子宫内膜不规则脱落而导致的有排卵性功血，诊断性刮宫应选择在月经期第5～6日进行。
A_3型题：1.D　2.B　3.D
1题解析：月经周期乱，经期乱，经量增多，是无排卵性功血的临床特点。
2题解析：绝经过渡期功血应采用刮宫术止血，青春期功血应采用激素止血。
3题解析：无排卵性功血患者的子宫内膜病理检查可见增生期变化或增长过长，无孕激素，所以无分泌期变化。因为该患者诊断为无排卵性功血，因此病检结果应为增生期子宫内膜。
A_4型题：1.B　2.A　3.D　4.C
1题解析：经期正常，周期缩短，黄体期短，是黄体功能不足的表现。
2题解析：经期正常，周期缩短，支持黄体功能不足的诊断。
3题解析：黄体功能不足应在月经来潮前或来潮后6小时内诊刮，了解内膜是否分泌反应不良。
4题解析：黄体功能不足，孕激素不足，内膜分泌反应不良。

第14节　痛经患者的护理

A_1型题

下述关于痛经的陈述**不正确**的是
A. 痛经分为原发性痛经和继发性痛经
B. 原发性痛经指生殖器官无器质性病变者
C. 原发性痛经者应接受前列腺素治疗
D. 继发性痛经指生殖器官有器质性病变者
E. 行经前后或月经期出现下腹痛或其他不适，以致影响生活和工作质量称痛经

A_2型题

1. 某患者痛经3年，**不属于**该患者的临床表现的是
A. 下腹阵发性痉挛性疼痛
B. 严重时面色苍白，出冷汗
C. 可伴有腹痛腹泻
D. 月经量异常
E. 恶心呕吐
※2. 患者咨询原发性痛经与继发性痛经的鉴别，下述回答正确的是
A. 生殖器官有无器质性病变
B. 是否影响生育
C. 痛经史的长短
D. 下腹疼痛的性质
E. 痛经的严重程度
3. 患者女，18岁。诊断为原发性痛经。关于其病情**错误**的说法是
A. 生殖器官多有器质性病变
B. 伴面色苍白出冷汗
C. 常发生在月经初潮后6～12个月
D. 多见于未婚或未孕妇女
E. 月经来潮前数小时即可出现
4. 患者女，17岁。月经来潮半年，患有痛经。痛经疼痛的性质主要是
A. 针尖样疼痛　　　　B. 刀割样疼痛
C. 牵扯痛　　　　　　D. 烧灼样疼痛
E. 下腹坠胀痛

A_3型题

（1、2题共用题干）
　　患者女，17岁。自13岁月经初潮以来一直表现为月经开始前1天腹痛，常伴有面色苍白、大汗、呕吐。肛诊示子宫、附件正常。
1. 该患者可能的诊断是
A. 子宫内膜异位症　　B. 宫颈炎
C. 盆腔结核　　　　　D. 原发性痛经
E. 盆腔炎
2. 该病的主要原因是
A. 不良刺激　　　　　B. 精神紧张
C. 体质虚弱　　　　　D. 应激
E. 释放过多的前列腺素

参考答案与难题解析

A_1型题：C
A_2型题：1.D　2.A　3.A　4.E

2题解析：原发性痛经者其生殖器官无器质性病变，继发痛经是指由于盆腔器质性疾病如子宫内膜异位症、盆腔炎或宫颈狭窄等引起的痛经。

A₃型题：1. D 2. E

1题解析：13岁开始有痛经，无器质性病变，考虑为原发性痛经。

2题解析：原发性痛经与月经期子宫内膜释放前列腺素有关，痛经患者子宫内膜和月经血中前列腺素含量较正常妇女明显升高，且内膜中前列腺素浓度越高，痛经也越严重。

第15节 绝经综合征患者的护理

A₁型题

绝经综合征患者最常见的症状是
A．盆底松弛　　　　　B．尿频、尿急
C．骨质疏松　　　　　D．潮热、出汗
E．情绪不稳定

A₂型题

1. 患者女，49岁。患绝经综合征，其治疗下述哪一项不妥
A．性激素合并疗法　　B．大量雄激素治疗
C．可用雌激素治疗　　D．可进行刮宫止血
E．治疗原则为止血、调经、减少出血

2. 患者女，50岁，20年前生育一女后采用宫内节育器避孕，现月经稀少1年，周期由原来的28天变为21天，自觉已进入更年期。其正确的取环时间是
A．绝经半年后　　　　B．绝经1年后
C．绝经2年后　　　　D．绝经3年后
E．绝经5年后

3. 患者女，53岁。主诉月经紊乱半年，伴潮热、焦虑、睡眠差，医嘱给予激素治疗。患者咨询激素替代治疗的主要目的，护士回答正确的是
A．调整周期　　　　　B．减少月经量
C．促使卵巢功能的恢复　D．防止子宫内膜病变
E．纠正与性激素不足有关的健康问题

A₃型题

（1～3题共用题干）

患者女，42岁。近期月经紊乱，潮热、出汗，情绪低落，记忆力减退。诊断为绝经综合征。患者要求行雌激素替代疗法。

1. 护士指导患者预防骨质疏松应每天喝牛奶同时补充
A．维生素E　　　　　B．维生素C
C．维生素B　　　　　D．维生素D
E．钙和维生素D

2. 建议患者每年进行一次
A．阴道镜检查　　　　B．TCT检查
C．宫腔镜检查　　　　D．血常规检查
E．尿常规检查

3. 告知患者激素替代疗法的禁忌证是
A．骨质疏松　　　　　B．不明原因的子宫出血
C．子宫肌瘤切除　　　D．贫血
E．冠心病一级预防

参考答案与难题解析

A₁型题：D
A₂型题：1. B 2. A 3. E
A₃型题：1. E 2. B 3. B

1题解析：预防骨质疏松应补充钙和维生素D。

2题解析：每年行一次TCT检查，宫颈癌筛查。

3题解析：激素替代治疗的禁忌证之一：不明原因的子宫出血。

第16节 子宫内膜异位症患者的护理

A₁型题

1. 子宫内膜异位症最常侵犯的部位是
A．卵巢　　　　　　　B．乙状直肠
C．阔韧带　　　　　　D．直肠子宫陷凹
E．宫骶韧带

2. 子宫内膜异位症患者卵巢病变最常见的类型是
A．卵巢恶性肿瘤　　　B．卵巢黄体囊肿
C．卵巢滤泡囊肿　　　D．卵巢炎性包块
E．卵巢巧克力囊肿

A₂型题

※1. 患者女，25岁。子宫内膜异位症患者，咨询目前既能诊断又能治疗该疾病的最佳方法，护士应回答
A．双合诊检查　　　　B．腹腔镜检查
C．分段诊断性刮宫　　D．盆腔X线摄片
E．阴道B超

※2. 患者女，32岁。医生诊断子宫内膜异位症。护士告知患者子宫内膜异位症的典型症状是
A．月经失调　　　　　B．15%的自然流产率
C．高达40%的不孕　　D．性交痛
E．继发性进行性痛经

3. 患者女，41岁。进行性痛经11年，近2年发现右下腹有一个逐渐增长的包块，经期有发热及性交痛。查体：阴道穹后部有数个触痛小结节；子宫后位、固定、正常大小，双骶韧带增粗；子宫右后方有一个12cm×10cm×10cm大小包块，触痛（+），可能的诊断是
A．炎性包块　　　　　B．陈旧性宫外孕
C．子宫内膜异位症　　D．子宫腺肌症
E．子宫浆膜下肌瘤

4. 患者女，37岁。继发痛经进行性加重，非月经期

下腹痛。妇科检查：可触及较大囊肿，与子宫粘连。医生诊断为子宫内膜异位症。该患者最简便的诊断方法是

A．阴道镜检查　　　　　B．B超检查
C．腹腔镜检查　　　　　D．CA125测定
E．宫腔镜检查

5．患者女，32岁。痛经2年，呈进行性加重。查体：子宫后倾固定，子宫后壁触及3个痛性结节，给予达那唑治疗，目前最重要的护理措施是

A．保持心情愉快　　　　B．避免剧烈活动
C．湿热敷下腹部　　　　D．指导规范用药
E．给予清淡饮食

参考答案与难题解析

A_1型题：1. A　2. E
A_2型题：1. B　2. E　3. C　4. B　5. D

1 题解析：子宫内膜异位症的临床表现变异很大，腹腔镜检查特别对盆腔检查和B超检查均无阳性发现的不孕或腹痛患者更是有效手段。另外，子宫内膜异位症的临床分期经腹腔镜检查或剖腹探查时直视下方可确定。

2 题解析：继发性进行性痛经是子宫内膜异位症的典型症状。常于月经期1~2日开始，经期第1日最剧烈，以后逐渐减轻，至月经后数日。随着时间推移，痛经往往进行性加重。

第 17 节　子宫脱垂患者的护理

A_1型题

子宫脱垂是指子宫颈外口达

A．坐骨结节水平以下　　B．坐骨结节水平以上
C．骶尾骨以下　　　　　D．坐骨棘水平以上
E．坐骨棘水平以下

A_2型题

1．患者女，43岁，孕4产3。主诉阴道内有胀感。妇科检查：让患者排尿后平卧位向下屏气用力，发现宫颈外口在处女膜缘，可回纳。诊断其子宫脱垂为

A．Ⅰ度轻型　　　　　　B．Ⅱ度轻型
C．Ⅰ度重型　　　　　　D．Ⅱ度重型
E．Ⅲ度

2．患者女，27岁。自诉有肿物脱出阴道口1年半，伴下腹坠胀和腰骶酸痛，诊断为子宫脱垂。1年半前有难产史，常便秘。该患者子宫脱垂的主要原因是

A．便秘　　　　　　　　B．产后过早锻炼
C．营养不良　　　　　　D．分娩损伤
E．长期站立

A_3型题

（1~3题共用题干）

患者女，36岁，孕2产1。两年前分娩，长时间站立、下蹲后腰背痛，有下坠感，清洗外阴可触及一肿物。妇科检查：可见宫颈已脱出阴道口，宫体仍在阴道内。

1．该患者诊断为子宫脱垂几度

A．子宫脱垂Ⅲ度　　　　B．子宫脱垂Ⅰ度轻型
C．子宫脱垂Ⅱ度轻型　　D．子宫脱垂Ⅰ度重型
E．子宫脱垂Ⅱ度重型

2．术后患者适宜的卧位为

A．半坐位　　　　　　　B．平卧位
C．截石位　　　　　　　D．俯卧位
E．侧卧位

3．护士指导患者进行盆底肌肉组织锻炼的方法为

A．仰卧起坐　　　　　　B．收缩肛门的运动
C．俯卧撑　　　　　　　D．下肢运动
E．上肢运动

参考答案与难题解析

A_1型题：E
A_2型题：1. C　2. D
A_3型题：1. C　2. B　3. B

1 题解析：宫颈已脱出阴道口，宫体仍在阴道内为子宫脱垂Ⅱ度轻型。

2 题解析：子宫脱垂修补术后应取平卧位。

3 题解析：盆底肌肉组织锻炼的方法为缩肛运动。

第 18 节　急性乳腺炎患者的护理

A_1型题

1．急性乳腺炎多发生于

A．妊娠期妇女
B．产后1~2个月哺乳期妇女
C．青春期妇女
D．哺乳6个月后的妇女
E．老年妇女

※2．乳房深部脓肿诊断依据是

A．皮肤红肿　　　　　　B．发热
C．乳房胀痛　　　　　　D．穿刺抽脓
E．局部波动感

3．急性乳腺炎的病因**不包括**

A．乳头内陷　　　　　　B．乳汁过多
C．婴儿吸乳少　　　　　D．乳管不通
E．乳房淋巴管阻塞

4．乳房浅表脓肿切开引流，最佳切口应选择为

A．横切口　　　　　　　B．竖切口
C．轮辐状切口　　　　　D．"十十"切口
E．"十"字切口

※5．乳房后脓肿切开引流最好采用

A．乳房表面横切口　　　B．乳晕下弧形切口
C．乳房表面轮辐状切口　D．乳房外侧斜切口

E. 乳房下缘弧形切口
6. 哺乳期妇女预防急性乳腺炎的主要措施是
A. 定时哺乳　　　B. 保持乳头清洁卫生
C. 吸乳后排空乳汁　D. 治疗破损乳头
E. 婴儿不含乳头睡觉

A_2 型题

1. 患者女，产后 3 周体温升高达 39.4℃，右侧乳房疼痛，局部红肿，有波动感。最主要处理措施是
A. 及时切开引流　　B. 局部物理疗法
C. 33%硫酸镁溶液湿敷　D. 托起患侧乳房
E. 全身应用抗生素

2. 患者女，25 岁。哺乳期患急性乳腺炎，畏寒发热，左侧乳房肿胀疼痛，表面皮肤红热，可扪及触痛的硬块，无波动感。对患乳的不正确护理是
A. 吸净积乳　　　B. 暂停哺乳
C. 抬高乳房　　　D. 立即切开引流
E. 理疗及外敷药物

3. 患者女，24 岁。右侧急性乳腺炎发病 2 日，右乳肿痛。下列护理不妥的是
A. 患侧停止哺乳　　B. 局部热敷
C. 用吸乳器吸乳汁　D. 高热者给予物理降温
E. 切开引流，保持引流通畅

4. 患者女，25 岁。产后 24 天出现畏寒、发热，右侧乳房疼痛。查体：右侧乳房皮肤红肿明显，可扪及一个压痛性硬块，同侧腋窝淋巴结肿大。下列处理措施中，不正确的是
A. 鱼石脂软膏外敷
B. 按医嘱应用抗生素
C. 局部用硫酸镁湿敷
D. 局部理疗
E. 双侧乳房停止哺乳

5. 患者女，27 岁。哺乳期患急性乳腺炎，右侧乳房肿胀疼痛，表面皮肤红热，可扪及触及波动感，拟行切开引流术。为避免乳管损伤切口应选择
A. 竖切口　　　　B. 横切口
C. 轮辐状切口　　D. "十"字切口
E. "十十"切口

A_3 型题

（1～3 题共用题干）

患者女，24 岁。哺乳期。体格检查：左乳房外上象限可见 2.5cm×3cm×2.5cm 红肿区，有明显压痛。血常规：白细胞计数 $13.5×10^9$/L。

1. 该患者最可能的诊断是
A. 急性乳腺炎　　B. 乳房脓肿
C. 乳管内乳头状瘤　D. 乳房结核
E. 乳腺癌

2. 患者 1 天后疼痛加重，左乳房外上象限可触及波动感，此时可能是
A. 急性乳腺炎　　B. 乳房脓肿
C. 乳管内乳头状瘤　D. 乳房结核
E. 乳腺癌

3. 此时首选处理措施是
A. 应用抗生素　　B. 物理降温
C. 局部湿敷　　　D. 切开引流
E. 停止患侧乳房哺乳

参考答案与难题解析

A_1 型题：1.B　2.D　3.E　4.C　5.E　6.C
2 题解析：深部脓肿波动感不明显，诊断性脓肿穿刺抽出脓液表示脓肿已形成。
5 题解析：预防关键是针对病因，防止乳汁淤积。
A_2 型题：1.A　2.D　3.E　4.E　5.C
A_3 型题：1.A　2.B　3.D
1 题解析：初产妇，产后出现乳房肿胀疼痛发热等炎症表现，血常规提示白细胞计数增高，考虑急性乳腺炎。
2 题解析：外上象限触及波动感，提示脓肿形成。
3 题解析：有脓肿形成，需及时切开引流脓液。

第5章 肌肉骨骼系统和结缔组织疾病患者的护理

第1节 脊柱与脊髓损伤患者的护理

A₁型题

1. 脊柱骨折最常见的部位是
   A．颈椎　　　　　　B．胸椎
   C．腰椎　　　　　　D．骶尾段
   E．胸腰段（T₁₀~L₂）

2. 下列哪一种类型的脊椎骨折**不易**出现脊柱后突畸形和进行性神经症状
   A．过度压缩的骨折
   B．椎体粉碎性骨折
   C．单纯椎体压缩不超过原高度的1/3
   D．不稳性爆裂型骨折
   E．伴有脱位的椎体骨折

3. 脊柱手术时，患者应采取
   A．平卧位　　　　　B．侧卧位
   C．仰卧位　　　　　D．俯卧位
   E．半侧卧位

4. 骨结核的患者中，最常见的发病部位是
   A．指骨　　　　　　B．股骨
   C．胫骨　　　　　　D．脊椎骨
   E．趾骨

A₂型题

1. 患者男，车祸致第10胸椎体骨折。下述治疗要点**除外**
   A．抢救生命　　　　B．复位固定
   C．卧硬板床　　　　D．腰背肌锻炼
   E．脱水利尿

2. 患者女，25岁。骑车被机动车撞倒后，可疑脊柱骨折。下述哪一项搬运方式是**错误**的
   A．背驮或搂抱
   B．保持脊柱中立位
   C．三人协调平稳置于硬板上
   D．三人协调平稳置于脊柱固定架上
   E．若疑有颈椎骨折或脱位时，颈部两侧用沙袋固定

3. 患者女，45岁。车祸致脊髓损伤。下述哪一项**不是**该患者的治疗要点
   A．固定　　　　　　B．减轻继发性损害
   C．减轻脊髓水肿　　D．使用抗感染药物
   E．解除脊髓受压

4. 患者女，32岁。因从高处坠落致背部疼痛不能活动2小时入院，评估：腹胀，肠蠕动减慢，血压70/52mmHg，脉搏115次/分、意识淡漠。应首先处理
   A．疼痛　　　　　　B．腹胀
   C．肠蠕动减慢　　　D．休克
   E．脊柱骨折

5. 患者男，38岁。因车祸致颈部疼痛、四肢不能活动而入院。X线摄片：第5颈椎爆裂型骨折伴有脊髓受压目前生命体征平稳。应采取的治疗原则是
   A．手术治疗　　　　B．卧硬板床
   C．牵引　　　　　　D．石膏
   E．双踝悬吊复位

6. 患者男，25岁。车祸致脊柱骨折脱位，表现为损伤节段以下痉挛性瘫痪，对侧痛温觉消失，首先应考虑
   A．脊髓马尾部损伤　B．脊髓胸段损伤
   C．脊髓半侧损伤　　D．脊髓前部损伤
   E．脊髓后部损伤

A₃型题

（1~3题共用题干）

患者女，24岁。因从高处坠落致背部疼痛、活动受限2小时急抬送入院。评估：脊柱活动受限，胸腰段棘突有明显压痛及叩击痛。

1. 首先应考虑
   A．颈椎骨折　　　　B．胸腰段骨折
   C．胸椎骨折　　　　D．腰椎骨折
   E．骶尾段骨折

2. 若该患者椎体压缩不足1/3，治疗要点**除外**
   A．急诊手术治疗　　B．骨折部位加厚枕
   C．卧硬板床　　　　D．3个月后下床活动
   E．3日后开始腰背肌锻炼

3. 若该患者合并脊髓损伤，常见的并发症**不包括**
   A．瘫痪　　　　　　B．压疮
   C．呼吸道感染　　　D．泌尿系统结石
   E．腹泻

A₄型题

（1～3题共用题干）

患者女，36岁。因车祸致颈部疼痛、活动受限且伴有四肢不能活动，诊断为颈椎爆裂型骨折伴四肢瘫。评估：四肢感觉及两便功能均丧失。

1. 该患者截瘫指数为
   A．0　　B．2　　C．3
   D．4　　E．6

2. 该患者可能出现最严重的并发症是
   A．呼吸衰竭与呼吸道感染
   B．营养失调
   C．压疮
   D．泌尿生殖道感染和结石
   E．体温失调

3. 该患者保持呼吸道通畅措施<u>不包括</u>
   A．雾化吸入　　　　B．必要时吸痰
   C．定期翻身拍背　　D．备气管切开包于床旁
   E．人工机械通气

参考答案与难题解析

A₁型题： 1.E 2.C 3.D 4.D
A₂型题： 1.E 2.A 3.D 4.D 5.A 6.C
A₃型题： 1.B 2.A 3.E

1题解析： 脊柱骨折最常见的部位是胸腰段，外伤致脊柱活动受限，胸腰段棘突压痛及叩击痛，根据临床特点考虑脊柱胸腰段骨折。

2题解析： 胸腰椎单纯压缩性骨折压缩程度不超过1/3的患者，一般采取非手术治疗为主，卧硬板床，骨折部位加厚枕，使脊柱过伸，2日后开始腰背肌锻炼，伤后第3个月可适当下床，3个月后逐渐增加下床活动时间。

3题解析： 脊髓损伤引起脊神经损失可导致瘫痪，治疗后长期卧床容易导致压疮、呼吸道感染和泌尿系统结石，对消化系统影响不大，故一般很少引起腹泻。

A₄型题： 1.E 2.A 3.E

1题解析： 脊髓损伤后各种功能丧失的程度可以截瘫指数来表示，以便评估伤情及病程进展，判断治疗效果，也便于记录。"0"代表功能完全正常或接近正常；"1"代表功能部分丧失；"2"代表功能完全丧失或接近完全丧失。一般将肢体自主运动、感觉及两便的功能情况评分相加后即为该患者的截瘫指数。三种功能完全丧失则截瘫指数为2+2+2=6，即截瘫指数越大，其功能丧失越大，病情越严重。

2题解析： 患者颈椎骨折致颈髓损伤，呼吸功能直接受到影响，易导致呼吸道感染甚至呼吸衰竭而死亡，是脊髓损伤严重并发症。

3题解析： 截瘫患者呼吸道的护理：鼓励患者深呼吸、有效咳嗽、翻身拍背，同时给予雾化吸入抗生素、地塞米松或脂凝乳蛋白酶，以稀释分泌物利于排除，必要时吸痰。患者出现较严重的体征才会用到人工机械通气，用于心肺复苏、严重呼吸衰竭、外科手术人工通气等。

第2节 关节脱位患者的护理

A₁型题

1. 陈旧性关节脱位是指脱位时间超过
   A．1周　　　　　　B．2周
   C．3周　　　　　　D．4周
   E．5周

2. 骨折、脱位共有的特殊体征是
   A．畸形　　　　　　B．异常活动
   C．骨擦音　　　　　D．弹性固定
   E．关节部位空虚

3. 关于关节脱位的治疗原则，哪一项是<u>错误</u>的
   A．以手法复位为主，且越早越好
   B．以切开复位为主
   C．一般固定2～3周
   D．功能锻炼以主动活动为主
   E．动能锻炼时切忌粗暴的被动活动

4. 最常见的习惯性脱位是
   A．肩关节脱位　　　B．腕关节脱位
   C．膝关节脱位　　　D．髋关节脱位
   E．踝关节脱位

A₂型题

1. 患者女，25岁。车祸致肘关节闭合性骨折。转运前最主要的措施是
   A．抬高患肢　　　　B．做好伤肢临时固定
   C．使用镇痛药　　　D．保持肢体功能位
   E．使用抗生素和TAT，预防感染

2. 患者女，48岁。坐公交车时发生车祸致髋关节脱位。护理措施中哪一项<u>错误</u>
   A．观察局部脱位症状，复位后是否消失
   B．伤后24小时之内冷敷，以减轻肿胀
   C．抬高患肢，以利静脉回流
   D．密切观察生命体征，有无休克
   E．为防止关节僵硬复位固定1周后加强功能锻炼

3. 患者女，25岁。因身体侧位跌倒手掌撑地后，出现右上肢不能活动。检查右肩方肩畸形，肩关节空虚，Dugas征阳性。最可能的诊断是
   A．锁骨骨折脱位　　B．肘关节脱位
   C．肩锁关节脱位　　D．肩关节脱位
   E．肱骨头骨折并脱位

4. 患者女，27岁。乘车时右腿搭在左腿上，膝盖顶住前坐椅背，当突然刹车时，右膝部受撞击后髋关节不能活动，且右大腿后侧、小腿后侧及外侧和足部感觉消失，X线摄片：髋关节脱位合并髋臼骨折、股骨头骨折。该髋关节脱位的类型为
   A．前脱位　　　　　B．后脱位
   C．中心脱位　　　　D．下脱位
   E．侧方脱位

5. 患者男，10岁。2年前曾发生右肩关节脱位，经复位后2年来脱位反复发生。其形成的主要原因是
   A．年龄较小　　　　B．缺少自我保护意识

C. 体质较差　　　　　　D. 初次脱位未行固定
E. 右侧习惯性脱位
6. 患者男，31岁。乘车时跷腿而坐，刹车时右膝部受撞击后致右髋关节不能活动，患肢肿胀、疼痛。查体：患肢缩短，右髋关节屈曲、内收、内旋畸形。该患者最有可能的诊断是
A. 髋关节脱位　　　　　B. 膝关节关节脱位
C. 髋关节结核　　　　　D. 股骨颈骨折
E. 股骨干骨折

A₃型题
（1、2题共用题干）
　　患者女，30岁。因跌倒时左上臂伸直，手掌着地后肘关节肿、痛、不能活动3小时入院。评估：患者以右手托住左前臂，肘关节处于半伸直位，被动运动时伸不直肘部，肘后空虚感，可摸到凹陷处，肘部失去正常三点关系。
1. 该患者可能的诊断是
A. 左肱骨髁上骨折　　　B. 左前臂双骨折
C. 左腕关节脱位　　　　D. 左肘关节脱位
E. 左肩关节脱位
2. 该患者在治疗上应强调
A. 解除固定后及早活动
B. 及早复位
C. 长石膏托固定
D. 忌请他人强力拉、扳
E. 中药浸泡、理疗和体疗等辅助治疗

（3、4题共用题干）
　　患者女，45岁。不慎跌倒，右肩部着地，感局部疼痛，不能活动，即送骨科急诊，查体示右肩呈方肩畸形，右手不能搭于对侧肩部。
3. 首选的处理方法是
A. 骨牵引复位　　　　　B. 皮牵引复位
C. 悬吊骨牵引复位　　　D. 手法复位外固定
E. 切开复位内固定
4. 该患者若过早去除外固定，容易出现的并发症为
A. 方肩畸形　　　　　　B. 患肢变长
C. 肱骨头滑出　　　　　D. 粘连性关节炎
E. 习惯性脱位

A₄型题
（1~3题共用题干）
　　患者男，32岁。因在高速公路上发生车祸后左髋部疼痛、活动障碍2小时急诊入院。评估：血压100/65mmHg，脉搏110次/分，神志清楚，腹部膨隆有压痛，左髋部活动障碍。
1. 该患者最可能的诊断是
A. 髋关节脱位　　　　　B. 髋关节结核
C. 股骨干骨折　　　　　D. 膝关节脱位

E. 股骨颈骨折并脱位
2. 首先且必要的辅助检查为
A. B超　　　　　　　　B. X线检查
C. 血常规　　　　　　　D. 三维CT
E. 彩超
3. 若该患者血压持续降低，1分钟前血压为血压80/55mmHg，下述哪一项措施最重要
A. 密切观察病情变化
B. 绝对卧床，肢体制动
C. 迅速建立有效的静脉通道
D. 留置尿管
E. 复查X线片

参考答案与难题解析

A₁型题：1.C　2.A　3.B　4.A
A₂型题：1.B　2.E　3.D　4.B　5.D　6.A
A₃型题：1.D　2.A　3.D　4.E
1题解析：肘部外伤后局部肿胀、疼痛剧烈，伴有畸形改变，考虑肱骨髁上骨折或肘关节脱位，骨折时肘后三角关系仍存在。该患儿肘后三点关系失常，故最可能诊断为肘关节脱位。
2题解析：关节脱位患者长时间固定不活动容易导致关节僵硬，故在治疗时需特别注意拆除固定后及早活动。
3题解析：根据患者表现考虑肩关节脱位，治疗以手法复位外固定为主。
4题解析：过早解除外固定，当受到损伤时容易再次发生脱位。
A₄型题：1.A　2.B　3.C
1题解析：青壮年男性，车祸后髋部疼痛，活动受限，髋关节脱位的可能性较大。
2题解析：骨折和关节脱位首选X线检查。
3题解析：患者血压下降有休克表现，抢救休克最重要的是迅速建立静脉通道补充血容量。

第3节　骨和关节化脓性感染患者的护理

A₁型题
1. 急性化脓性骨髓炎多见于
A. 婴幼儿　　　　　　　B. 儿童
C. 青壮年　　　　　　　D. 孕产妇
E. 老人
2. 化脓性骨髓炎最常见的致病菌是
A. 乙型溶血性链球菌　　B. 肺炎球菌
C. 金黄色葡萄球菌　　　D. 产气荚膜杆菌
E. 白色葡萄球菌
3. 急性血源性骨髓炎最常见的好发部位是
A. 尺骨上端　　　　　　B. 桡骨下端
C. 腓骨下端　　　　　　D. 股骨上端
E. 长骨的干骺端
4. 急性化脓性骨髓炎抗生素治疗哪项较为合理
A. 体温降至正常即停药

B. 体温降至正常继续用药 3 天
C. 体温降至正常继续用药 1 周
D. 体温降至正常继续用药 2~3 周
E. 体温降至正常继续用药 1 个月

A₂型题

1. 患儿男，6 岁。因高热、烦躁、呕吐与惊厥半日入院。评估：体温 39.2℃，脉搏 112 次/分，左下肢呈半屈曲状，膝上部股骨下段处剧痛，局部红、肿、热且有压痛，分层穿刺抽出混浊液体，涂片为脓细胞。该患儿初步诊断为
   A. 创伤后骨髓炎 B. 慢性骨髓炎
   C. 急性血源性骨髓炎 D. 外来性骨髓炎
   E. 慢性血源性骨髓炎

2. 患儿女，9 岁。因突起寒战、高热 39.5℃伴左下肢疼痛 3 日而入院。该患儿 1 周前有咳嗽、咽痛等症状，未予重视。评估：患儿左下肢呈半屈曲状，胫骨上段处压痛，周围肌痉挛，因疼痛抗拒作主动与被动运动，局部皮温增高。为明确诊断并指导治疗，必须做哪一项检查
   A. 血常规 B. 局部分层穿刺
   C. 血培养 D. MRI 检查
   E. X 线检查

3. 患儿男，6 岁。右膝关节肿胀疼痛，体温 39℃，诊断为急性化脓性关节炎，经过抗生素治疗 3 天后体温恢复正常，以下护理措施**不妥**的是
   A. 继续观察体温 B. 卧位时抬高患肢
   C. 加强营养 D. 继续使用抗生素
   E. 鼓励患者逐渐下床活动

4. 患儿男，8 岁。因高热、烦躁、呕吐与惊厥 2 小时入院。评估：体温 39.5℃，脉搏 118 次/分，左下肢呈半屈曲状，膝上部股骨下段处剧痛，局部红、肿、热且有压痛，分层穿刺抽出混浊液体，涂片为脓细胞，初步诊断为化脓性骨髓炎，经抗生素抗感染治疗 3 天后，体温仍 39.4℃。现患儿该采取下列哪一项紧急治疗措施
   A. 继续抗感染治疗 B. 止痛
   C. 患肢制动 D. 复方氨基比林肌内注射
   E. 手术开窗引流

A₃型题

（1~5 题共用题干）

患儿女，6 岁。2 天来持续高热寒战，左小腿上端红、肿、剧痛，有深压痛。血白细胞 20×10⁹/L，中性粒细胞 0.85，X 线摄片正常。5 天前曾有左膝碰伤史。

1. 患儿最可能的诊断是
   A. 急性蜂窝织炎 B. 急性血源性骨髓炎
   C. 左膝化脓性关节炎 D. 膝关节结核

E. 创伤性关节炎

2. 该患儿的护理诊断及合作性问题应**除外**的是
   A. 体温过高 B. 急性疼痛
   C. 躯体活动障碍 D. 焦虑
   E. 营养失调：高于机体需要量

3. 以下给患者采取的治疗措施中**不正确**的是
   A. 缓解疼痛 B. 截肢防止感染蔓延
   C. 控制体温 D. 患肢抬高固定
   E. 合理应用抗生素

4. 患者经穿刺及关节腔内注入抗生素治疗后未能控制症状时，应当
   A. 调整抗生素种类
   B. 调整并加大抗生素全身用量
   C. 每日进行关节腔穿刺
   D. 增加关节腔内抗生素注入量
   E. 切开引流

5. 患肢功能位固定的作用**不包括**
   A. 防止畸形
   B. 解除肌痉挛，缓解疼痛
   C. 防止病理性骨折
   D. 防止炎症扩散
   E. 防止关节僵硬

参考答案与难题解析

A₁型题：1. B 2. C 3. E 4. D
A₂型题：1. C 2. B 3. E 4. E
A₃型题：1. B 2. E 3. B 4. E 5. E

1 题解析：左膝外伤 5 天后出现高热、寒战，小腿上端红、肿、热、痛等炎症表现，血白细胞和中性粒细胞比例明显升高，考虑感染。早期 X 线检查正常，符合化脓性骨髓炎的病变特征，因此最可能的诊断为急性血源性骨髓炎。

2 题解析：由于疾病影响导致患者营养障碍，营养失调低于机体需要量而不是高于。

3 题解析：肢体感染病灶还未发展到肢体坏死阶段，应尽量保留肢体而不是立即截肢。

4 题解析：化脓性关节炎患者经穿刺和关节腔注入抗生素治疗无效，表明病情加重，需及时切开引流排脓。

5 题解析：患肢固定于功能位，能缓解局部疼痛，防止炎症扩散，解除肌肉痉挛，防止畸形和病理性骨折等的发生。未制动部位进行功能锻炼，以免肌肉萎缩和关节僵硬。

第 4 节　腰腿痛和颈肩痛患者的护理

A₁型题

1. 以下哪一项体查阳性提示腰椎间盘突出症
   A. 压头试验 B. 髌阵挛
   C. 踝阵挛 D. 拾物试验
   E. 直腿抬高试验

2. 下列哪一项为椎管狭窄症马尾神经受压的症状

A. 大小便失禁　　B. 颈肩痛
C. 腰腿痛　　　　D. 间歇性跛行
E. 坐骨神经痛
3. 腰椎间盘突出症局部注射药物治疗的目的<u>不包括</u>
A. 镇痛　　　　　B. 消肿
C. 预防感染　　　D. 减轻粘连
E. 减轻肌痉挛
4. 腰椎间盘突出好发于 $L_{4\sim5}$ 及 $L_5\sim S_1$ 是因为该部位
A. 椎间盘较厚　　B. 韧带松弛
C. 血供差　　　　D. 活动度大
E. 肌肉松弛

A_2 型题

※1. 患者男，54 岁。因腰椎间盘突出症行腰椎间盘髓核摘除术，术后护理措施<u>不妥</u>的是
A. 腰部制动
B. 术后一般卧床 7～10 天
C. 观察下肢感觉和运动功能
D. 麻醉清醒后指导患者进行直腿抬高训练
E. 术后立即指导患者进行腰背肌锻炼，防止神经管粘连
2. 患者男，32 岁。码头装卸工人。近段时间来常出现腰痛，以隐痛为主，按摩后能好转，无伴下肢麻木感。查体：直腿抬高试验（−）。该患者最有可能的诊断是
A. 腰肌劳损　　　B. 腰椎间盘突出症
C. 椎管狭窄症　　D. 腰 3 横突综合征
E. 腰椎滑脱
3. 患者女，45 岁。打字员。近段时间来常出现腰痛，且不能长时间行走，休息后能好转，偶发大小便失禁，无伴下肢麻木感。查体：直腿抬高试验（−）。该患者最有可能的诊断是
A. 腰肌劳损　　　B. 腰椎间盘突出症
C. 椎管狭窄症　　D. 腰 3 横突综合征
E. 腰椎滑脱
4. 患者男，38 岁。1 周前突然出现颈部疼痛，伴手脚麻木感，行走困难，自诉有踩棉花感觉。查体：Hoffmann 征（+），髌阵挛、踝阵挛（+），诊断为颈椎病。该患者最有可能为哪一种类型的颈椎病
A. 神经根型　　B. 中央型　　C. 脊髓型
D. 椎动脉型　　E. 交感神经型
5. 患者男，50 岁。因颈椎病入院，经非手术治疗无效后要求手术治疗。术前锻炼的项目<u>不包括</u>
A. 颈部后伸　　　B. 颈部前屈
C. 颈部侧屈　　　D. 头上加压
E. 颈部侧转
6. 患者男，45 岁，间歇性跛行 6 年，双侧腰腿痛，下肢后伸疼痛明显，下蹲时疼痛减轻，腰椎压痛（−），为明确诊断最有价值的检查是

A. 局部穿刺　　　B. 直腿抬高试验
C. 椎管造影　　　D. CT
E. MRI

A_3 型题

（1～3 题共用题干）

患者女，47 岁。半年前无明显诱因下出现腰部及右下肢疼痛，伴右下肢麻木感。查体：右直腿抬高试验 40°阳性。
1. 该患者最有可能的诊断是
A. 椎管狭窄症　　B. 腰肌劳损
C. 腰椎间盘突出症　D. 腰椎滑脱
E. 腰 3 横突综合征
2. 为确诊及判断该患者的神经受压的程度，可考虑以下哪一种检查
A. 血常规　　　　B. X 线片
C. 神经肌电图　　D. 三维 CT
E. B 超
3. 对该患者常规的治疗是
A. 甘露醇脱水
B. 对症止痛
C. 骨盆牵引
D. 非手术治疗无效行髓核摘除术
E. 以上都是

参考答案与难题解析

A_1 型题：1. E　2. A　3. C　4. D
A_2 型题：1. E　2. A　3. C　4. C　5. D　6. C
1 题解析：腰椎间盘髓核摘除术后，麻醉消失后可指导患者进行直腿抬高训练，活动神经根，促进局部血液循环，减轻炎性反应，有利于水肿的消退，防止神经管粘连。术后 7 天开始指导患者进行腰背肌锻炼。
A_3 型题：1. C　2. D　3. E
1 题解析：直腿抬高实验阳性是腰椎间盘突出症的典型体征。
2 题解析：显影神经组织结构首选 CT，其余均无法显示神经结构。
3 题解析：腰椎间盘突出症患者病情较轻时采取对症止痛、甘露醇脱水减轻局部水肿、骨盆牵引等非手术治疗，非手术治疗无效时行髓核摘除术。

第 5 节　类风湿关节炎患者的护理

A_1 型题

1. 下列关于类风湿关节炎的描述中<u>不正确</u>的是
A. 是一种累及周围关节为主的炎症性自身免疫性疾病
B. 主要病理改变为慢性滑膜炎，可造成关节软骨、骨的破坏
C. 不会出现关节畸形
D. 活动期血清中可出现类风湿因子
E. 女性常见
※2. 类风湿关节炎患者体内最常见的自身抗体是

A. 抗核抗体　　　　　　B. 内因子抗体
C. 抗双链 DNA 抗体　　D. 类风湿因子
E. 抗 Sm 抗体
3. 不属于判断类风湿活动的指标是
A. 晨僵　　　　　　　　B. 类风湿结节
C. 关节变畸形　　　　　D. 血沉快
E. C 反应蛋白升高
※4. 关于类风湿关节炎活动期的关节护理，错误的是
A. 预防压疮
B. 平卧硬床
C. 维持肘部、腕部平伸展位
D. 禁止病变关节活动
E. 使用支架，避免关节畸形
5. 类风湿关节炎患者的特点是
A. 主要侵犯膝关节
B. 属于单系统性疾病
C. 全身游走性疼痛
D. 关节病变呈对称性改变
E. 发病者男女之比为 1 : 2

A₂ 型题

※1. 患者女，40 岁。因类风湿关节炎引起关节疼痛，应用阿司匹林消炎止痛。护士嘱咐其饭后服用的目的是
A. 提高药物的吸收率　　B. 减少对消化道的刺激
C. 防止出血　　　　　　D. 降低药物的毒性
E. 减少对肾脏的损害
2. 某类风湿关节炎患者，近几天来手足及膝关节肿胀、疼痛加重，活动后疼痛减轻，伴有食欲缺乏、乏力等不适。其护理措施不应
A. 必要时使用夹板　　　B. 卧床休息
C. 维持膝关节屈曲位　　D. 取平卧位，脊背挺直
E. 足底防护足板
3. 患者女，40 岁，患类风湿关节炎，最近关节晨僵较严重，下列缓解晨僵的措施中正确的是
A. 早晨起床后先用冷水浸泡僵硬关节然后按摩
B. 夜间睡眠时戴弹力手套保暖
C. 尽量不要活动僵硬的关节
D. 关节内可注射透明质酸
E. 禁用止痛药
4. 患者女，34 岁。双手关节肿胀、疼痛，晨僵明显，诊断为类风湿关节炎。为缓解其关节僵硬、疼痛，不宜采取的方法是
A. 红外线超短波透热　　B. 局部热敷
C. 热水浸泡　　　　　　D. 冷水浸泡
E. 按摩
5. 患者女，58 岁。患类风湿关节炎 18 年，全身各大小关节疼痛，伴有晨僵。查体：双手呈天鹅颈样畸形，饮食起居困难。目前主要的护理诊断不包括
A. 疼痛：关节疼痛　　　B. 自理缺陷
C. 功能障碍性悲哀　　　D. 有失用综合征的危险
E. 体液过多
6. 患者女，61 岁。患类风湿关节炎 21 年，全身多处关节疼痛，伴有晨僵。查体：患者双手呈天鹅颈样畸形，平日饮食起居困难。该病关节病变的特点错误的是
A. 多对称　　　　　　　B. 关节可畸形
C. 膝关节最常受累　　　D. 关节周围软组织可受累
E. 发作时疼痛
7. 患者男，48 岁，农民。2 年前无明显诱因出现双腕关节和双膝、踝关节肿痛，伴晨僵。实验室检查：血沉 55mm/h，类风湿因子（+）。最可能的诊断是
A. 类风湿关节炎
B. 风湿性关节炎
C. 骨肉瘤
D. 关节周围软组织可受累
E. 系统性红斑狼疮
※8. 患者女，21 岁。因双肘、腕、手指近端指间关节肿痛 5 年，加重 1 个月，以类风湿关节炎收入院。经休息、药物治疗后，病情缓解。下一步最主要的护理是
A. 向患者介绍如何观察药物不良反应
B. 长期卧床休息，避免疲劳
C. 关节固定
D. 指导患者进行功能锻炼，要循序渐进
E. 给予高热量、高蛋白饮食
9. 患者女，53 岁。有关节炎 4 年，腕关节、掌指关节疼痛。最近 1 个月，两手指在掌指关节处偏向尺侧形成关节活动障碍，伴晨僵，影响患者的日常生活。目前疾病处在
A. 急性期　　　　　　　B. 后遗症期
C. 活动期　　　　　　　D. 慢性期
E. 康复期
10. 患者男，40 岁。全身多处关节疼痛 4 年，诊断为类风湿关节炎。下列检查项目中哪一项与疾病的活动性、严重性成正比
A. 血沉　　　　　　　　B. 类风湿因子
C. C 反应蛋白　　　　　D. 血红蛋白
E. 白细胞数
11. 患者男，48 岁。有类风湿关节炎病史 5 年。该疾病后期可能出现的特征性体征是
A. 腕关节固定在屈位
B. 关节隆凸处出现类风湿结节
C. 远端指间关节处皮下小结

D. 手指尺侧偏斜畸形
E. 骨折

12. 患者女，48岁。类风湿关节炎5年。双侧腕、指关节肿胀畸形。为保持关节的功能，正确的做法是
A. 腕关节背伸、指关节背伸
B. 腕关节背曲、指关节掌曲
C. 腕关节掌曲、指关节侧曲
D. 腕关节掌曲、指关节背伸
E. 腕关节曲伸、指关节放平

13. 患者女，53岁。患类风湿关节炎，接受药物治疗。近日因天气变湿冷，手指肩关节疼痛加重，晨僵可达数小时，同时伴活动障碍。目前正确的护理措施是
A. 睡前戴手套   B. 睡前冷敷手关节
C. 保持手关节伸展   D. 加大手关节活动度
E. 增加手关节活动量

14. 患者女，50岁，诊断为类风湿关节炎入院，经使用药物治疗后患者关节疼痛减轻，但出现体重增加，满月脸，向心性肥胖，提示存在何种药物的不良反应
A. 地塞米松   B. 环磷酰胺
C. 硫唑嘌呤   D. 吲哚美辛
E. 阿司匹林

A₄型题

（1～3题共用题干）

患者男，38岁。对称性全身小关节肿痛反复发作5年，有晨僵，热水浸泡后减轻。实验室检查：类风湿因子阳性。拟诊为类风湿关节炎。

1. 类风湿关节炎的基本病理改变是
A. 骨质破坏   B. 肌炎   C. 滑膜炎
D. 肌腱炎   E. 骨膜炎

2. 患者腕部及踝部出现皮下结节提示
A. 病情活动   B. 病情减轻
C. 并发感染   D. 癌变
E. 出现并发症

3. 随后发现双手指在掌指关节处向尺侧偏斜应考虑
A. 因疼痛而挛缩   B. 骨折
C. 长期晨僵所致   D. 掌指关节半脱位
E. 尺侧血供不足

（4、5题共用题干）

患者男，35岁。因反复腕关节与掌指关节肿痛1年，最近反复出现晨僵而入院，查类风湿因子（+），血沉85mm/h，C_3、C_4均增高。

4. 该患者最可能的疾病诊断是什么
A. 关节退行性病变   B. 风湿性关节炎
C. 类风湿关节炎
E. 骨质增生

5. 该患者的护理措施错误的是
A. 卧床休息，注意保持正确的体位
B. 加强小关节的功能锻炼
C. 遵医嘱使用解热镇痛药
D. 注意观察药物的不良反应
E. 注意心理护理

参考答案与难题解析

A₁型题：1. C 2. D 3. C 4. D 5. D
2题解析：类风湿关节炎患者体内最常见的自身抗体是类风湿因子（RF-IgM），具有确诊意义。
4题解析：类风湿关节炎活动期的关节护理是平卧硬床；维持肘部、腕部伸展位；使用支架避免关节畸形；活动病变关节，缓解关节僵硬、疼痛。

A₂型题：1. B 2. C 3. B 4. D 5. E 6. C 7. A 8. D 9. C
10. B 11. D 12. B 13. A 14. A
1题解析：阿司匹林具有解热镇痛作用，对关节痛、活动性风湿病、类风湿关节炎等均有较好止痛疗效，但该药对胃黏膜有直接的刺激作用，长期服用会引起胃溃疡。
8题解析：病情缓解后，最重要的是关节功能锻炼。关节功能锻炼的活动量要适当，要循序渐进，运动后可使用热敷、热水浴等方法改善血液循环，缓解肌肉挛缩。

A₄型题：1. C 2. A 3. D 4. C 5. B
1题解析：类风湿关节炎的基本病理改变是滑膜炎。
2题解析：皮下结节的出现常提示类风湿关节炎处于严重活动阶段。
3题解析：类风湿关节炎手的尺侧偏斜由指关节半脱位引起。
4题解析：类风湿因子（+）提示类风湿关节炎。
5题解析：功能锻炼应在缓解期进行，活动期禁止。

第6节　系统性红斑狼疮患者的护理

A₁型题

※1. 系统性红斑狼疮患者出现下列何种表现提示病情危重
A. 肺部感染   B. 肾损害
C. 心包炎   D. 中枢神经损害
E. 急腹症

2. 系统性红斑狼疮器官损害中哪一项发生率最高
A. 皮肤   B. 肝
C. 肾   D. 心血管
E. 肺和脑膜

※3. 下列哪一项指标常提示狼疮活动
A. 总补体增高   B. 补体C_3降低
C. IgG降低   D. $α_2$球蛋白降低
E. γ球蛋白降低

※4. 关于系统性红斑狼疮患者的护理措施中错误的是

A. 急性期应卧床休息
B. 脱发患者可戴假发适当遮掩
C. 多吃芹菜、无花果等有利于疾病恢复
D. 禁忌日光浴
E. 嘱患者激素类药物不可擅自减药、停药

5. 系统性红斑狼疮（SLE）高发于
A. 婴幼儿　　　　　B. 青少年
C. 青年女性　　　　D. 孕妇
E. 老年人

6. 糖皮质激素治疗系统性红斑狼疮的主要机制是
A. 抗休克，改善循环
B. 抗病毒
C. 控制炎症，抑制免疫反应
D. 降低内毒素反应
E. 抑菌，避免继发感染

A₂型题

1. 患者女，30岁。以关节红肿热痛和双面颊紫红色红斑入院。查体：抗核抗体（+），抗双链DNA抗体（+）。应首先考虑
A. 过敏性紫癜　　　B. 白血病
C. 类风湿关节炎　　D. 系统性红斑狼疮
E. 特发性血小板减少性紫癜

2. 患者女，因面部红斑，伴关节疼痛1年入院，确诊为系统性红斑狼疮。该疾病面部典型皮损的特点是
A. 盘状红斑　　　　B. 蝶形红斑
C. 环形红斑　　　　D. 白斑
E. 丘疹状红斑

3. 系统性红斑狼疮所致的贫血是
A. 小细胞低色素贫血　B. 巨细胞贫血
C. 大细胞低色素贫血　D. 大细胞正色素贫血
E. 正色素贫血

4. 患者女，28岁。以关节对称性红肿、疼痛和双面颊紫红色红斑入院。查体：抗核抗体（+），抗双链DNA抗体（+），应首先考虑
A. 湿疹　　　　　　B. 风湿性关节炎
C. 类风湿关节炎　　D. 系统性红斑狼疮
E. 特发性血小板减少性紫癜

5. 患者女，20岁。因全身关节痛，面部有蝶形红斑2个月入院，查血：抗Sm抗体（+），确诊为系统性红斑狼疮。医嘱避免日光直射，病室紫外线消毒时应回避，外出穿长袖上衣及长裤，戴帽或撑伞遮阳。原因是
A. 紫外线可致雌激素作用增强
B. 紫外线是本病重要诱因
C. 紫外线直接破坏细胞
D. 紫外线加重关节滑膜炎
E. 紫外线可致癌

6. 患者女，30岁。低热伴关节肿痛3个月，轻度贫血，抗核抗体（+），抗双链DNA抗体（+），疑患系统性红斑狼疮。治疗首选的药物是
A. 非甾体抗炎药　　B. 抗真菌药
C. 免疫抑制剂　　　D. 糖皮质激素
E. 柳氮磺吡啶

※7. 患者女，29岁。系统性红斑狼疮病史5年，经治疗病情有所缓解。对其进行出院宣教错误的是
A. 遵医嘱用药，勿滥用或自行停药
B. 活动期，可选择适当时机妊娠
C. 避免使用普鲁卡因胺
D. 合理安排休息和活动
E. 忌食芹菜、无花果等食物

8. 患者女，36岁。患系统性红斑狼疮5年，近日因面部红斑加重而再次入院。患者不愿照镜子，不愿与人交谈。该患者目前最主要的护理诊断是
A. 皮肤完整性受损　B. 自我形象紊乱
C. 有感染的危险　　D. 活动无耐力
E. 体液过多

9. 患者女，39岁。患系统性红斑狼疮10年。该疾病最常见的死亡原因是
A. 心肌炎　　　　　B. 尿毒症
C. 消化道大出血　　D. 颅内高压
E. 癌变

10. 患者女，22岁。系统性红斑狼疮4年，近日因皮肤红斑加重而再次入院。该患者皮肤护理错误的是
A. 避免使用化妆品
B. 每日3次30℃水湿敷红斑
C. 碱性肥皂洗脸
D. 餐后消毒液漱口
E. 出门穿长袖衣裤

11. 患者女，28岁。因系统性红斑狼疮入院，使用大剂量激素冲击治疗。用药期间，护士应特别注意观察和预防的是
A. 消化道出血　　　B. 骨质疏松
C. 继发感染　　　　D. 高血压
E. 骨髓抑制

12. 患者女，20岁。面部蝶形红斑3个月，近1个月来出现乏力、关节痛。血常规示血红蛋白90g/L，抗Sm抗体（+）。诊断为系统性红斑狼疮。该患者首先解决的护理问题是
A. 疼痛　　　　　　B. 有感染的危险
C. 加强营养　　　　D. 皮肤完整性受损
E. 体液过多

※13. 患者女，25岁。患系统性红斑狼疮7年，一直服用药物治疗。最近主诉视力下降，可能因为

服用了
A．地塞米松　　　　　　B．抗生素
C．吲哚美辛　　　　　　D．抗疟药
E．乙胺丁醇

14．患者女，24 岁。患系统性红斑狼疮 5 年。该疾病属于下列哪一类疾病
A．感染性疾病　　　　　B．肿瘤
C．传染性疾病　　　　　D．自身免疫性疾病
E．过敏性疾病

15．患者女，35 岁。面部红斑 3 个月，查抗核抗体（+），抗双链 DNA 抗体（+），抗 Sm 抗体（+），诊断为系统性红斑狼疮。通常把下列哪一项当作该疾病的标志性抗体
A．抗核抗体是该病的标志性抗体
B．补体 C_3、C_4
C．抗 Sm 抗体是该病的标志性抗体
D．抗链球菌溶血素 O
E．C 反应蛋白

16．患者女，25 岁。患系统性红斑狼疮，在应用糖皮质激素时下列哪一项不正确
A．维持用药时间较长
B．通常采用波尼松
C．病情好转后缓慢逐渐减量
D．病情好转后立即停药
E．每日或隔日顿服

17．患者女，2 岁。系统性红斑狼疮患者，用药治疗过程中出现胃溃疡发作。考虑可能与下列哪种药物的不良反应有关
A．青霉素　　　　　　　B．羟氯喹
C．泼尼松　　　　　　　D．雷公藤总苷
E．免疫球蛋白

A_4 型题

（1～3 题共用题干）
患者女，38 岁。间歇性发热、纳差，体温 37.8～39℃，伴腕关节、膝关节酸痛 2 月余。查体：头发稀少，口腔有溃疡灶；右膝及左腕关节局部红肿，压疮明显，但无畸形。实验室检查：尿蛋白（+），血白细胞 $3.9×10^9/L$，谷丙转氨酶 60U/L，红细胞沉降率 45mm/h，红斑狼疮细胞（LE）（-），抗 Sm 抗体（+）。

1．该患者应先考虑患何病
A．风湿性关节炎　　　　B．过敏性紫癜
C．系统性红斑狼疮　　　D．慢性关节炎
E．病毒性肝炎

2．如对上述患者做进一步实验室检查时不可能出现的一项结果
A．血小板减少　　　　　B．红细胞减少

C．抗双链 DNA 抗体阳性　D．补体 C_3 下降
E．丙种球蛋白下降

3．给上述患者进行正确的护理措施及保健指导下列哪一项不妥
A．卧床休息
B．安置在没有阳光直射的病室
C．忌食芹菜、香菜
D．服用避孕药避孕，防止疾病恶化
E．禁用化妆品

（4～8 题共用题干）
患者女，25 岁。因面部水肿，双侧面颊有蝶形红斑，伴乏力 2 个月入院。实验室检查：血沉 65mm/h，抗 Sm 抗体（+）。血常规检查：血红蛋白与白细胞正常。

4．该病可能的诊断是
A．蛋白尿　　　　　　　B．狼疮肾炎
C．系统性红斑狼疮　　　D．慢性肾炎
E．过敏性紫癜

5．需采取的主要护理措施是
A．饮食可以吃无花果　　B．日光浴
C．加强身体锻炼　　　　D．消除水肿
E．皮肤护理

6．患者出院后，护士应教育患者重点注意
A．肾功能变化，定期复查　B．有无消化道出血
C．体温变化　　　　　　D．血红蛋白变化
E．月经情况

7．该系统性红斑狼疮患者治疗的首选药物为
A．阿司匹林　　　　　　B．氯喹
C．泼尼松　　　　　　　D．硫唑嘌呤
E．青霉素

8．治疗过程中患者出现了发热，血常规检查 WBC $13×10^9/L$，最可能发生了
A．肾损害　　　　　　　B．尿毒症
C．感染　　　　　　　　D．白血病
E．癌变

参考答案与难题解析

A_1 型题：1．D　2．C　3．B　4．C　5．C　6．C
1 题解析：系统性红斑狼疮患者出现中枢神经损害提示病情危重。
3 题解析：系统性红斑狼疮患者狼疮活动时总补体减少，补体 C_3、补体 C_4 降低；免疫球蛋白升高；与 γ 球蛋白无关。
4 题解析：芹菜、香菜、无花果含有光敏性物质，会加强机体对紫外线的敏感性。
A_2 型题：1．D　2．B　3．E　4．D　5．B　6．D　7．B　8．B　9．B　10．C　11．C　12．D　13．D　14．D　15．C　16．D　17．C
7 题解析：系统性红斑狼疮育龄女性，活动期要注意避孕，病情稳定后在医生指导下可妊娠，坚持使用肾上腺皮质激素。
13 题解析：抗疟药的衍生物排泄缓慢，在体内聚集，会引起视网膜退行性病变。

A₄型题：1.C 2.E 3.D 4.C 5.E 6.A 7.C 8.C
1题解析：抗Sm抗体（＋）提示系统性红斑狼疮。
2题解析：1/3的患者血小板计数减少；抗核抗体、抗双链DNA抗体呈阳性；补体C₃、C₄下降；丙种球蛋白增高。
3题解析：系统性红斑狼疮育龄女性防止疾病恶化应避孕，但服用避孕药会诱发发病和疾病恶化。
4题解析：抗Sm抗体（＋）提示系统性红斑狼疮。
5题解析：系统性红斑狼疮以皮肤病变为主，要加强皮肤护理。
6题解析：系统性红斑狼疮最容易损伤肾。
7题解析：系统性红斑狼疮首选泼尼松。
8题解析：发热、白细胞升高是细菌感染的表现。

第7节 骨质疏松症患者的护理

A₁型题

※1. 骨质疏松症的饮食护理**不正确**的是
A. 低盐饮食　　　B. 高钙饮食
C. 高蛋白饮食　　D. 忌喝咖啡
E. 戒烟戒酒

2. 骨质疏松最常见的表现为
A. 疼痛　　　　　B. 骨折
C. 呼吸困难　　　D. 驼背
E. 皮肤红斑

3. 下列关于骨质疏松症患者的护理**错误**的是

A. 平时洗用之水宜冷
B. 进食高能量、高维生素、适量蛋白饮食
C. 摄入足够的钙
D. 鼓励患者多进行户外活动
E. 鼓励多喝水

A₂型题

※ 患者女，52岁。因腰酸背痛前来就诊，经检查该患者出现骨质疏松，护士告知患者预防骨质疏松的知识中**错误**的是
A. 膳食结构不合理，缺乏钙质
B. 停经后未做雌激素替代治疗
C. 缺乏体育锻炼
D. 长期大量饮浓茶、浓咖啡
E. 晒太阳过多

参考答案与难题解析

A₁型题：1.C 2.A 3.A
1题解析：骨质疏松症患者应摄入高钙、低盐、适量蛋白饮食，戒烟戒酒，不宜浓茶，忌浓咖啡。吸烟影响骨峰的形成，过量饮酒不利于骨骼的新陈代谢，浓咖啡增加尿钙的排泄，影响身体对钙的吸收；摄取过多的盐和蛋白质过量会增加钙的流失。

A₂型题：E
解析：预防骨质疏松应注意以下几点：增加钙的摄入量；保持充足的蛋白质摄入量；不吸烟和少饮酒；多参加体育运动；平时要多晒晒太阳。停经后行雌激素替代治疗可减少绝经后近期及远期因雌激素水平低落而引起的骨量过度丢失，防止或延缓骨质疏松症的发生。

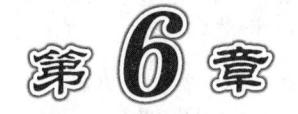

第6章 肿瘤患者的护理

第1节 食管癌患者的护理

A₁型题

1. 食管癌最常发的部位是
   A. 颈段食管　　　　B. 胸部上段食管
   C. 胸部中段食管　　D. 胸部下段食管
   E. 腹部食管

2. 食管癌的早期表现是
   A. 消瘦
   B. 持续性胸背部疼痛
   C. 进食后发哽噎感，胸骨后刺痛感
   D. 声嘶
   E. 进行性吞咽困难

3. 适用于食管癌的早期诊断和普查的检查方法是
   A. 钡剂X线检查
   B. CT
   C. 食管镜
   D. 食管拉网脱落细胞学检查
   E. MRI

4. 食管手术后最严重的并发症是
   A. 出血　　　　　　B. 吻合口瘘
   C. 吻合口狭窄　　　D. 乳糜胸
   E. 肺炎、肺不张

5. 食管癌最主要的转移途径是
   A. 直接扩散　　　　B. 淋巴转移
   C. 血行转移　　　　D. 种植转移
   E. 消化道转移

A₂型题

1. 患者女，43岁。因进行性吞咽困难入院，诊断为食管癌，护士收集其健康史。其中哪一项可能与其患病有关
   A. 平时喜欢吃烫的食物　B. 不吸烟
   C. 偶尔饮酒　　　　　　D. 喜食蔬菜
   E. 很少参加运动

2. 患者男，55岁。食管癌切除、食管胃吻合术后第5天，出现高热、寒战、呼吸困难、胸痛，白细胞计数20×10⁹/L。高度怀疑发生了
   A. 肺炎、肺不张　　B. 吻合口瘘
   C. 吻合口狭窄　　　D. 乳糜胸
   E. 出血

3. 患者男，64岁。诊断为食管癌，现已无法进食，食管明显梗阻。术前为减轻食管黏膜水肿应采取的措施是
   A. 术前禁食
   B. 纠正水电解质及酸碱失衡
   C. 营养支持
   D. 加强口腔卫生
   E. 术前3天每晚用温盐水冲洗食管

※4. 患者女，50岁。已行食管癌根治术。术后护理中**错误**的是
   A. 保持胃肠减压通畅
   B. 静脉补液维持营养
   C. 注意口腔卫生
   D. 术后肠蠕动恢复即可进食
   E. 注意并发吻合口瘘

5. 患者女，70岁。因食管癌入院，进行手术前准备。患者自述目前能进食米粥之类的食物。护士应指导患者的饮食应该为
   A. 高热量、高蛋白、高脂肪半流食
   B. 低热量、低蛋白、低脂肪流食
   C. 高热量、高蛋白、高维生素半流食
   D. 高热量、低蛋白、高维生素半流食
   E. 高热量、高蛋白、高维生素普食

6. 患者男，59岁，食管癌准备行结肠代食管术，术前口服甲硝唑的最佳时间是
   A. 术前1天　　　　B. 术前3天
   C. 术前5天　　　　D. 术前7天
   E. 术前14天

A₃型题

（1、2题共用题干）

患者女，55岁。以往进食时偶发哽噎感，胸骨后刺痛，进食后症状消失，近来自觉吞咽困难，明显消瘦、乏力。

1. 首先考虑的诊断是
   A. 食管炎　　　　　B. 食管癌
   C. 食管息肉　　　　D. 胃癌
   E. 胃、十二指肠溃疡

2. 护理食管癌根治手术后患者，应特别注意

A. 鼓励早期活动　　B. 维持液体平衡
C. 严格控制进食时间　D. 保持大小便通畅
E. 做好心理护理

（3～5题共用题干）

患者女，50岁。进行性吞咽困难半年，X线钡餐透视诊断为食管癌。

3. 此患者早期症状应是
A. 食管内异物感　　B. 吞咽困难
C. 持续性胸背部痛　D. 声音嘶哑
E. 喝水时呛咳

4. 为了解肿瘤向外转移情况，该患者还需进行的检查是
A. B超　　　　　　B. 拍胸部正侧位X线片
C. CT　　　　　　D. 食管纤维镜检
E. 食管拉网

5. 该患者术后护理错误的是
A. 术后48小时内吸氧
B. 适当止痛
C. 尽量避免咳嗽
D. 病情平稳后取半卧位
E. 拔除胸腔引流管后尽早下床

A₄型题
（1～3题共用题干）

患者男，70岁。因食管癌入院手术治疗，既往吸烟50年，有食管癌家族史，平时喜食腌制食品。

1. 食管癌典型的临床表现是
A. 胸骨后烧灼感　　B. 胸骨后异物感
C. 食欲下降、呕吐　D. 消瘦、贫血
E. 进行性吞咽困难

2. 该患者出院后1个月又出现吞咽不畅，可能的原因是
A. 反流性食管炎　　B. 幽门梗阻
C. 肠梗阻　　　　　D. 吻合口狭窄
E. 吻合口溃疡

3. 该患者术前最重要的护理诊断是
A. 知识缺乏
B. 低效性呼吸型态
C. 有外伤的危险
D. 有皮肤完整性受损的危险
E. 营养失调：低于机体需要量

参考答案与难题解析
A₁型题：1.C 2.C 3.D 4.B 5.B
A₂型题：1.A 2.B 3.E 4.D 5.C 6.B
4题解析：术前用温氯化钠溶液冲洗食管可减轻局部黏膜充血水肿、减少术中污染、防止吻合口瘘。
A₃型题：1.B 2.C 3.A 4.C 5.C
1题解析：进行性吞咽困难是中晚期食管癌的典型表现。

2题解析：食管癌术后过早进食可使吻合口张力过大，导致吻合口瘘的发生，同时早期胃肠蠕动功能未恢复，过早饮食也可引起胃肠食物排空障碍。
3题解析：食管癌早期症状不明显，可见食管内异物感。
4题解析：CT或MRI检查能显示肿瘤向外转移情况。
5题解析：食管癌术后如果尽量避免咳嗽会导致气管内痰多、黏稠，易发生肺不张和肺炎。
A₄型题：1.E 2.D 3.E
1题解析：进行性吞咽困难是食管癌中晚期的典型表现。
2题解析：术后吻合口瘢痕的形成，管腔弹力下降是食管癌术后再次狭窄的主要原因。
3题解析：食管癌长期的进食困难及癌肿的消耗导致营养失调常见。

第2节　胃癌患者的护理

A₁型题

※1. 贲门胃底癌的突出表现是
A. 嗳气、泛酸　　　B. 营养障碍
C. 食欲缺乏　　　　D. 大量呕吐宿食
E. 胸骨后疼痛和进行性哽噎感

※2. "皮革胃"多见于
A. 早期胃癌　　　　B. 溃疡局限型胃癌
C. 结节型胃癌　　　D. 溃疡浸润型胃癌
E. 弥散浸润型胃癌

3. 诊断早期胃癌最有效的检查是
A. 超声检查　　　　B. 纤维胃镜
C. X线钡餐造影　　D. 腹部CT
E. 幽门螺杆菌检查

4. 有关原发性胃癌的叙述错误的是　（新增加）
A. 早期无明显症状及体征法
B. 治疗胃癌的首选方法是手术
C. 晚期胃癌最主要的转移途径为血液转移
D. 早期均出现恶心、呕吐宿食及进食梗阻感
E. 好发于胃窦部

A₂型题

1. 患者女，62岁。胃癌，血压150/95mmHg，中度贫血，消瘦。术前准备不正确的是
A. 纠正贫血　　　　B. 改善营养状态
C. 检测肝功能　　　D. 血压降至正常
E. 血生化检查

2. 患者男，60岁。诊断为胃癌，术中发现腹腔内有大量肿大的淋巴结。该患者癌症转移途径主要是
A. 直接蔓延　　　　B. 淋巴转移
C. 血行转移　　　　D. 腹腔种植
E. 以上都不是

3. 患者女，43岁。因上腹部不适，隐痛、食欲减退，伴进行性消瘦就诊。查体：右上腹部有一个肿块。要排除胃癌，最可靠的方法是

A. 胃液分析　　　　　　B. 纤维胃镜
C. X线钡餐　　　　　　D. 粪便潜血试验
E. 胃液脱落细胞检查

4. 患者男，52岁。因胃部不适来医院就诊，经检查确诊为胃癌。患者获悉病情后，神经呆滞，多次要求家人带其到其他医院检查确认。此时患者所处的心理反应阶段是
A. 否认期　　　　　　B. 愤怒期
C. 磋商期　　　　　　D. 抑郁期
E. 接受期

5. 患者男，47岁。因胃癌行胃癌根治术。术后第1天除严密观察生命体征外，护士最应重点观察的是
A. 尿量　　　　　　　B. 神志
C. 胃管引流液　　　　D. 肠鸣音
E. 腹胀

6. 患者男，45岁。因胃癌行胃大部切除手术后13天出院。正确的出院指导是
A. 进流质饮食　　　　B. 绝对卧床休息
C. 经常消毒伤口　　　D. 定期针灸治疗
E. 定期回院复查

A₄型题

(1~5题共用题干)

患者男，45岁。胃溃疡史8年。近1个月来上腹不适、疼痛、泛酸、嗳气等症状明显加重，体重下降3kg，经胃镜检查确诊为胃癌，拟行胃大部切除术。

1. 下列疾病中，不属于胃癌癌前病变的是
A. 胃下垂　　　　　　B. 萎缩性胃炎
C. 胃息肉　　　　　　D. 胃溃疡
E. 残胃炎

2. 该患者平时喜欢吃腌制食品，食品中含有的哪一种物质与胃癌的发生密切相关
A. 脂肪含量高　　　　B. 氯化钠的含量高
C. 亚硝酸盐　　　　　D. 含防腐剂
E. 含添加剂

3. 胃癌的早期表现是
A. 无明显症状　　　　B. 上腹部绞痛
C. 黑便　　　　　　　D. 呕血
E. 体重明显下降

4. 该患者若行手术治疗，术前不予洗胃的原因是
A. 避免引起胃出血
B. 避免引起急性胃扩张
C. 避免引起胃穿孔
D. 避免洗胃造成癌细胞的脱落种植
E. 避免患者出现虚脱

5. 关于胃管的护理，下列不正确的是
A. 妥善固定和防止滑脱
B. 保持通畅

C. 观察引流液的颜色、性质和量
D. 若胃管堵塞可用大量0.9%氯化钠溶液冲洗
E. 胃肠蠕动恢复后可拔胃管

(6~10题共用题干)

患者男，45岁。1个月前觉上腹不适，疼痛，食欲减退，并有泛酸、嗳气，服抗酸药未见好转，3天前出现黑便。近1个月来体重下降4kg。

6. 初步考虑最可能的诊断是
A. 胃溃疡　　　　　　B. 胃出血
C. 胃癌　　　　　　　D. 胃息肉
E. 萎缩性胃炎

7. 为尽快明确诊断，首选下列哪一项检查
A. 胃酸测定　　　　　B. 胃镜检查
C. X线钡餐　　　　　D. B型超声波
E. 粪便潜血试验

8. 该病的发生与下列哪一项因素无关
A. 进食腌制食物　　　B. 胃溃疡
C. 遗传　　　　　　　D. 内分泌紊乱
E. 幽门螺杆菌感染

9. 若发生血行转移，最常见的转移部位是
A. 肝　　　　　　　　B. 肺
C. 胰　　　　　　　　D. 肾
E. 骨骼

10. 若行手术治疗，术前准备不包括
A. 备皮　　　　　　　B. 配血
C. 洗胃　　　　　　　D. 肠道清洁
E. 口服肠道不吸收的抗菌药

参考答案与难题解析

A₁型题：1.E　2.E　3.B　4.D

1题解析：贲门胃底癌的表现是进食梗阻、吞咽困难，胃窦部癌因幽门梗阻见呕吐宿食，溃疡型胃癌可见消化道出血。

2题解析："皮革胃"属于进展期胃癌，呈弥散浸润型生长，肿瘤弥散浸润胃壁全层，造成胃腔缩小，胃壁变厚僵硬，症状主要表现为纳差、早饱。

A₂型题：1.D　2.B　3.B　4.A　5.C　6.E

A₄型题：1.A　2.C　3.A　4.D　5.D　6.C　7.B　8.D　9.A　10.C

1题解析：萎缩性胃炎、胃息肉、胃溃疡、幽门螺杆菌感染属于癌前病变，残胃炎因为胃切除术后，长期反流的碱性液刺激吻合口可以导致胃癌的发生。

2题解析：腌制食品亚硝酸盐含量较高，亚硝酸盐目前认为与消化道系统肿瘤的发生有密切关系。

3题解析：胃癌的早期表现无明显症状，有时有类似消化道溃疡的症状：上腹隐痛、嗳气、泛酸。

4题解析：胃癌术前洗胃可以造成癌细胞的脱落，引起腹腔种植转移。

5题解析：胃管堵塞可用少量0.9%氯化钠溶液低压冲洗，并及时回抽冲洗液，避免吻合口张力增加，导致吻合口瘘。

6题解析：40岁以上，消化道溃疡表现予以抗酸药无效，近期持续性隐血实验阳性，体重下降较多，多考虑癌变。

7题解析：胃镜检查可取活组织进行病理学检查有助胃癌的确诊。
8题解析：食腌制食物、胃溃疡、幽门螺杆菌感染为癌前病变，癌变与遗传也有关。
9题解析：血行转移多见血流丰富的部位，常经门静脉转移到肝。
10题解析：胃癌术前洗胃可以造成癌细胞的脱落，引起腹腔种植转移。

第3节　原发性肝癌患者的护理

A₁型题

1. 与原发性肝癌的发生关系最密切的疾病是
   A. 甲型肝炎　　　　B. 乙型肝炎
   C. 中毒性肝炎　　　D. 肝脓肿
   E. 肝棘球蚴病
2. 原发性肝癌淋巴转移主要的部位是
   A. 肝内　　　　　　B. 骨
   C. 左锁骨上淋巴结　D. 肺
   E. 腹腔内种植
3. 肝癌患者最常见和最主要的症状是
   A. 肝区疼痛　　　　B. 低热
   C. 腹胀、乏力　　　D. 出血
   E. 消瘦
4. 治疗早期原发性肝癌，最有效的方法是
   A. 手术切除　　　　B. 放射治疗
   C. 肝动脉栓塞治疗　D. 肝动脉插管化疗
   E. 局部注射无水乙醇疗法
5. 肝癌患者术前肠道准备最主要的目的是
   A. 预防术中污染
   B. 有利切口愈合
   C. 预防术后血氨增高
   D. 预防术后肠道感染
   E. 预防腹腔脓肿的形成
6. 下列对诊断早期原发性肝癌最有价值的检查是
   A. X线检查　　　　B. 超声检查
   C. γ谷氨酰转肽酶测定　D. 碱性磷酸酶测定
   E. 甲胎蛋白检查
7. 原发性肝癌患者最突出的体征是
   A. 黄疸与发热　　　B. 肝进行性肿大
   C. 腹膜刺激征　　　D. 腹壁静脉曲张
   E. 腹水呈血性
8. 原发性肝癌肝区疼痛的特点是
   A. 间歇性隐痛　　　B. 刀割样疼痛
   C. 阵发性绞痛　　　D. 持续性胀痛钝痛
   E. 烧灼样疼痛
9. 严重肝病患者手术前最需要补充的维生素是
   A. 维生素 A　　　　B. 维生素 B
   C. 维生素 C　　　　D. 维生素 K
   E. 维生素 E
10. 肝癌最常见的组织细胞类型是
    A. 胆管细胞型　　　B. 肝细胞型
    C. 混合型　　　　　D. 弥漫型
    E. 结节型
11. 最易引起原发性肝癌的疾病是
    A. 肝血管瘤　　　　B. 血吸虫性肝炎
    C. 肝内胆管结石　　D. 脂肪肝
    E. 肝炎后肝硬化

A₂型题

1. 患者女，57岁。因肝癌晚期入院治疗。入院后患者出现肝性脑病、烦躁不安、躁动。为了保证患者安全，下列护理措施中正确的是
   A. 纱布包裹压舌板，放于上下白齿之间
   B. 加床挡，用约束带约束患者
   C. 室内取暗光线，避免刺激患者
   D. 工作人员动作要轻，避免刺激患者
   E. 减少外界刺激
2. 患者男，60岁。原有肝炎史，近半个月来感觉肝区疼痛，疑是肝癌。应做何种检查以迅速协助诊断
   A. X线　　　　　　B. B超
   C. 小便实验室检查　D. 氨基转移酶测定
   E. 肌酐测定
3. 患者男，51岁。已诊断为原发性肝癌患者，在住院治疗期间突然出现腹部剧痛及腹膜刺激征，可能是发生了下列哪一种情况
   A. 急性胆囊炎　　　B. 急性胃穿孔
   C. 急性胰腺炎　　　D. 肝癌结节破裂
   E. 肝癌腹膜移位
※4. 患者女，49岁。因肝癌行肝叶切除术，术后护理**错误**的是
   A. 鼓励早期下床活动　B. 术后给予静脉补充营养
   C. 应专人护理　　　　D. 术后取平卧位
   E. 常规吸氧
5. 患者男，45岁。当天上午被诊断肝癌。与患者沟通中，患者的哪项表述提示其正处于震惊否认期
   A. "我身体那么好，得肝癌是因为酒喝得太多了吗？"
   B. "你看我能吃能睡，癌症患者有这样的吗？再查查吧！"
   C. "我的孩子还没毕业，我这一病怎么办啊？"
   D. "能帮我打听一下哪里治肝癌的效果特别好吗？"
   E. "你们去忙吧，别管我了。"

参考答案与难题解析

A₁型题：1.B　2.A　3.A　4.A　5.C　6.E　7.B　8.D　9.D

10. B　11. E
A₂型题：1. B　2. B　3. D　4. A　5. B
4题解析：因患者术后易出现肝断面出血，所以术后不宜早期下床活动。

第4节　胰腺癌患者的护理

A₁型题

1. 诱发胰腺癌的主要危险因素是
   A. 暴饮、暴食　　　　B. 吸烟
   C. 高蛋白饮食　　　　D. 高脂肪饮食
   E. 胆道疾病
※2. 胰腺癌早期常见的症状是
   A. 上腹痛和上腹饱胀不适　B. 消化道症状
   C. 进行性黄疸　　　　D. 乏力
   E. 消瘦
3. 胰腺癌最有效的治疗方法是
   A. 经皮肝穿刺置管引流（PTCD）
   B. 化学疗法
   C. 免疫疗法
   D. 放疗
   E. 早期手术切除
※4. 胰腺癌合并有黄疸者手术前应补充的维生素是
   A. 维生素A　　　　B. 维生素B
   C. 维生素C　　　　D. 维生素D
   E. 维生素K
5. 胰头癌的最主要体征是
   A. 上腹痛　　　　B. 上腹部肿块
   C. 消化不良、腹泻　D. 乏力和消瘦
   E. 无痛性、进行性黄疸
6. 胰腺癌常好发于
   A. 胰体、尾部　　B. 胰尾
   C. 全胰腺　　　　D. 胰头、颈部
   E. 胰颈、体部
7. 胰腺癌术后并发症胆瘘发生的时间一般是（新增加）
   A. 1~2天　　　　B. 3~4天
   C. 5~10天　　　D. 11~14天
   E. 15~20天

A₂型题

※1. 患者女，60岁。行胰十二指肠切除术后第6天，突发全腹剧烈疼痛，腹肌紧张，腹腔穿刺抽出少量胆汁样液体，腹壁伤口敷料被胆汁样液体渗湿。该患者最可能出现的是
   A. 急性腹膜炎　　B. 膈下感染
   C. 胆瘘　　　　　D. 胰瘘
   E. 胆道感染
2. 患者女，40岁。胰腺癌术后第4天，出现心慌、出冷汗，测血糖为3.2mmol/L。护士正确的处理是
   A. 加快输液　　　B. 输注血液
   C. 补充葡萄糖　　D. 减慢输液
   E. 增加胰岛素用量
3. 患者女，56岁。诊断胰头癌。行胰十二指肠切除术，术后出现高血糖。出院饮食指导原则正确的是
   A. 低脂、低糖类、低蛋白
   B. 高脂、低糖类、高蛋白
   C. 高脂、低糖类、低蛋白
   D. 低脂、低糖类、高维生素
   E. 低脂、高糖类、高维生素
4. 患者男，66岁。行胰头十二指肠切除术（Whipple术）后4小时，变换卧位后30分钟内，腹腔引流管突然引流出200ml鲜红色血性液体。正确的措施是
   A. 恢复原来卧位
   B. 加大吸引负压，促进引流
   C. 严密观察生命体征，报告医生
   D. 加快输液输血速度
   E. 夹闭引流管，暂停引流
5. 患者男，45岁。以胰腺癌收入院，查体：皮肤巩膜黄染。患者诉全身瘙痒。给予患者的护理措施**不包括**
   A. 协助患者抓挠减轻瘙痒
   B. 涂抹止痒药物
   C. 用温水毛巾擦拭
   D. 剪除患者指甲
   E. 注意观察患者皮肤情况

A₄型题

（1、2题共用题干）
　　患者男，45岁。因上腹饱胀不适、乏力消瘦3个月入院，经实验室检查、B超、CT等检查诊断为胰腺癌，已行胰十二指肠切除术。
1. 术后监测生命体征的同时还应注意下列哪一项变化
   A. 血常规　　　　B. 电解质
   C. 血糖　　　　　D. 肝功能
   E. 引流液
2. 术后胰管引流一般应留置的时间是
   A. 2~3周　　　　B. 2周左右
   C. 1周左右　　　D. 5~7天
   E. 3~5天

参考答案与难题解析

A₁型题：1. B　2. A　3. E　4. E　5. E　6. D　7. C
2题解析：早期由于胰胆管梗阻，管腔内压增高，呈上腹钝痛、胀痛，可放射至后腰部。晚期癌浸润神经丛，使腹痛加剧，日

夜腹痛不止。

4 题解析：胰腺癌患者常有不同程度的肝功能损害，出现黄疸患者有凝血功能障碍，术前应补充维生素K改善凝血功能。

A_2型题：1.C 2.C 3.D 4.C 5.A

1 题解析：胆瘘多发生于术后5～10天，表现为腹痛、发热及胆汁样腹膜炎症状，可见腹腔引流管或腹壁伤口周围有胆汁样液体流出。

A_4型题：1.C 2.A

1 题解析：一般认为切除胰腺的70%，胰腺的内分泌功能就会明显下降，故对全胰或胰大部分切除者，需监测血糖、尿糖和酮体变化。

2 题解析：胰腺癌术后胃肠减压管留置3～5天，腹腔引流管一般留置5～7天，T形管留置2周，胰管留置2～3周。

第5节 大肠癌患者的护理

A_1型题

1. 结肠癌患者手术前肠道准备正确的是
   A. 全身应用抗生素
   B. 术前肌内注射维生素K
   C. 术前晚肥皂水灌肠
   D. 术前应禁食3天
   E. 无论是否合并肠梗阻均需清洁灌肠
2. 右半结肠癌的临床特点是
   A. 早期可有腹胀、腹痛等肠梗阻症状
   B. 右腹肿块及消瘦、低热、乏力等全身症状为主
   C. 以便秘、便血等症状为主
   D. 晚期有排便习惯改变
   E. 腹泻，腹痛以进食后加重，排便后减轻
3. 诊断直肠癌最重要且简便易行的方法是
   A. 血清癌胚抗原（CEA）测定
   B. CT检查
   C. 直肠指检
   D. 纤维结肠镜检查
   E. 粪便潜血试验
4. 成年人排便次数增加且大便为黏液血便，应考虑可能为
   A. Ⅰ期内痔   B. 血栓性外痔
   C. 肛裂   D. 直肠癌
   E. 肛瘘
5. 关于大肠癌患者术前行全肠道灌洗术，以下说法正确的是
   A. 温度约为25℃
   B. 灌洗速度先慢后快
   C. 量约3000ml
   D. 灌洗全过程应控制在2小时内
   E. 年迈体弱、心、肾等脏器功能障碍及肠梗阻者，不宜灌洗
6. 以下哪一项检查可作为大肠癌高危人群的初筛方法
   A. CEA测定   B. X线钡剂灌肠
   C. 内镜检查   D. 直肠指检
   E. 粪便潜血试验
7. 结肠癌最早出现的临床表现多为
   A. 排便习惯及粪便性状改变
   B. 腹痛
   C. 腹部肿块
   D. 肠梗阻症状
   E. 贫血
8. 直肠癌最常见的临床表现是
   A. 直肠刺激症状   B. 黏液血便
   C. 肠梗阻症状   D. 会阴部持续性剧痛
   E. 贫血
9. 直肠癌患者，当癌肿距齿状线5cm以上时，宜采取的手术方式为
   A. 经腹会阴联合直肠癌根治术
   B. 短路手术
   C. 结肠造瘘术
   D. 经腹直肠癌根治术
   E. 肿瘤切除、乙状结肠造瘘、不保留肛门
10. 结肠造口的护理方法正确的是
    A. 禁忌扩张造口
    B. 定时结肠灌洗，训练排便习惯
    C. 肛袋内排泄物超过3/4时应更换造口袋
    D. 肛袋宜长期持续使用，少更换
    E. 根据患者体形、体重选择造口袋大小
11. 结肠造口患者出院后可以进食的蔬菜是
    A. 芹菜   B. 韭菜
    C. 辣椒   D. 洋葱
    E. 菜花

A_2型题

1. 患者男，63岁。反复发生黏液稀便、腹泻、便秘4个月，脐周及下腹部隐痛不适，有腹部包块，粪便潜血试验（+）。发病以来，体重下降5kg。该患者最可能的诊断是
   A. 左半结肠癌   B. 右半结肠癌
   C. 肠息肉   D. 肠结核
   E. 直肠癌
2. 患者男，45岁。近3个月来排便次数增多，每天三四次，黏液脓血便，有里急后重感。首选的有助于确诊的检查方法是
   A. X线钡剂灌肠   B. B超
   C. 直肠指检   D. 纤维结肠镜
   E. 血清癌胚抗原
3. 患者女，56岁。直肠肿块占据肠腔4/5，距肛门3cm，经病理检查回报病理类型为腺癌。应选择哪一种手术治疗

A. 经肛门肿块切除术　　B. Dixon 术
C. Miles 术　　　　　　D. 左半结肠切除术
E. 姑息乙状结肠造瘘术

4. 患者男，38 岁。半年来时有腹泻，3 个月来腹部隐痛，伴排便次数增多，近 2 天便血，直肠指检未扪及肿块，但指套上有血迹，X 线钡剂灌肠示降结肠壁僵硬，可见充盈缺损。可能为
A. 乙状结肠癌　　　　　B. 直肠癌
C. 降结肠癌　　　　　　D. 溃疡性结肠炎
E. 结肠结核

5. 患者男，50 岁。行直肠癌根治术（Miles 术）后造瘘口周围皮肤保护的健康指导**不包括**
A. 擦干后涂上锌氧油
B. 注意有无红、肿、破溃
C. 及时清洁皮肤
D. 常规使用乙醇清洁
E. 防止粪水浸渍

6. 患者男，65 岁。因直肠癌入院治疗，择期行结肠造口。**错误**的宣教内容是
A. 取左侧卧位
B. 术后 5 天开放造口
C. 避免粪便污染切口
D. 造口周围涂氧化锌软膏
E. 避免食用产气性、刺激性食物

A₃型题
（1～3 题共用题干）
患者女，74 岁。结肠癌手术后 1 周行全流质饮食后出现腹痛、腹胀等腹膜刺激征，后经检查证实为肠瘘，再次行肠段部分切除吻合术。

1. 手术后饮食治疗的原则是
A. 高脂、高热量、高维生素饮食
B. 低脂、高糖类、低渣饮食
C. 高蛋白、高糖类、粗纤维饮食
D. 高脂、高蛋白、高维生素饮食
E. 适量蛋白、低糖类、无渣饮食

2. 该患者手术后正确的活动指导为
A. 尽早活动
B. 在瘘口封闭后下床活动
C. 鼓励早期下床
D. 绝对卧床休息 2 周以上
E. 以主动活动为主

3. 该患者术后出院，护士告知患者应定期监测的监测项目为
A. 直肠指检　　　　　　B. 内镜检查
C. 癌胚抗原检查　　　　D. X 线钡剂灌肠
E. 大便隐血实验

A₄型题
（1～5 题共用题干）
患者女，45 岁。6 个月前无明显诱因出现粪便表面有时带血及黏液，伴大便次数增多，每日三四次，时有排便不尽感，但无腹痛。曾于当地医院按慢性细菌性疾病治疗无效。患者发病以来体重下降 3kg。

1. 该患者可能的诊断是
A. 左半结肠癌　　　　　B. 直肠癌
C. 结肠炎　　　　　　　D. 慢性疾病
E. 直肠息肉

2. 经直肠指检，距肛缘约 10cm 触及一肿块。应考虑采取何种术式
A. Miles 手术　　　　　B. 直肠息肉摘除术
C. Dixon 手术　　　　　D. 乙状结肠造口术
E. 左半结肠切除术

3. 对该患者术前行肠道准备的方法中**错误**的是
A. 术前 3 日进少渣半流质饮食
B. 口服肠道抗生素
C. 术前 12～14 小时开始口服等渗平衡电解质液
D. 口服灌洗液的速度应先慢后快
E. 直至排出的粪便呈无渣、清水样为止

4. 术后 5 天，患者仍无排便，以下措施**错误**的是
A. 口服缓泻剂
B. 鼓励患者多饮水
C. 轻轻顺时针按摩腹部
D. 低压灌肠
E. 增加饮食中的膳食纤维含量

5. 若患者术后 7 天出现下腹痛，体温升高达 38.9℃，下腹部压痛、反跳痛，应高度怀疑术后出现了哪一种并发症
A. 切口感染　　　　　　B. 吻合口瘘
C. 吻合口狭窄　　　　　D. 尿潴留
E. 肠粘连

（6～11 题共用题干）
患者男，53 岁。腹痛腹胀，呕吐胃内容物及胆汁 3 小时。近 4 个月来患者胸闷、心悸、坐立不安、时有腹胀，大便带黏液，大便次数增加，每日 2～3 次，无排便不尽及里急后重感。查体：体温 36℃，脉搏 90 次/分，血压 100/70mmHg；腹膨隆，未见肠型，腹软，右下腹可触及一斜行肿块，质韧压痛，腹部透视见到气液平面。白细胞计数 9×10^9/L，中性粒细胞 0.75。发病以来，患者体重减轻 5kg。

6. 根据该患者的表现，初步考虑为
A. 幽门梗阻　　　　　　B. 胆道梗阻
C. 急性胃肠炎　　　　　D. 肠梗阻
E. 急性胰腺炎

7. 该患者的症状最可能是由于以下何种原因引起
A. 阑尾周围脓肿　　　B. 结肠结核
C. 结肠癌　　　　　　D. 回盲部肠套叠
E. 肠扭转
8. 该患者目前存在的护理诊断，不正确的是
A. 疼痛
B. 体液不足
C. 焦虑
D. 营养失调：低于机体需要量
E. 睡眠型态紊乱
9. 针对该患者的处理原则是
A. 口服液状石蜡通便　　B. 低压灌肠
C. 紧急手术解除梗阻　　D. 抗结核治疗
E. 解痉止痛
10. 针对该患者的术前准备，错误的是
A. 生命体征平稳可取半坐卧位
B. 合理输液并记录出入量
C. 禁食
D. 胃肠减压
E. 从胃管注入等渗氯化钠溶液清洁肠道
11. 若在术后8天拔除腹腔引流管，2天后患者出现腹部持续性疼痛，体温升高达39℃，肠鸣音减弱。应考虑患者并发了
A. 肠痉挛　　　　　　B. 肠麻痹
C. 吻合口瘘　　　　　D. 粘连性肠梗阻
E. 肿瘤破裂

参考答案与难题解析

A_1型题：1.B 2.B 3.C 4.D 5.E 6.E 7.A 8.B 9.D 10.B 11.E
A_2型题：1.B 2.D 3.C 4.C 5.D 6.B
A_3型题：1.B 2.B 3.C
1题解析：结肠癌手术后饮食应摄入高蛋白、高维生素、高热量，产气少、易消化的少渣食物。
2题解析：结肠癌手术后肠瘘再次手术的，需在瘘口封闭后下床活动，有利于吻合口的愈合。
3题解析：结肠癌术后定期监测癌胚抗原防止复发。
A_4型题：1.B 2.C 3.D 4.D 5.B 6.D 7.C 8.E 9.C 10.E 11.C
1题解析：该患者有排便习惯的改变及粪便性状的改变，诊断为大肠癌，合并排便不尽感是直肠刺激的表现，所以是直肠病变的癌。
2题解析：距离齿状线5cm以上的直肠癌手术采用Dixon手术（经腹腔直肠癌切除术），优点是保留肛门。
3题解析：大肠癌术前行肠道准备有术前3日进少渣半流质饮食、口服肠道抗生素、术前12~14小时开始口服等渗平衡电解质液，直至排出的粪便呈无渣、清水样为止。
4题解析：对有肠道吻合口的手术患者，术后7~10天严禁灌肠，以免影响吻合口的愈合。
5题解析：直肠癌Dixon手术后可能发生吻合口瘘，常发生于手术后1周左右。

6题解析：痛、呕、胀、闭是肠梗阻的四大征，并腹部透视见液气平面可以确诊。
7题解析：患者有排便习惯的改变及粪便性状的改变，诊断为结肠癌最有可能。
8题解析：患者目前无睡眠型态紊乱的表现。
9题解析：患者肿块压迫肠道引起肠梗阻的症状需要立即解除。
10题解析：患者已有肠梗阻，禁止经胃管行肠道灌洗。
11题解析：术后1周多见吻合口瘘，肠内容物刺激引起腹膜炎的表现。

第6节　肾癌患者的护理

A_1型题

1. 关于泌尿系肿瘤叙述不正确的是
A. 肾癌多见于40岁以上的男性
B. 多为恶性
C. 以膀胱癌最多见
D. 肾母细胞瘤为小儿常见良性肿瘤
E. 肾癌晚期可经血行转移
2. 肾癌的临床表现不包括
A. 腰痛
B. 上腹部肿块
C. 间歇性、无痛性、全程肉眼血尿
D. 低热、血沉增快
E. 排尿困难
3. 肾癌最早出现的临床表现是
A. 尿频　　　B. 腰痛　　　C. 乏力
D. 发热　　　E. 血尿
4. 泌尿系肿瘤患者排尿的特点是
A. 无痛性全程肉眼血尿
B. 终末血尿伴膀胱刺激征
C. 初始血尿
D. 疼痛伴血尿
E. 血红蛋白尿
※5. 患者男，50岁。肾癌行根治性肾切除术后2天。患者要绝对卧床休息，其主要目的是
A. 防止出血　　　　　B. 防止感染
C. 防止肿瘤扩散　　　D. 防止静脉血栓形成
E. 有利于肾功能恢复
6. 患者男，65岁。诊断为肾癌，行肾癌根治术后，术后腹膜后引流管的正常拔除时间是
A. 1天　　　　　　　B. 2~3天
C. 4~5天　　　　　　D. 5~6天
E. 7天

A_2型题

1. 患者男，43岁。B超、CT检查均提示右肾癌。病史中提示与肾癌发病相关的信息是
A. 喜饮酒　　　　　　B. 14岁开始吸烟至今
C. 父亲有高血压　　　D. 有尿道结石病史

E. 曾是潜水员
2. 患者女，64岁。因尿血来诊。诊断为肾癌。在得知自己的病情后，患者拒绝治疗，继而赴多家医院反复就诊、咨询。其心理状况处于
A. 震惊否认期　　　　B. 愤怒期
C. 协议期　　　　　　D. 抑郁期
E. 接受期

A₄型题
（1～3题共用题干）
　　患者男，67岁。因间歇性、无痛性、全程肉眼血尿1周，发作性右侧肾绞痛入院，排泄性尿路造影示右肾部分充盈缺损。
1. 下列最能明确诊断的检查是
A. 膀胱镜检查　　　　B. 尿液找癌细胞
C. 输尿管肾镜加活检　D. 血沉检查
E. CT
2. 该患者出现血尿提示
A. 早期肾癌　　　　　B. 晚期肾癌
C. 肿瘤内出血　　　　D. 肾积水
E. 肾癌侵入肾盏、肾盂黏膜
3. 该患者应采取的治疗方法是
A. 局部切除
B. 根治性肾切除术
C. 肾部分切除术
D. 肾切除术
E. 止血、镇痛等非手术治疗

参考答案与难题解析
A₁型题： 1.D 2.E 3.E 4.A 5.A 6.E
5题解析： 肾癌术后由于手术创面大，渗血多，早期不宜下床活动，以免术后出血。
A₂型题： 1.B 2.A
A₄型题： 1.C 2.E 3.B
1题解析： 肾癌患者出现肾绞痛提示输尿管堵塞，通过输尿管肾镜直视下取活组织检查可以明确诊断。
2题解析： 肾癌常见的症状为间歇无痛性血尿，表明肿瘤已侵犯肾盏、肾盂。
3题解析： 根治性肾切除术是肾癌最主要的治疗方法。

第7节　膀胱癌患者的护理

A₁型题
1. 与膀胱癌的发生密切相关的危险因素不包括
A. 长期接触化学制剂　B. 吸烟
C. 长期尿失禁　　　　D. 长期慢性膀胱炎症
E. 长期服用镇痛药物
2. 膀胱癌最常见的病理类型为
A. 腺癌　　　　　　　B. 鳞状细胞癌
C. 变移上皮癌　　　　D. 黏液细胞癌
E. 小细胞癌
3. 不属于膀胱癌的临床表现的是
A. 间歇性、全程无痛性肉眼血尿
B. 尿外渗
C. 膀胱刺激征
D. 排尿困难
E. 低热、下腹肿块、消瘦
※4. 膀胱癌电切术后护理措施不正确的是
A. 监测生命体征及观察病情变化
B. 预防感染
C. 常规膀胱冲洗1～3天
D. 手术后6小时即可进食
E. 停止膀胱冲洗后告知患者不可过多饮水，以免尿液过多增加膀胱负担
5. 对膀胱癌术后患者进行健康宣教不包括
A. 定期复查膀胱镜
B. 定期膀胱灌注
C. 带管活动的注意事项
D. 综合治疗的重要性
E. 告知术后不易复发
6. 膀胱癌的最具意义的临床症状是
A. 活动后血尿　　　　B. 排尿困难
C. 尿急、尿频、尿痛　D. 无痛性肉眼血尿
E. 贫血、水肿
7. 泌尿系统最常见的肿瘤是
A. 肾癌　　　　　　　B. 膀胱癌
C. 阴茎癌　　　　　　D. 肾细胞癌
E. 前列腺癌
8. 膀胱癌患者术后应用膀胱灌注法预防肿瘤复发，常用的灌注药物为
A. 苯扎溴铵　　　　　B. 抗病毒药
C. 卡介苗　　　　　　D. 干扰素
E. 抗菌药

A₂型题
1. 患者男，70岁，因膀胱癌术后给予化疗药后，护士遵医嘱给患者输入大量液体进行急性水化。此目的是为了防止药物对患者产生
A. 骨髓抑制　　　　　B. 肝功能损害
C. 胃肠道反应　　　　D. 神经毒性
E. 肾功能损害
2. 患者男，48岁。间断性无痛性全程肉眼血尿1个月余，终末加重，尿中检测到癌细胞。对诊断最有意义的检查是
A. 腹部X线平片　　　B. 膀胱镜检查
C. 肾动脉造影　　　　D. 排泄性尿路造影

E. KUB平片

A₃型题

（1、2题共用题干）

患者男，58岁。间歇性无痛性肉眼血尿2个月，近期常有尿频、尿急，询问病史得知该患者从事染料工作15余年。

1. 该患者所患疾病应考虑
   A. 膀胱癌   B. 肾癌
   C. 肾盂癌   D. 肾母细胞瘤
   E. 前列腺癌

2. 为了明确诊断，最可靠的检查方法是
   A. B超检查   B. X线尿路造影检查
   C. 膀胱镜检查   D. 实验室检查
   E. CT检查

A₄型题

（1、2题共用题干）

患者女，66岁。因间歇、无痛性、全程肉眼血尿10天入院，诊断为膀胱癌。

1. 诊断膀胱癌最可靠的检查方法是
   A. B超   B. 双合诊
   C. 血尿和膀胱刺激征 D. 尿脱落细胞学检查
   E. 膀胱镜活组织检查

2. 患者经手术治疗后，留置导尿管的护理**错误**的是
   A. 保持尿管通畅
   B. 定时观察尿量、颜色及性质
   C. 定期行膀胱冲洗
   D. 导尿管每日更换一次
   E. 用带气囊尿管，以免脱落

参考答案与难题解析

A₁型题：1.C 2.C 3.B 4.E 5.E 6.D 7.B 8.C
4题解析：膀胱癌电切术后常规膀胱冲洗1~3天，冲洗停止后鼓励患者多饮水以增加尿液，起到冲洗作用。
A₂型题：1.E 2.B
A₃型题：1.A 2.C
1题解析：间歇性无痛性肉眼血尿一般是泌尿系肿瘤的表现，加上膀胱刺激征及长期染料接触史，考虑膀胱癌。
2题解析：膀胱镜检查可以直接观察肿瘤的大小、部位、形态，并可以取活组织检查，是膀胱癌最重要的检查。
A₄型题：1.E 2.D
1题解析：诊断膀胱癌最可靠的检查方法是膀胱镜活组织检查。
2题解析：膀胱癌术后导尿管一般留置1周左右。

第8节　宫颈癌患者的护理

A₁型题

※1. 关于宫颈癌，下列各项说法**错误**的是
   A. 一般妇女要求2~3年进行1次防癌普查
   B. 手术治疗适用于原位癌和早期浸润癌
   C. 好发于宫颈外口鳞柱状上皮交界处
   D. 与早婚、早育、多产、宫颈糜烂有关
   E. 多为鳞状细胞癌

※2. 对于宫颈癌患者，如果有大量米汤样或恶臭脓样阴道排液者，擦洗阴道的溶液应该选择下列哪一种
   A. 1:2000高锰酸钾溶液
   B. 5%氯己定溶液
   C. 1%苯扎溴铵溶液
   D. 1:5000高锰酸钾溶液
   E. 2%碳酸氢钠溶液

A₂型题

※1. 患者女，54岁。不规则阴道流血、流液半年来医院检查。妇科检查：宫颈菜花样组织，宫体大小正常，活动差，考虑宫颈癌。需做哪一项检查
   A. 阴道镜检查
   B. 宫颈刮片细胞学检查
   C. 碘试验
   D. 宫颈和颈管活组织检查
   E. 分段诊刮

2. 患者女，49岁。因患宫颈癌，拟于今日行手术。护士在做饮食指导时告知患者
   A. 手术当日禁食，次日可以进流食
   B. 手术当日流食，次日可以进半流食
   C. 手术后禁食3天，静脉补充能量
   D. 手术当日及次日半流食，术后2日可以进普食
   E. 手术当日及次日均禁食

※3. 患者女，41岁。阴道分泌物增多1年，近来出现血性白带。妇科检查：宫颈重度糜烂，触之易出血，子宫正常大小，附件（-）。为排除宫颈癌，首先做下述哪一项检查
   A. 宫颈碘试验   B. 宫腔镜检
   C. 宫颈活检   D. 阴道分泌物悬滴检查
   E. 宫颈刮片细胞学检查

4. 患者女，50岁。因宫颈接触性出血来院检查，诊断为宫颈癌，准备于近日手术，护士为其肠道准备。改为无渣饮食的时间应为
   A. 术前2日   B. 术前3日
   C. 术前7日   D. 术前5日
   E. 术前4日

※5. 患者女，40岁。此次体检时经妇科检查发现宫颈肥大、质硬，表面光滑或有浅表溃疡，整个宫颈段膨大如桶状。可考虑宫颈癌的类型是
   A. 颈管型   B. 外生型
   C. 增生型   D. 内生型
   E. 溃疡型

6. 患者女，45岁。因患宫颈癌，需于近日做广泛性子宫切除和盆腔淋巴结清扫术，手术前1天的准备工作**不包括**

A. 导尿　　　　　　　B. 镇静
C. 备皮　　　　　　　D. 灌肠
E. 沐浴

7. 患者女，55 岁。宫颈癌手术后 2 天，向护士了解其尿管何时可拔出。护士告诉她是
A. 5 天　　　　　　　B. 6 天
C. 3 天　　　　　　　D. 4 天
E. 7～14 天

8. 患者女，45 岁。行宫颈癌根治手术后第 10 天。护士在拔尿管前开始夹闭尿管，定期开放，以训练膀胱功能。开放尿管的时间为
A. 每 2 小时 1 次　　　B. 每 3 小时 1 次
C. 每 4 小时 1 次　　　D. 每 5 小时 1 次
E. 每 6 小时 1 次

9. 患者女，56 岁。因不规则阴道流血、流液半年来医院就诊。妇科检查：宫颈为菜花样组织，子宫体大小正常，活动差，考虑为宫颈癌。宫颈癌最常见的早期症状是
A. 阴道大出血　　　　B. 接触性出血
C. 血性白带　　　　　D. 绝经后出血
E. 阴道水样排液

10. 患者女，65 岁。因宫颈癌晚期需行子宫动脉栓塞化疗。术后护士应协助医生对穿刺点
A. 加压包扎 4 小时　　B. 加压包扎 2 小时
C. 加压包扎 24 小时　 D. 加压包扎 8 小时
E. 加压包扎 6 小时

11. 患者女，35 岁。宫颈癌根治术后。护士对其进行的护理中，下列哪一项**不正确**
A. 硬膜外麻醉术后去枕平卧 3 小时
B. 密切观察伤口渗血
C. 每天擦洗尿道口及尿管 2 次
D. 手术后 6～8 小时后即可在床上翻身活动
E. 手术当日禁食

A₃型题

(1～3 题共用题干)

患者女，44 岁。不规则阴道流血、流液半年。妇科检查：宫颈为菜花样组织，子宫体大小正常，活动差，考虑为宫颈癌。

1. 若患者临床诊断为子宫颈癌Ⅰa期，活检示鳞癌，其治疗方案首选
A. 放疗+化疗
B. 子宫根治术+盆腔淋巴清扫术
C. 放疗
D. 手术+化疗
E. 手术+放疗

2. 护士对患者进行宫颈癌知识的宣教，**不正确**的是
A. 积极治疗宫颈疾病
B. 宫颈癌重在早期发现与预防
C. 每 3～5 年普查一次宫颈涂片
D. 加强防癌知识的普及
E. 重视接触性出血者的追踪

3. 对患者术后的护理措施中哪一项是**错误**的
A. 补充营养，增强机体抵抗力
B. 高热可行物理降温
C. 为缓解患者疼痛，应多给予止痛剂
D. 鼓励患者树立战胜疾病的信心
E. 保持外阴清洁

参考答案与难题解析

A₁型题：1. A　2. D
1 题解析：30 岁以上妇女每 1～2 年普查一次宫颈涂片和常规普查。宫颈癌的早期发现与预防，关键是普查，尤其对于一些好发因素应进行控制，同时加强妇女的自我防护意识。
2 题解析：宫颈癌晚期有大量米汤样或恶臭脓样阴道排液者，可用 1:5000 高锰酸钾溶液擦洗阴道。擦洗时注意动作要轻柔，以免引起大出血。

A₂型题：1. D　2. A　3. E　4. B　5. D　6. A　7. E　8. A　9. B　10. C　11. A
1 题解析：确诊宫颈癌及其癌前病变最可靠和不可缺少的方法是宫颈和宫颈管活检。
3 题解析：宫颈刮片细胞学检查是妇科普查常用的方法，也是目前发现宫颈癌前期病变和早期宫颈癌的主要方法。
5 题解析：宫颈癌的内生型又称浸润型，是指癌组织向宫颈深部组织浸润，宫颈肥大、质硬，表面光滑或有浅表溃疡，整个宫颈段膨大如桶状。

A₃型题：1. B　2. C　3. C
1 题解析：宫颈癌的治疗原则采用以手术及放射治疗为主，化疗为辅的综合治疗方案。手术方法通常采用子宫根治及盆腔淋巴清扫术。
2 题解析：宫颈癌的预防和治疗要做到早期发现、早期诊断、早期治疗。一般妇女应每 1～2 年普查 1 次，常规做宫颈刮片检查。
3 题解析：宫颈癌患者手术后要加强护理，疼痛剧烈者可适当选用镇痛药。

第 9 节　子宫肌瘤患者的护理

A₁型题

※1. 巨大的子宫肌瘤可压迫输卵管而导致
A. 月经不调　　　　　B. 宫外孕
C. 不孕　　　　　　　D. 腰痛
E. 继发性贫血

2. 下述诊断子宫肌瘤的辅助检查中，最常用的是
A. 宫腔镜　　　　　　B. B 超
C. X 线　　　　　　　D. 腹腔镜
E. 磁共振

※3. 子宫肌瘤导致经期延长，月经量增多，与下述哪一项关系密切
A. 肌瘤生长部位　　　B. 肌瘤大小

C. 患者体质　　　　　D. 肌瘤多少
E. 有无并发症

A₂型题

1. 患者女，33岁。因经量增多，经期延长2年来医院就诊。妇科检查：子宫呈不规则增大，如妊娠3个多月大小，表面结节状突起，质硬。下列对于该患者的护理哪一项**不妥**
   A. 根据病情酌情予以输血和补液
   B. 嘱患者绝对卧床休息
   C. 帮助患者正确认识疾病
   D. 根据患者情况遵医嘱积极配合治疗
   E. 指导患者进食高蛋白、高热量、高维生素、易消化的饮食

※2. 患者女，50岁。1年来月经来潮5次，量少。妇科普查发现子宫增大如妊娠50天大小，质硬。双附件无异常。B超报告子宫肌瘤，大小约3cm×2cm×1cm。该患者的治疗措施正确的是
   A. 雄激素治疗　　　　B. 雌激素治疗
   C. 孕激素治疗　　　　D. 子宫全切术
   E. 严密随访，定期复查

3. 患者女，43岁。子宫肌瘤手术后准备出院，护士为其做出院指导，告知患者术后按时随访。首次随访时间是
   A. 术后1个月　　　　B. 术后3个月
   C. 术后6个月　　　　D. 术后1年
   E. 术后2年

4. 患者女，47岁。本次体检时B超发现子宫黏膜下肌瘤，向护士了解该肌瘤的临床表现。护士告知最常见的是
   A. 白带增多　　　　　B. 腹部包块
   C. 腰酸　　　　　　　D. 月经量过多
   E. 腹痛

5. 患者女，36岁。近1年来经量增多，经期延长。妇科检查：子宫呈不规则增大，如孕3个月大小，表面结节状突起，质硬。诊断应首先考虑
   A. 子宫内膜癌　　　　B. 子宫颈癌
   C. 子宫肌瘤　　　　　D. 妊娠
   E. 卵巢肿瘤

※6. 患者女，40岁。实施了子宫肌瘤剔除术，护士嘱咐术后要保持导尿管的通畅，勿折、勿压，注意观察尿量及性质。请问术后尿量至少每小时要在
   A. 200ml以上　　　　B. 50ml以上
   C. 100ml以上　　　　D. 30ml以上
   E. 80ml以上

7. 患者女，46岁。因患子宫肌瘤进行了子宫肌瘤挖除术。手术后，护士为其术后常规拔除尿管的时间是术后
   A. 8小时　　　　　　B. 12小时
   C. 1天　　　　　　　D. 2天
   E. 3天

8. 某子宫肌瘤患者行子宫全切术后，护士为其进行术后指导，告知患者术后可能有阴道少量出血，是因为阴道残端肠线吸收所致。这种情况在术后
   A. 21～22天出现　　　B. 14～15天出现
   C. 7～8天出现　　　　D. 28～29天出现
   E. 3～4天出现

9. 患者女，44岁。因子宫肌瘤入院。护士在评估健康史时，应重点追溯的内容是
   A. 是否长期使用雌激素　B. 是否有早婚早育史
   C. 高血压家族史　　　　D. 肿瘤家族史
   E. 饮食习惯

10. 患者女，49岁。因月经过多、经期延长入院，拟于明天上午进行子宫肌瘤挖除手术，护士进行腹部手术备皮范围正确的是
    A. 上自剑突下，两侧至腋中线，下至阴阜
    B. 上自脐下，两侧至腋中线，下至耻骨联合水平线
    C. 上自剑突下，两侧至腋中线，下至大腿上1/3
    D. 上自脐下，两侧至腋中线，下至阴阜
    E. 上自剑突下，两侧至腋中线，下至阴阜及大腿上1/3

11. 患者女，48岁。因患子宫肌瘤拟于今日上午进行子宫全切术。护士给其留置导尿管，其目的是
    A. 防止泌尿系统感染　　B. 保持会阴部清洁干燥
    C. 收集尿液标本　　　　D. 避免术中误伤到膀胱
    E. 测定残余尿量

12. 患者女，42岁。子宫肌瘤挖除术后出院。下列关于护士对其进行的健康指导，**不正确**的是
    A. 指导患者正确使用性激素
    B. 术后1年到门诊复查
    C. 术后3个月内禁止性生活
    D. 术后7、8天出现阴道流血，多为阴道残端肠线吸收所致
    E. 如有异常及时就诊

A₃型题

（1、2题共用题干）

患者女，40岁。患子宫肌瘤入院，拟于今日在硬膜外阻滞麻醉下行全子宫切除术。

1. 在下列术后护理措施中，哪一项**不正确**
   A. 术后第2天，取半卧位
   B. 留置导尿管1、2天
   C. 保持会阴清洁干燥，每日擦洗会阴2次
   D. 鼓励手术后患者早期下床活动，手术当日就可以下床活动

E. 当天禁食，术后1、2天进流食
2. 在术前准备中，术前1天的准备，**不正确**的护理措施是
A. 晚上临睡前口服镇静催眠药
B. 留置导尿管
C. 术前晚清洁灌肠
D. 术前12小时禁食
E. 阴道冲洗并在子宫颈、阴道穹隆部涂1%甲紫溶液

参考答案与难题解析

A₁型题：1. C 2. B 3. A
1题解析：子宫肌瘤可压迫输卵管或使宫腔变形造成不孕或流产。
3题解析：月经的改变与肌瘤生长部位关系最大，大的肌壁间肌瘤使宫腔及内膜面积增大，宫缩不良或子宫内膜增生过长等致使周期缩短、经量增多、经期延长、不规则阴道流血等。

A₂型题：1. B 2. E 3. A 4. D 5. C 6. B 7. C 8. C 9. A 10. E 11. D 12. B
2题解析：子宫肌瘤治疗原则需根据患者年龄、症状、肌瘤大小、数目、生长部位及对生育功能的要求等情况进行综合考虑。患者肌瘤小、症状不明显或已接近绝经者可随访观察；肌瘤小于2个月妊娠子宫大小、症状不明显或较轻者可行性激素治疗；如果肌瘤如2~5个月妊娠子宫大小或大于5个月妊娠子宫，或临床症状明显者，或经非手术治疗效果不明显又无需保留生育功能的患者可行子宫切除术，年轻者、卵巢外观正常可考虑保留卵巢。
6题解析：子宫肌瘤术后尿量至少在50ml/h以上，如尿量过少，应检查导尿管是否堵塞、脱落、打折、被压，排除上述原因后，则需考虑患者是否入量不足或有内出血休克的可能，要及时通知医生及早处理。

A₃型题：1. D 2. B
1题解析：子宫肌瘤患者手术后2天在床边活动，术后3天下床活动。
2题解析：妇科腹部手术患者为了避免手术中损伤膀胱，术日晨应留置导尿管。

第10节 卵巢癌患者的护理

A₁型题

※死亡率高居妇科恶性肿瘤之首的是
A. 宫颈癌
B. 子宫肌瘤
C. 卵巢癌
D. 成熟性畸胎瘤
E. 子宫内膜癌

A₂型题

1. 患者女，49岁。因卵巢癌住院，情绪极度低落，常常哭泣，感觉很绝望。护士针对此情况，对该患者首选的护理措施是
A. 住进重症监护室
B. 倾听其倾诉，并给予安慰
C. 让家属多探视
D. 同意家属陪伴
E. 给予镇静药

※2. 患者女，45岁。近2个月来月经紊乱，出现胃肠胀气，腹围增大，妇科检查：子宫大小正常，右侧附件扪及一拳头大小、质硬、活动差有粘连的包块，叩诊腹部有移动性浊音，诊断为卵巢癌。治疗原则是
A. 化疗为主，手术、放疗为辅
B. 手术、放疗为主，化疗为辅
C. 化疗、放疗为主，手术为辅
D. 放疗为主，化疗、手术为辅
E. 手术为主，化疗、放疗为辅

3. 患者女，42岁。因卵巢癌手术后化疗。下列关于化疗患者的护理措施中，哪一项是正确的
A. 化疗患者住院后可以按常规探视
B. 药物现配现用，常温下药物配制到使用，不超过1小时
C. 化疗病室定期消毒，室温在24℃
D. 化疗前测体重，以后隔日测量1次
E. 静脉注射若药物漏出，可不做处理

4. 患者女，50岁。因月经紊乱、腹部不适来医院检查，医生怀疑是卵巢癌。下列**不属于**卵巢癌特点的是
A. 死亡率居妇科恶性肿瘤之首
B. 发展缓慢
C. 早期常无症状，一旦出现腹胀，疾病可能已至晚期
D. 肿块表面高低不平，与周围组织粘连
E. 晚期出现消瘦、贫血等恶病质表现

5. 患者女，45岁。因月经紊乱、腹围增大、胃肠胀气伴腹痛来就诊，医生诊断为卵巢癌。因肿瘤过大伴有腹水，患者出现压迫症状，如心悸、气促、呼吸困难。护士为减轻患者不适，应指导患者采取
A. 仰卧位
B. 半卧位或坐位
C. 右侧卧位
D. 左侧卧位
E. 截石位

6. 患者女，48岁。卵巢癌手术后出院。责任护士对其进行健康指导，其中**错误**的是
A. 注意防癌，开展普查普治
B. 做好术后康复的活动计划
C. 坚持定期随访
D. 进食高营养、易消化食物
E. 此病一般不会发生转移和复发，患者可以放心

7. 患者女，32岁，已婚。月经正常，4个月前体检时发现左侧卵巢囊肿，未进行治疗。今日晨练时突发左下腹疼痛，同时伴有恶心、呕吐。该患者可能是
A. 感染
B. 破裂
C. 恶变
D. 蒂扭转

E. 出血
8. 患者女,48岁。入院行卵巢癌根治术。术前1日,护士为其所做的准备工作中不包括
A. 灌肠　　　　　　B. 备血
C. 导尿　　　　　　D. 备皮
E. 皮试

A₃型题

(1、2题共用题干)

患者女,49岁。因月经紊乱、胃肠胀气伴腹痛来院就诊,医生诊断为卵巢癌,拟定于明日上午手术治疗。

1. 护士在为患者联系配血,配血量要达到
A. 300~400ml　　　B. 200~600ml
C. 600~700ml　　　D. 800~1000ml
E. 1500~2000ml

2. 该患者术后需保留尿管2~3天,保留尿管期间,护士正确的护理应为
A. 每天擦洗尿道口及尿管4次
B. 2天擦洗尿道口及尿管1次
C. 每天擦洗尿道口及尿管2次
D. 每天擦洗尿道口及尿管3次
E. 隔天擦洗尿道口及尿管1次

参考答案与难题解析

A₁型题：C
解析：目前,宫颈癌、子宫内膜癌、卵巢恶性肿瘤是女性生殖器三大恶性肿瘤,但是随着宫颈癌及子宫内膜癌诊断和治疗的进展,卵巢癌已成为严重威胁妇女生命的肿瘤。
A₂型题：1.B 2.E 3.B 4.B 5.B 6.E 7.D 8.C
2题解析：手术是卵巢肿瘤的首选治疗方法,卵巢癌则依据术中快速切片检查确定的病理类型,决定手术范围及术后辅以相应的化学药物治疗或放射治疗。
A₃型题：1.D 2.C
1题解析：妇科腹部手术患者术前常规配血量达到 800~1000ml。
2题解析：卵巢癌患者术后保留尿管2~3天,保留尿管期间每天擦洗尿道口及尿管2次/日。

第11节　子宫内膜癌患者的护理

A₂型题

※1. 患者女,64岁。近一段时间出现不规则阴道出血,量较多,阴道排液也增多,并有恶臭。医生建议该患者做下列检查,哪一项最有意义
A. 内诊检查
B. 子宫颈活体组织检查
C. 分段诊断性刮宫
D. 阴道侧壁涂片

E. 阴道分泌物悬滴检查

※2. 患者女,62岁。已绝经10年。因不规则出血来院检查,诊断为子宫内膜癌。下述哪一项不是该病特点
A. 转移较晚　　　　B. 生长缓慢
C. 绝经妇女多见　　D. 疼痛出现较早
E. 5年存活率较高

3. 某县妇幼保健院的护士下基层对绝经妇女进行有关防治子宫内膜癌的健康指导。下述哪一项错误
A. 超过50岁的妇女要定期盆腔检查
B. 绝经后的妇女要长期口服雌激素
C. 围绝经前后的妇女出现阴道流血及时就诊
D. 定期妇科检查
E. 控制肥胖,治疗高血压、糖尿病

A₃型题

(1、2题共用题干)

某绝经后5年的女士,58岁,出现少量阴道出血1个多月,伴多量脓性阴道排液就诊。妇科检查示子宫及双附件区无明显异常。

1. 该患者最有可能的诊断是
A. 子宫肌瘤　　　　B. 子宫内膜癌
C. 卵巢癌　　　　　D. 子宫颈癌
E. 老年性阴道炎

2. 子宫内膜癌的治疗原则是
A. 口服避孕药　　　B. 放射治疗
C. 静脉化疗　　　　D. 手术治疗为主
E. 高孕激素治疗

参考答案与难题解析

A₂型题：1.C 2.D 3.B
1题解析：根据阴道不规则出血、阴道排液等临床表现要考虑子宫内膜癌,为进一步确诊,首选分段诊断性刮宫。
2题解析：子宫内膜癌主要表现为绝经后阴道流血,量一般不多。早期通常不引起疼痛,晚期癌肿浸润周围组织或压迫神经可引起下腹及腰骶部疼痛。
A₃型题：1.B 2.D
1题解析：子宫内膜癌早期症状不明显,晚期表现为绝经后不规则阴道流血并伴有阴道异常排液。
2题解析：子宫内膜癌治疗以手术为主,辅以放疗、化疗及大剂量孕激素治疗等。

第12节　葡萄胎患者的护理

A₁型题

※1. 葡萄胎清宫术后要求定期随访,随访的时间是
A. 6个月　　　　　　B. 1年
C. 2年　　　　　　　D. 3年
E. 5年

※2. 具有恶变倾向的葡萄胎患者不包括

A. 年龄大于 40 岁
B. 子宫明显大于停经月份
C. 卵巢黄素化囊肿大于 5cm
D. 葡萄胎排出前 HCG 异常升高
E. 第二次清宫仍有滋养细胞高度增生

※3. 对于良性葡萄胎患者的处理，下述**不**正确的是
A. 应取刮出物送病检
B. 40 岁以上疑癌变可考虑全子宫切除
C. 吸宫术中预防子宫穿孔
D. 均做预防性化疗
E. 一旦确诊，即行吸宫术

A₂型题

1. 患者女，40 岁。完全性葡萄胎清宫术后 1 周，无阴道出血。护士行健康教育时告知患者出院后定期监测血、尿 HCG，其主要目的是
A. 及早发现恶变　　B. 指导避孕方法
C. 了解子宫复旧情况　D. 了解卵巢黄素囊肿变化
E. 及早发现妊娠

※2. 某葡萄胎患者，46 岁。妇科检查子宫小于妊娠 14 周大小。处理的方法是
A. 先行止血治疗　　B. 直接切除子宫
C. 直接化疗　　　　D. 切除附件
E. 清宫后放疗

※3. 患者女，29 岁。停经 58 天，近 1 周有不规则阴道出血来医院就诊。检查：子宫底脐下 3 指，质软，HCG 阳性。B 超可见密集雪花样亮点，诊断为葡萄胎，进行清宫。葡萄胎清宫时应注意
A. 预防人工流产综合征
B. 预防出血过多、穿孔、感染
C. 预防患者过度紧张
D. 讲解术后注意事项
E. 讲解有关疾病知识

※4. 某葡萄胎患者，24 岁。妇科检查黄素化囊肿直径约为 5cm。下列各项处理措施正确的是
A. 当发生黄素囊肿扭转时应手术切除一侧卵巢
B. 一经发现应立即切除
C. 一般情况下不需要处理
D. 一经发现应在 B 超下行穿刺术
E. 应切除囊肿及同侧卵巢

※5. 患者女，28 岁，已婚，未生育。停经 2 月余，阴道不规则出血 1 周来院检查。血 HCG 高于正常妊娠月份，B 超提示子宫大于正常妊娠月份，双侧卵巢有黄素囊肿。诊断为葡萄胎。该患者需立即进行下列哪一项处理
A. 手术切除子宫及卵巢　B. 清除宫腔内容物
C. 子宫全切术　　　　　D. 预防性化疗
E. 遵医嘱给止血药物

※6. 患者女，25 岁。葡萄胎清宫术后出院，嘱其随访内容中哪一项不对
A. 妇科检查　　　　B. 定期测 HCG
C. 观察有无咳嗽及咯血　D. 宜用宫内节育器避孕
E. X 线胸片检查

参考答案与难题解析

A₁型题： 1. C 2. C 3. D

1 题解析： 葡萄胎清宫术后随访 2 年，随访内容主要复查血 HCG 水平，注意有无异常阴道流血、咳嗽、咯血及其他转移灶症状，并做妇科检查、盆腔 B 超及 X 线胸片。

2 题解析： 下列葡萄胎患者表示具有恶变倾向：年龄大于 40 岁，葡萄胎排出前 HCG 异常升高，子宫明显大于停经月份，卵巢黄素化囊肿大于 6m。

3 题解析： 葡萄胎患者不能一律采取化疗，只能选择性地采取预防性化疗，如年龄大于 40 岁；葡萄胎清除以后血 HCG 持续阳性；子宫明显大于停经月份；黄素囊肿直径大于 6cm；无条件随访者。

A₂型题： 1. A 2. B 3. B 4. C 5. B 6. D

2 题解析： 葡萄胎患者如果年龄超过 40 岁，葡萄胎恶变率可较年轻妇女高 4～6 倍，处理原则为直接切除子宫，保留附件。

3 题解析： 葡萄胎清宫术时应注意预防出血过多、穿孔、感染。由于葡萄胎子宫大而软、手术时出血较多，容易穿孔，所以应在手术室内在输液、备血准备下进行手术，待葡萄胎组织大部分吸出、子宫明显缩小后改用刮匙轻柔刮宫，术中及术后预防感染。

4 题解析： 卵巢黄素化囊肿一般不产生症状，不需要处理，黄素囊肿在水泡状胎块清除后 2～4 个月内自行消退，偶尔因急性扭转而致急腹症，如果发生黄素囊肿扭转且卵巢血运发生障碍时应手术治疗。

5 题解析： 葡萄胎一经确诊后，应立即给予清宫，年龄超过 40 岁的患者，恶变率较年轻妇女高 4～6 倍，可直接切除子宫，保留附件，对于具有恶变倾向的葡萄胎患者选择性地采取预防性化疗。

6 题解析： 葡萄胎清宫术后宜采用阴茎套避孕。

第 13 节　侵蚀性葡萄胎患者的护理

A₁型题

关于侵蚀性葡萄胎患者术后的健康指导，**错误**的是
A. 给予高蛋白、高维生素、易消化的饮食
B. 阴道转移者应卧床休息，以免引起溃破大出血
C. 注意外阴清洁，以防感染
D. 采取好避孕措施
E. 严密随访 2 年

A₂型题

1. **不**属于妊娠滋养细胞疾病患者心理护理内容的是
A. 介绍病友、医护人员，减轻陌生感
B. 解答患者的疑虑
C. 告知患者记录阴道出血量的方法
D. 向患者提供有关化学药物治疗的信息

E. 帮助患者分析可利用的支持系统
2. 患者女，25岁。葡萄胎清宫术后6个月。因阴道不规则流血，血HCG持续增高，诊断为侵蚀性葡萄胎。侵蚀性葡萄胎的临床表现正确的是下列哪一项
A. 宫颈抬举痛　　　　B. 宫颈接触性出血
C. 阴道紫蓝色结节　　D. 阴道异常排液
E. 下腹及腰骶部疼痛
※3. 患者女，28岁。葡萄胎刮宫术后4个月，随访中发现血HCG明显高于正常，胸部X线片显示片状阴影。该患者最可能的诊断是
A. 侵蚀性葡萄胎　　　B. 绒毛膜癌
C. 宫外孕　　　　　　D. 妊娠
E. 再次葡萄胎
4. 患者女，28岁。系葡萄胎患者，清宫术后出院。嘱其定期随访的目的是
A. 指导避孕　　　　　B. 了解腹痛情况
C. 了解盆腔恢复情况　D. 及早发现妊娠
E. 及早发现恶变
5. 患者女，33岁。1年前诊断为侵蚀性葡萄胎。近来出现咳嗽、痰中带血，伴胸痛。该患者可能出现了哪个部位的转移
A. 脑　　　　　　　　B. 肺
C. 肝　　　　　　　　D. 阴道
E. 腹腔

A₃型题
（1、2题共用题干）
　　患者女，27岁。因侵蚀性葡萄胎行化疗，第一疗程化疗第5天，消化道反应严重，恶心、呕吐，呕吐物初为胃内容物，继而变为白色黏液和淡黄色黏液。复查白细胞为$3.5×10^9$/L。
1. 化疗患者消化道反应中最常见的是
A. 腹泻与便秘交替　　B. 口腔溃疡
C. 恶心、呕吐　　　　D. 食欲低下
E. 肝功能异常
2. 下列预防患者感染的措施不正确的是
A. 提高饮食质量并立即停药
B. 遵医嘱给予抗生素
C. 室内定期消毒，减少探视
D. 护理过程中严格各项无菌操作
E. 密切观察白细胞和血小板变化

参考答案与难题解析
A₁型题：E
A₂型题：1.A　2.C　3.A　4.E　5.B
3题解析：侵蚀性葡萄胎继发于良性葡萄胎，多数在葡萄胎清除后6个月内发生，部分患者的水疱样组织可随血运转移至远处，主要部位是肺和阴道。该患者胸部X线片显示片状阴影，说明侵蚀性葡萄胎可能性大。

A₃型题：1.C　2.A
1题解析：化疗患者消化道反应出现较早，其中最为常见的反应是恶心、呕吐。
2题解析：化疗患者最严重的反应是骨髓抑制，常见为白细胞减少，当白细胞低于$3.0×10^9$/L时应停药，当白细胞低于$1.0×10^9$/L时应保护性隔离。

第14节　绒毛膜癌患者的护理

A₁型题
※1. 绒毛膜癌最常见的转移部位是
A. 肝　　　　　　　　B. 肺
C. 阴道　　　　　　　D. 膈肌
E. 胃肠道
※2. 绒毛膜癌治愈随访观察年限为
A. 半年　　　　　　　B. 1年
C. 2年　　　　　　　 D. 3年
E. 5年

A₂型题
1. 患者女，36岁。因患绒毛膜癌进行化疗，今日化疗时，化疗药物不慎渗漏。护士首要的处理措施是
A. 可不做处理　　　　B. 立即停药
C. 用普鲁卡因封闭　　D. 立即冷敷
E. 用硫代硫酸钠封闭
2. 某绒毛膜癌患者，48岁。第一疗程化疗结束后出院，出院前护士进行健康指导。下列哪一项不正确
A. 有阴道转移者严禁性生活
B. 需密切随访，随访时间为2年
C. 注意避孕，宜选用阴茎套
D. 注意休息，增加营养
E. 随访重点监测血HCG的变化
※3. 患者女，34岁。葡萄胎清宫术后9个月出现不规则阴道流血来医院就诊，诊断为绒毛膜癌。正确的治疗原则是
A. 化疗为主，手术为辅
B. 手术为主，化疗为辅
C. 手术为主，放疗为辅
D. 放疗为主，手术为辅
E. 手术、放疗、化疗同时进行
4. 患者女，37岁。葡萄胎清宫术后11个月，阴道多量流血3小时，检查发现阴道前壁有一个1.5cm×1.5cm×1.5cm紫蓝色结节，结节有一个破口。下列护理措施不正确的是
A. 绝对卧床休息
B. 可用长纱条填塞阴道压迫止血
C. 阴道纱条必须于72小时内取出

D. 禁止做不必要的检查和窥器检查
E. 配血备用，备好抢救用品

5. 患者女，30岁。系绒毛膜癌患者，住院进行化疗，为了配合治疗，家属咨询护士给患者吃何种饮食。护士指导的饮食为
A. 进食高蛋白、低维生素、易消化的饮食
B. 进食低蛋白、高维生素、易消化的饮食
C. 进食高热量、高维生素、一般饮食
D. 进食低脂肪、高维生素、易消化的饮食
E. 进食高蛋白、高维生素、易消化的饮食

6. 患者女，40岁。人流术后4个月，阴道流血，胸部平片显示双肺有散在粟粒状阴影，子宫刮出物无绒毛结构，阴道有紫蓝色结节。诊断为绒癌。关于此患者阴道转移的护理措施，**错误**的是
A. 尽早化疗
B. 避免不必要的阴道检查
C. 减少一切增加腹压的因素
D. 结节未破溃者可下床活动
E. 做好大出血的抢救准备

7. 患者女，30岁。因"绒毛膜癌"入院进行化疗。为确保化疗药物剂量准确，护士应在什么时候为其测量体重
A. 每疗程用药中
B. 每疗程用药前
C. 每疗程用药后
D. 每疗程用药前和用药中
E. 每疗程用药前、用药中和用药后

A₃型题
（1、2题共用题干）
患者女，25岁。葡萄胎清宫术后10个月，出现不规则阴道流血10天，伴咳嗽、咯血3日来医院就诊，经检查被确诊为绒毛膜癌。

1. 给该患者进行化疗，化疗过程中出现下列哪一种情况应立即停药
A. 白细胞计数 2.8×10^9/L
B. 血清氨基转移酶升高
C. 胃肠道反应严重
D. 白细胞计数 4.2×10^9/L
E. 皮疹、脱发严重

2. 该患者还未生育，要求保留生育功能，应采用下列哪一种治疗方法
A. 放疗
B. 吸宫术
C. 单纯性化疗
D. 化疗+清宫术
E. 保守观察

参考答案与难题解析
A₁型题：1. B 2. E

1题解析：绒毛膜癌开始时病变均局限于子宫，但是经过一定时间之后，即可从子宫向外发展，其主要途径是通过血液循环，沿卵巢静脉或子宫静脉向上，经下腔静脉流入右心，再侵入肺动脉，形成肺部转移灶。

2题解析：绒毛膜癌患者的化疗需持续到症状、体征消失，HCG每周测定一次，连续3次在正常范围，再巩固2～3个疗程，随访5年无复发者为治愈。

A₂型题：1. B 2. B 3. A 4. C 5. E 6. D 7. D

3题解析：滋养细胞肿瘤是所有肿瘤中对化疗最为敏感的一种，所以绒毛膜癌治疗是以化疗为主，手术为辅的原则。

A₃型题：1. A 2. C

1题解析：化疗时，如白细胞计数小于 3.0×10^9/L，应停药。

2题解析：绒毛膜癌治疗原则：化疗为主，手术为辅，该患者还未生育，因此应单纯化疗。

第15节　白血病患者的护理

A₁型题

※1. 急性白血病化疗期间多饮水是因为
A. 多尿可减轻水肿
B. 减轻呕吐
C. 加强血流速度
D. 预防尿酸性肾病
E. 减少对尿路的刺激

2. 急性白血病最常见的表现是
A. 发热
B. 出血
C. 进行性贫血
D. 脾大
E. 骨骼关节疼痛

※3. 下面哪个最符合急性白血病的检查结果
A. 全血细胞减少
B. 红细胞及血小板正常
C. 中性粒细胞核右移
D. 白细胞减少
E. 周围血大量原始和幼稚白细胞

4. 急性白血病患者出血的主要原因是
A. 反复感染
B. 弥散性血管内凝血
C. 血小板质和量的异常
D. 白血病细胞浸润
E. 凝血因子减少

A₂型题

1. 某护士为一名患淋巴肉瘤的患者静脉注射氮芥，注射过程中出现肿胀，回抽无回血。患者感局部明显疼痛，立即拔出针头。下列处理哪一项正确
A. 以硫酸镁湿热敷
B. 局部乙醇消毒
C. 口服镇痛药
D. 外敷止痛膏
E. 局部冷敷，以稀硫代硫酸钠局部封闭

2. 患者男，16岁。诊断为急性白血病。突然出现头痛、呕吐、视物模糊等症状，常提示可能发生了
A. 脑膜刺激征
B. 应激性溃疡
C. 败血症
D. 颅内出血
E. 高血压急症

3. 护士夜间巡视病区，发现某急性白血病患者突然出现烦躁不安、呕吐、颈项强直。护士应立即采取的应对措施**不包括**
A. 立即予吗啡镇静
B. 给予头戴冰帽

C. 予以吸氧　　　　　　D. 建立静脉通道
E. 绝对安静平卧位
4. 白血病患者化疗期间减轻胃肠道反应的护理措施，应**除外**
A. 必要时，治疗前1、2小时给予止吐药物，每6～8小时给药一次
B. 减少进餐次数以减轻胃肠道反应，每餐相应增加进食量以保证营养
C. 化疗期间饮食要清淡可口，以半流食为主
D. 当患者恶心、呕吐时要暂禁食，并及时清除呕吐物，保持口腔清洁
E. 应避免产气、辛辣和高脂饮食，进食前后休息一段时间
5. 患者男，20岁。诊断急性白血病，入院化疗后复查血常规，血小板计数 $12\times10^9/L$。此时护士应该重点预防与观察
A. 发热　　　　　　　　B. 脑膜炎
C. 消化道出血　　　　　D. 血压变化
E. 颅内出血
6. 患者男，53岁。自己摸到左上腹包块已4个月，近2周来面色苍白，牙龈出血。查体：脾脐下3指触及。血红蛋白 30g/L，血小板计数 $45\times10^9/L$。骨髓呈弥漫性增生。应考虑的诊断是
A. 再障　　　　　　　　B. 肝硬化
C. 血吸虫病　　　　　　D. 慢粒白血病
E. ITP
7. 患者女，23岁。感冒后持续高热、咳嗽、胸痛、鼻出血、面色苍白，抗生素治疗无效。查体：胸骨压痛，右中肺闻及湿啰音，肝脾肋下触及。高度怀疑白血病。以下哪个检查可以明确诊断
A. 胸片　　　　　　　　B. ECG
C. 血常规　　　　　　　D. 肺功能
E. 骨髓检查
8. 某急性白血病患者，因"乏力、食欲减退、消瘦1月余，伴发热1周"收入院。行化疗后出现恶心，但无呕吐。血常规检查：白细胞 $2\times10^9/L$，血小板 $150\times10^9/L$。该患者的护理问题**不包括**
A. 潜在的感染
B. 营养失调：低于机体需要量
C. 体温过高
D. 舒适的改变：发热、恶心
E. 潜在的颅内出血
9. 患者男，35岁。白血病累及到中枢神经系统，使用甲氨蝶呤治疗的过程中，可能会出现的不良反应是
A. 口腔黏膜溃疡　　　　B. 出血性膀胱炎
C. 心脏毒性　　　　　　D. 库欣综合征

E. 末梢神经炎

A₄型题
(1～4题共用题干)
　　患者女，29岁。因发热、咽痛1周入院，诊断为急性淋巴细胞白血病。
1. 入院体格检查发现下列体征其中哪一项是白血病细胞浸润所致
A. 胸骨下段压痛　　　　B. 扁桃体肿大
C. 皮肤紫癜　　　　　　D. 发热
E. 两肺满布湿啰音
2. 患者体温达41℃，下列哪一种降温措施**不宜**采用
A. 鼓励饮水　　　　　　B. 静脉补液
C. 冷敷　　　　　　　　D. 醇浴
E. 退热药
3. 医生要求患者进行化疗。有关化疗药物主要不良反应**错误**的是
A. 柔红霉素—心脏毒性
B. 环磷酰胺—出血性膀胱炎
C. 长春新碱—末梢神经炎
D. 地塞米松—库欣综合征
E. 甲氨蝶呤—出血性膀胱炎
4. 护士发现静脉注射柔红霉素时药液漏出血管外，以下处理哪一项**错误**
A. 外渗局部以普鲁卡因局部封闭
B. 局部滴入生理盐水以稀释药液
C. 尽量回抽局部渗液
D. 外渗局部热敷
E. 冷敷

(5～7题共用题干)
　　患者女，30岁。因"无明显诱因出现乏力伴胸闷、气急，活动后症状加重3周"就诊。实验室检查：Hb 77g/L，WBC $61.8\times10^9/L$，PLT $183\times10^9/L$，异常细胞88%。为进一步诊治收入血液科病房。
5. 为明确诊断，需行骨髓穿刺术。护士对患者介绍穿刺的注意事项时，**错误**的内容是
A. 目的是帮助明确诊断
B. 穿刺时需采取坐位
C. 穿刺后可能会有酸胀的感觉
D. 穿刺后2～3天内不宜洗澡
E. 可以正常活动，不影响生活规律
6. 患者被确诊为急性单核细胞白血病，即予DAH方案化疗（D—柔红霉素，A—阿糖胞苷，H—三尖杉酯碱）。应用化疗药物后，护士应重点观察的是
A. 口腔溃疡表现　　　　B. 骨髓抑制表现
C. 注射部位局部表现　　D. 膀胱毒性表现
E. 神经毒性表现

7. 患者病情缓解拟于近日出院。护士为其进行健康教育，告知注意监测血常规指标。血小板开始低于多少时应限制活动
A. $<300×10^9/L$
B. $<150×10^9/L$
C. $<50×10^9/L$
D. $<20×10^9/L$
E. $<10×10^9/L$

参考答案与难题解析

A_1型题：1. D 2. A 3. E 4. C
1题解析：由于化疗致使大量白血病细胞被破坏，产生尿酸肾结石，引起肾小管阻塞，严重者可致肾衰竭，故要求患者多饮水并给予别嘌醇以抑制尿酸合成。
3题解析：急性白血病骨髓及外周血中多为原始细胞及幼稚细胞，慢性白血病细胞多为成熟和较成熟的细胞。急、慢性白血病最主要的区别就是原始细胞的比例。
A_2型题：1. E 2. D 3. A 4. B 5. E 6. D 7. E 8. E 9. A
A_4型题：1. A 2. D 3. E 4. D 5. B 6. B 7. C
1题解析：白血病浸润到胸骨可以引起胸骨压痛。
2题解析：白血病容易发生皮肤出血，禁止醇浴。
3题解析：甲氨蝶呤的不良反应为口腔溃疡。
4题解析：静脉注射抗癌药物时，护士如发现药液漏出血管外应尽量回抽局部液；外渗局部以普鲁卡因局部封闭；局部滴入生理盐水以稀释药液；抬高患肢；严禁局部热敷。
5题解析：骨髓穿刺时，如果穿刺髂前上棘，患者取仰卧位，如果穿刺髂后上棘，患者取俯卧位。
6题解析：这3种药物都可以引起骨髓抑制，所以要重点观察。
7题解析：血小板低于$50×10^9/L$时，有出血倾向，要限制活动。

第16节 颅内肿瘤患者的护理

A_1型题
1. 颅内原发性肿瘤以下哪一种最常见
A. 脑膜瘤
B. 神经胶质瘤
C. 垂体腺瘤
D. 听神经瘤
E. 颅咽管瘤

2. 颅内肿瘤最好发的部位是
A. 大脑半球
B. 鞍区
C. 小脑
D. 脑干
E. 小脑脑桥角

A_2型题
1. 患者男，52岁，颅内肿瘤手术后，护士嘱其避免头部翻转过剧以防止发生
A. 脑疝
B. 休克
C. 脑出血
D. 脑栓塞
E. 脑干损伤

2. 患者男，24岁。因头痛、呕吐5天来我院就诊，查体：患者步态不稳，站立时向后倾倒，医生高度怀疑为颅内肿瘤。根据以上表现，可能为颅内哪个部位的肿瘤

A. 大脑半球
B. 松果体区
C. 鞍区
D. 小脑蚓部
E. 脑干

3. 患者男，47岁。因剧烈头痛、呕吐、右侧肢体瘫痪10天，昏迷1小时入院，入院后经CT检查确诊为大脑半球肿瘤。目前患者首要的治疗措施是
A. 立即手术
B. 先予脱水、利尿等降低颅内压的治疗
C. 化疗
D. 放疗
E. 基因治疗

4. 患者男，51岁。诊断为颅内肿瘤，全麻下行手术切除肿瘤。手术后，颅内创腔引流管的护理**错误**的是
A. 术后早期创腔引流瓶（袋）放置在头旁枕边
B. 术后48小时内不可随意改变引流瓶（袋）的高度
C. 术后48小时后可略降低引流瓶（袋）的高度
D. 术后早期引流量较多时可适当抬高引流瓶（袋）
E. 引流7～10日

5. 患者男，48岁。诊断为颅内肿瘤伴颅内压增高，护士为此患者头抬高15°～30°，其目的主要是
A. 有利于改善心脏功能
B. 防止呕吐物误入呼吸道
C. 有利于颅内静脉回流
D. 有利于鼻饲
E. 有利于改善呼吸功能

6. 患者男，65岁。因"反复头痛，呕吐2个月"入院，经检查诊断为脑星形细胞瘤。为降低颅内压，最佳的治疗方法是
A. 脱水治疗
B. 激素治疗
C. 冬眠低温治疗
D. 脑脊液外引流
E. 手术切除肿瘤

A_3型题
（1、2题共用题干）
患者男，48岁。因头痛、呕吐、视物模糊1个月入院，诊断为左侧颞叶肿瘤，拟行手术治疗。
1. 该患者术前护理**不包括**
A. 心理护理
B. 降低颅内压
C. 防止意外损伤
D. 备皮
E. 洗胃

2. 患者术后应该取何体位
A. 全麻未清醒前，取平卧位头转向健侧或健侧卧位
B. 全麻未清醒前，取头低脚高位
C. 生命体征平稳后继续取无枕侧卧或侧俯卧位
D. 生命体征平稳后继续取平卧位头转向一侧或侧卧位
E. 生命体征平稳后降低床头15°～30°

参考答案与难题解析

A_1型题：1. B 2. A

A₂型题：1.A 2.D 3.B 4.E 5.C 6.E
A₃型题：1.E 2.A

1 题解析：一般幽门梗阻的患者手术前准备需通过洗胃以减轻胃黏膜水肿，而颅脑手术前护理则无需洗胃。

2 题解析：颅脑手术后，全麻患者清醒前宜取平卧位头转向一侧或侧卧位，生命体征平稳后宜抬高床头15°～30°。幕上开颅手术后，应卧向健侧，避免切口受压，幕下开颅手术后早期宜取无枕侧卧或侧俯卧位。该患者为左侧颞叶肿瘤，故应该为答案A。

第17节 乳腺癌患者的护理

A₁型题

1. 乳房囊性增生病的主要临床表现是
 A. 乳房周期胀痛　　B. 双侧乳房不对称
 C. 乳房肿块　　　　D. 乳头凹陷
 E. 乳头溢液

2. 乳腺癌CMF化疗方案的药物包括
 A. 长春新碱、甲氨蝶呤、氟尿嘧啶
 B. 环磷酰胺、甲氨蝶呤、氟尿嘧啶
 C. 长春新碱、环磷酰胺、多柔比星
 D. 环磷酰胺、多柔比星、甲氨蝶呤
 E. 环磷酰胺、多柔比星、氟尿嘧啶

3. 乳腺癌患者短期内出现乳头内陷是因为
 A. 癌肿侵及Cooper韧带　B. 癌肿侵犯与胸肌粘连
 C. 癌肿侵犯乳管　　　　D. 癌肿与皮肤粘连
 E. 癌肿发生淋巴转移

※4. 乳房自我检查的注意事项中**不正确**的是
 A. 最好在月经后7～10天进行
 B. 30～40岁及以上的妇女，应每月检查一次
 C. 视诊时，要充分显露乳房，脱去上衣（包括胸罩），面对穿衣镜
 D. 触诊时平卧或站立，要用手指抓捏，不可用手掌来按
 E. 勿遗忘两侧腋窝

5. 乳腺癌患者皮肤出现"酒窝征"的原因是
 A. 肿块压迫　　　　B. 粘连
 C. 并发炎症　　　　D. 癌肿侵及Cooper韧带
 E. 癌细胞堵塞表浅淋巴管

6. Ⅱ期乳腺癌的临床表现**不包括**的是
 A. 肿块不超过5cm
 B. 无痛性肿块
 C. 肿大的淋巴结与皮肤无粘连
 D. 无远处转移
 E. 肿大的淋巴结与皮肤粘连固定

7. 乳腺癌的TNM分期中T₂代表的是
 A. 原位癌　　　　　B. 肿块最大直径≤2cm
 C. 肿块最大直径2～5cm　D. 肿块最大直径>5cm
 E. 肿块任何大小

8. 根据乳腺癌淋巴转移的主要途径，护理评估应重点关注的部位是
 A. 腹股沟　　　　　B. 颌下
 C. 颈后　　　　　　D. 颈前
 E. 腋窝

A₂型题

1. 患者女，50岁。行乳腺癌根治术后，患者化疗期间，白细胞降至$3×10^9$/L。处理应首选
 A. 加强营养　　　　B. 减少用药量
 C. 输血　　　　　　D. 改变用药方案
 E. 暂停用药，服用生血药

2. 患者女，20岁。乳房肿块，边界清楚，活动度大，生长缓慢。最常见的是
 A. 乳腺囊性增生病　B. 乳腺癌
 C. 乳腺炎性肿块　　D. 乳腺纤维瘤
 E. 乳管内乳头状瘤

3. 患者女，40岁。近2个月来间断出现左侧乳头血性溢液。局部乳房无明显红、肿、热、痛，挤捏乳头时血性溢液增多，乳房内未扪及肿块。首先考虑的疾病是
 A. 乳腺纤维腺瘤　　B. 乳腺囊性增生病
 C. 乳管内乳头状瘤　D. 乳腺癌
 E. 急性乳腺炎

4. 患者女，35岁。近1年来右侧乳房经常出现胀痛，于月经前疼痛加重，月经来潮后减轻。体检：右侧乳房可扪及多个大小不一的结节状和片状肿块，质韧而不硬，与周围乳腺组织分界不明显，并随月经周期而变化。首先考虑的疾病是
 A. 乳腺癌　　　　　B. 乳腺纤维腺瘤
 C. 急性乳腺炎　　　D. 乳管内乳头状瘤
 E. 乳腺囊性增生病

5. 患者女，48岁。乳腺癌根治术后。内分泌治疗的常用药物是
 A. 黄体酮　　　　　B. 他莫昔芬
 C. 己烯雌酚　　　　D. 绒毛膜促性腺激素
 E. 促肾上腺皮质激素

6. 患者女，34岁。左侧乳腺癌根治术后第2天，进行左上肢康复训练，其中正确的是
 A. 做转绳运动
 B. 让患者用左手洗脸、梳头
 C. 手指爬墙运动
 D. 下床使用吊带托扶左上肢
 E. 扶住患者左上肢下床活动

7. 患者女，42岁。行左侧乳腺癌根治术后生命体征平稳。家属探视时感觉伤口处包扎过紧，问护士："为什么包得这么紧啊？"护士的正确解释是
 A. 防止感染　　　　B. 保护伤口
 C. 防止皮瓣坏死　　D. 有利于引流

E. 利于肢体功能恢复
8. 患者女，29 岁。乳腺癌扩大根治术后咨询护士可以妊娠的时间是术后
A. 1 年　　　　　　　　B. 3 年
C. 5 年　　　　　　　　D. 7 年
E. 9 年

A₃型题

（1～3 题共用题干）

患者女，46 岁。右侧乳房出现无痛性肿块，边界不清，质地坚硬，直径约 2.5cm，同侧腋窝可触及 1 个淋巴结肿大。

1. 该患者最可能的诊断是
A. 乳房纤维瘤　　　　　B. 乳腺囊性增生病
C. 乳腺癌　　　　　　　D. 乳管内乳头状瘤
E. 乳房脓肿

2. 该患者最可能的治疗方法是
A. 乳房部分切除术　　　B. 乳房单纯切除术
C. 乳腺癌根治术　　　　D. 乳腺癌扩大切除术
E. 乳腺癌改良切除术

3. 患者术后进行上肢康复功能锻炼方法正确的是
A. 术后 7 天活动手部和腕关节
B. 术后 8 天开始肘部活动
C. 术后 9 天开始进行上肢外展活动
D. 术后 10～12 天开始上臂全范围关节活动
E. 术后 12 周开始循序渐进地进行肩关节活动

A₄型题

（1、2 题共用题干）

患者女，27 岁。体检发现左侧乳房外上象限有一直径 4.5cm 大小肿块，质硬，边界不清，尚可推动；左侧腋窝有 2 个肿大的淋巴结，活动尚可。穿刺活检发现有癌细胞，诊断为左乳腺癌。

1. 此患者术前备皮范围是
A. 胸部、双侧腋下
B. 胸部、上臂
C. 胸部、同侧腋下
D. 胸部、同侧腋下及上臂
E. 胸部、同侧腋下及颈部

2. 此患者行乳腺癌根治术后，为预防皮下积液及皮瓣坏死的最重要护理措施是
A. 半卧位　　　　　　　B. 抬高患肢
C. 局部沙袋压迫　　　　D. 保持伤口负压引流通畅
E. 加压包扎伤口

（3、4 题共用题干）

患者女，49 岁。因发现右侧乳房内无痛性肿块 1 个月入院。查体：右侧乳房外上象限可扪及直径约 4cm 的肿块，边界不清，质地硬。局部乳房皮肤出现"橘皮样"改变。经活组织病理学检查证实为乳腺癌，行乳腺癌改良根治术。

3. 该患者乳房皮肤出现"橘皮样"改变，是由于
A. 癌肿侵犯乳房
B. 癌肿与胸肌粘连
C. 癌细胞堵塞乳房皮下淋巴管
D. 癌肿与皮肤粘连
E. 癌肿侵犯乳房 Copper 韧带

4. 术后第 2 天，对患者实施的护理措施**不正确**的是
A. 患侧垫枕以抬高患侧上肢
B. 指导患侧肩关节的活动
C. 观察患侧肢端的血液循环
D. 保持伤口引流管通畅
E. 禁止在患侧手臂测血压、输液

参考答案与难题解析

A₁型题：1.A　2.B　3.C　4.D　5.D　6.E　7.C　8.B

4 题解析：正确触诊乳房的方法是乳房较小者仰卧，乳房较大者侧卧，肩下垫软薄枕，手臂置于头下进行。用小指、中指和环指的指尖在乳房上做循环触摸，再以不同程度（由轻至中度再加强）的压力按摩。用手指抓捏等任何一种乳房自我检查方法的错误都有可能造成误诊或漏诊。

A₂型题：1.E　2.D　3.C　4.E　5.B　6.D　7.C　8.C
A₃型题：1.C　2.E　3.D

1 题解析：中年女性，乳房发现边界不清、质硬的肿块，伴腋窝淋巴结肿大，高度怀疑乳腺癌。

2 题解析：乳腺癌手术方式应根据病理分型、疾病分期及辅助治疗的条件而定。对可切除的乳腺癌患者，手术应达到局部及区域淋巴结最大限度清除，以提高生存率之后再考虑外观及功能。对 1 期、2 期乳腺癌患者可采用改良根治术或保留乳房的乳腺癌切除术。

3 题解析：乳腺癌根治术后康复锻炼方法：①术后 24 小时内麻醉清醒后，可开始协助患者进行患侧手指和腕部的屈曲和伸张运动；②术后 3～5 天可开始肢的功能锻炼，从肘部开始逐步发展到肩部，如鼓励患者用患侧的手进行日常自理活动，像刷牙、洗脸、梳头等；③术后 7 天指导患者抬高肩部，做上举运动；④术后 10～12 天可教患者逐渐做上臂的全范围关节运动。

A₄型题：1.D　2.D　3.C　4.B

1 题解析：乳腺癌患者行根治性手术，需清扫同侧腋窝淋巴结，手术范围较大，故术前备皮范围应包括胸部、同侧腋下及上臂。

2 题解析：乳腺癌根治术后，加压包扎伤口有利于皮瓣成活，但皮瓣坏死的主要原因是皮瓣下积液，而要防止皮下积液的主要措施就是保持引流通畅。

3 题解析：乳腺癌患者当癌细胞堵塞皮内、皮下淋巴管，可导致淋巴回流障碍，出现淋巴水肿，使皮肤呈橘皮样外形。

4 题解析：乳腺癌改良根治术后 3 天内要求患侧肩部制动，以免皮瓣移动而影响愈合。

第 18 节　原发性支气管肺癌患者的护理

A₁型题

1. 按组织学分型，支气管肺癌最常见的类型为
A. 鳞状上皮细胞癌　　　B. 腺癌

C. 小细胞未分化癌　　D. 大细胞未分化癌
E. 细支气管-肺泡细胞癌
2. 肺癌中恶性程度最高的一种是
A. 鳞状上皮癌　　B. 小细胞未分化癌
C. 大细胞未分化癌　　D. 腺癌
E. 细支气管肺泡细胞癌
3. 原发性支气管肺癌最常见的早期特征性症状是
A. 刺激性呛咳　　B. 血痰
C. 发热　　D. 胸痛
E. 呼吸困难
4. 早期诊断肺癌最简便有效的方法是
A. 影像诊断学检查
B. 痰脱落细胞检查
C. 纤维支气管镜和超纤维支气管镜检查
D. 支气管肺泡灌洗术
E. 抗人肺癌单克隆抗体测试
5. 肺癌直接侵犯胸膜可引起
A. 吞咽困难　　B. 声音嘶哑
C. 霍纳综合征　　D. 上腔静脉综合征
E. 血性胸腔积液
6. 静脉注射化疗药物时不正确的做法是
A. 从远心端开始
B. 交替使用左、右臂的静脉
C. 不能反复穿刺同一静脉
D. 推注药物速度稍快
E. 不选用细小静脉
7. 肺癌转移到淋巴结的常见部位是
A. 腋窝淋巴结　　B. 锁骨下淋巴结
C. 锁骨上淋巴结　　D. 下颌下淋巴结
E. 颈后淋巴结
※8. 关于肺癌的治疗原则，下列哪一项说法不正确
A. 早期患者以手术治疗为主
B. 鳞癌与小细胞癌的治疗原则不同
C. 小细胞肺癌以放疗为主，辅以手术和（或）化疗
D. Ⅲa 期患者可采取辅助化疗+手术治疗和（或）放疗
E. 远处转移患者以姑息治疗为主
9. 关于肺癌的临床表现，哪一项不正确
A. 咯血以中央型肺癌多见
B. 发热的原因多为肿瘤继发感染
C. 气促可由于心包积液引起
D. 肺癌转移至淋巴结的典型部位为前斜角肌区
E. 转移淋巴结的大小反映了病程的早晚
※10. 下列哪一项不属于肺癌伴癌综合征的表现
A. 重症肌无力　　B. 肥大性骨关节病
C. 小脑皮质变性　　D. 高钙血症
E. 高钠血症

※11. 下列哪一项不是肺癌转移的表现
A. 皮下结节　　B. 肋骨剧痛
C. 库欣综合征　　D. 偏瘫
E. 肝大、腹水
※12. 肺癌的化疗药物中，不会引起骨髓抑制的是
A. 环磷酰胺　　B. 甲氨蝶呤
C. 多柔比星　　D. 长春新碱
E. 丝霉素
13. 原发性支气管肺癌的起源部位是
A. 毛细支气管　　B. 支气管腺体或黏膜
C. 主支气管　　D. 纵隔黏膜
E. 肺泡黏膜
14. 表示肺癌已有全身转移的表现是
A. 痰中有血　　B. 持续性胸痛
C. 股骨局部破坏　　D. 间歇性高热
E. 持续性胸腔积液

A₂型题
※1. 患者女，54岁。已诊断为小细胞未分化肺癌，进行放射治疗期间对放疗照射部位皮肤的护理，下列哪一项是错误的
A. 局部照射部位忌贴胶布，宜涂凡士林防皲裂
B. 嘱患者切勿擦去皮肤放射部位的标志
C. 洗澡时，不能用肥皂搓擦
D. 宜穿宽松柔软的衣服，防止摩擦
E. 避免阳光照射或冷热刺激
※2. 患者男，67岁。已诊断为肺癌，化疗期间患者出现恶心、呕吐。下列处理不正确的是
A. 减慢药物滴注速度，遵医嘱给予甲氧氯普胺（灭吐灵）
B. 如有呕吐，嘱患者适量多饮水，补充水电解质
C. 避免不良气味刺激
D. 可饮少量碳酸饮料，抑制恶心反射
E. 化疗前后2小时内避免进餐
3. 患者男，60岁。20年前曾患肺结核，近2个月来出现刺激性咳嗽，痰中带血丝，伴左胸痛、发热，X线片示右上肺 4cm×3cm 大小的阴影，边缘模糊，周围毛刺，痰液找癌细胞 3 次均为阴性。应考虑的诊断为
A. 肺结核　　B. 慢阻肺
C. 支气管肺炎　　D. 肺脓肿
E. 肺癌
4. 患者男，55 岁。胸部 CT 检查示右下肺叶直径 3.4cm、不规则高密度肿块阴影，同侧肺门淋巴结肿大，直径约 1.0cm，支气管纤维镜检查示鳞癌，行全肺切除术。该患者术后第 1 日，血压 120/80mmHg，心率 88 次/分，呼吸 22 次/分，体温 37.5℃，中心静脉压（CVP）16cmH$_2$O，尿颜

色和量正常。下列护理措施中正确的是
A. 保持胸腔引流管通畅使之呈全开放状态
B. 控制钠盐摄入
C. 尽快引流其胸腔积血积液,预防感染
D. 取健侧卧位
E. 输液速度控制在 50 滴/分左右

5. 某肺癌患者接受化疗,护士静脉推注多柔比星 20mg+0.9%氯化钠溶液 20ml 时,不慎将药液漏至血管外。以下哪一项处理**错误**
A. 停止注射,拔出针头
B. 支托痛处
C. 普鲁卡因注入局部皮下
D. 局部热敷
E. 氢化可的松油膏外敷

6. 患者女,原有肺癌病史,现怀疑为肿瘤转移至胸膜,其胸腔积液外观应为
A. 透明　　　　　　B. 绿色
C. 微浑　　　　　　D. 黄色
E. 血性

※7. 患者男,68 岁。咳嗽 1 个月,咯血痰 2 周,伴消瘦、无发热、胸闷、气促,吸烟 50 年,每天 20 支。该患者应首选下列哪一项检查
A. 胸部 X 线　　　　B. 肺功能
C. 纤维支气管镜检查　D. 肿瘤标志物检查
E. 痰涂片找抗酸杆菌

8. 患者女,45 岁。胸透发现右下肺炎性改变。为排除肺癌,应首先采用下列哪一种检查
A. 支气管造影　　　B. 痰脱落细胞检查
C. 胸部 CT　　　　D. 肺活检
E. 纤维支气管镜检查

9. 患者男,50 岁。有吸烟史,咳嗽、痰中带血 15 天,胸部 CT 示右肺上叶阻塞并阻塞性肺炎,未发现淋巴结肿大。纤维支气管镜活检示高分化鳞状细胞癌。主要的治疗措施为
A. 经纤支镜电刀切割瘤
B. 镇咳、止血治疗
C. 手术治疗
D. 放疗
E. 化疗

10. 患者男,65 岁。咳嗽、咯血痰 1 个月,伴消瘦、乏力、全身骨痛,X 线胸片示右上肺阴影,核素骨扫描示全身骨骼多发性核素浓聚病灶,主要的治疗措施为
A. 手术治疗　　　　B. 手术治疗+放疗
C. 手术治疗+化疗　　D. 根治性放疗
E. 姑息治疗

11. 患者男,72 岁。咳嗽、咯血痰 2 周,伴右侧眼睑下垂、瞳孔缩小、眼球内陷。吸烟 30 年,每天 20 支。该患者最可能的诊断为
A. Cushing 综合征
B. 副肿瘤综合征
C. 内分泌失调综合征
D. Horner 综合征
E. 上腔静脉阻塞综合征

12. 患者男,65 岁。右胸痛 2 月余,进行性加重,有咳嗽、咯血痰、消瘦,近 1 周来气促,夜间不能平卧。X 线胸片示大量胸腔积液,并找到腺癌细胞,目前正确的处理措施是
A. 抽胸腔积液会丢失大量蛋白,不应反复进行
B. 不用镇痛剂以免成瘾
C. 胸腔内可以注射抗肿瘤药物
D. 应尽量手术根治原发肿瘤
E. 胸腔内可以注射四环素或红霉素以预防感染

13. 患者男,70 岁。因患肺癌行多次放疗。护士进行皮肤护理正确的是
A. 保持皮肤干燥、清洁　B. 按摩
C. 热敷理疗　　　　　　D. 外用药物
E. 用肥皂水清洗

14. 患者男,68 岁。诊断为支气管肺癌,行手术切除病灶后准备出院。出院时健康指导,应告诉患者出现以下哪种情况时必须尽快返院就诊
A. 夜间咳嗽　　　　B. 鼻塞流涕
C. 伤口瘙痒　　　　D. 食欲下降
E. 痰中带血

15. 患者男,65 岁。支气管肺癌手术后 3 天。目前一般情况尚可,但有痰不易咳出。最适宜采取的排痰措施是
A. 指导深呼吸咳嗽　　B. 给予叩背
C. 给予机械震荡　　　D. 给予体位引流
E. 给予吸痰

16. 患者男,67 岁。肺癌,给予环磷酰胺化疗。护士需要密切观察该患者的不良反应是
A. 心脏损害　　　　B. 脱发
C. 胃肠道反应　　　D. 出血性膀胱炎
E. 口腔溃疡

17. 患者男,67 岁。肺癌,给予环磷酰胺化疗。护士需要密切观察该患者的不良反应是
A. 心脏损害　　　　B. 脱发
C. 胃肠道反应　　　D. 出血性膀胱炎
E. 口腔溃疡

A₃ 型题

(1~3 题共用题干)

患者男,56 岁。近 3 个月来咳嗽,痰中带血,经抗感染、对症治疗后症状改善,但胸片示右肺门旁

3cm×3cm左右肿块影,边缘模糊,右肺尖有钙化。吸烟多年,10年前曾患右上肺结核,已治愈,平素体健。

1. 为确诊最恰当的检查方法是
A. 经胸壁穿刺活检
B. 再次痰液检查找癌细胞
C. 支气管纤维镜检查
D. 胸部CT
E. 纵隔镜检查

2. 该患者确诊为中央型肺癌,行右全肺叶切除术加淋巴结切除术,不可能发生的并发症是
A. 出血   B. 感染
C. 肺不张   D. 肺水肿
E. 腹泻

3. 该患者手术后第1天,其护理措施中错误的是
A. 协助患者深呼吸及咳嗽
B. 适当给予镇痛药
C. 24小时补液量控制在2000ml内
D. 取头低仰卧位引流排痰
E. 患者生命体征平稳后,协助其床旁站立、移步

A₄型题

(1~4题共用题干)

患者男,55岁。因咳嗽、痰中带血2个月来我院就诊,经检查确诊为中心型肺癌,拟行手术治疗。

1. 患者的术前指导正确的是
A. 减少抽烟
B. 避免腹式呼吸
C. 保持口腔清洁
D. 锻炼浅而快的呼吸
E. 避免将胸腔引流的方法告知患者以免引起焦虑和恐惧

2. 患者术后呼吸道护理措施中错误的是
A. 吸氧
B. 定时给患者叩背
C. 鼓励患者浅快呼吸
D. 鼓励患者咳嗽
E. 气管插管者应严密观察其导管的位置

3. 如患者已行全肺切除术,术后正确的护理措施是
A. 24小时补液量3000ml
B. 输液速度为50滴/分
C. 取全患侧卧位
D. 取患侧1/4侧卧位
E. 胸腔引流管一般呈开放状态

4. 如患者已行肺段切除术,术后患者应取
A. 平卧位   B. 头低足高仰卧位
C. 健侧卧位   D. 1/4侧卧位
E. 患侧卧位

(5、6题共用题干)

患者男,48岁。汽车修理工。间断咳嗽3个月,无痰。近20天出现咳嗽加剧,痰中带血,无发热、寒战等症状。查体:体温36.7℃,脉搏78次/分,呼吸19次/分,血压110/70mmHg,浅表未扪及淋巴结。高度怀疑肺癌。

5. 在收集患者病史资料时,不能遗漏的重要信息是
A. 吸烟史   B. 服药史
C. 婚姻状况   D. 营养状况
E. 心理状态

6. 患者确诊为肺癌,给予化疗。输注化疗药前需要建立静脉通道,首选的液体为
A. 5%葡萄糖溶液   B. 10%葡萄糖溶液
C. 5%葡萄糖盐水   D. 生理盐水
E. 林格液(复方氯化钠溶液)

(7~10题共用题干)

患者男,48岁。支气管肺癌。病理组织报告为"鳞状细胞癌"。

7. 按解剖学部位分类,该肿瘤最常见的类型是
A. 周围型   B. 混合型
C. 边缘型   D. 中央型
E. 巨块型

8. 患者进行肺癌切除术后,需要进行化疗。输注化疗药前与患者沟通,最重要的注意事项是
A. 健康教育   B. 评估血管
C. 保护血管   D. 血液检验指标正常
E. 告知患者,并要求签署化疗同意书

9. 患者在输注化疗药过程中,突然感觉静脉穿刺处疼痛,紧急处理措施是
A. 安慰患者
B. 检查有无回血,如有回血继续输注
C. 拔掉液体
D. 立即停止输液,做进一步处理
E. 通知医生

10. 患者治疗过程中,白细胞低于多少时应停止化疗或减量
A. 6.5×10⁹/L   B. 5.5×10⁹/L
C. 4.5×10⁹/L   D. 3.5×10⁹/L
E. 2.5×10⁹/L

参考答案与难题解析

A₁型题:1.A 2.B 3.A 4.B 5.E 6.D 7.C 8.C 9.E 10.E 11.C 12.D 13.B 14.C

8题解析: 肺癌分为非小细胞肺癌(包括鳞癌、腺癌、大细胞癌)和小细胞肺癌两大类。非小细胞肺癌的治疗原则:Ⅰ~Ⅲa期采用以手术为主的综合治疗,Ⅲb期采用以放疗为主的综合治疗,Ⅳ期化疗为主。小细胞肺癌的治疗原则:以化疗为主,辅以手术和(或)放疗。

10题解析：肺癌伴癌综合征的主要表现有肥大性骨关节病、杵状指、男性乳房发育、库欣综合征、低钠血症、小脑皮质变性、重症肌无力、周围神经病变、高钙血症等。

11题解析：肺癌转移至脑可表现为头痛、偏瘫、共济失调等；转移至肝可表现为肝区疼痛、肝大、腹水等；转移至骨骼可表现为肋骨剧痛、骨盆疼痛等；转移至淋巴结、皮肤可表现为皮下结节等，而库欣综合征属于肺癌伴癌综合征的表现。

12题解析：在肺癌常用的化疗药物中长春新碱的主要不良反应：①神经系统毒性，主要引起外周神经症状；②有局部组织刺激作用；③可见脱发，偶见血压的改变；④骨髓抑制和消化道反应较少。

A₂型题：1. A 2. B 3. E 4. B 5. D 6. E 7. C 8. B 9. C 10. E 11. D 12. C 13. A 14. D 15. E 16. E 17. D

1题解析：对放身照射部位皮肤，应采取措施预防皮肤破损：①嘱患者切勿擦去皮肤照射部位的标志；②局部禁涂凡士林等难以清洗的软膏，忌贴胶布；③患者宜穿宽松柔软的衣服，防止摩擦；④避免阳光照射或冷热刺激；⑤洗澡时，不用肥皂或搓揉，亦不用化妆品涂擦。

2题解析：肺癌化疗患者如有呕吐，可嘱患者进较干的食物，餐中少饮水，餐后休息片刻。

7题解析：该患者的检查结果示肺癌已经转移至全身多处骨骼。因此，根据肺癌的治疗原则应以姑息治疗为主。

A₃型题：1. C 2. E 3. D

1题解析：根据患者病史，高度怀疑肺癌，而确诊肺癌最可靠的检查就是支气管纤维镜检查。

2题解析：胸部手术后一般不会并发腹泻，除非有不洁饮食。

3题解析：胸部手术后一般要求取高半坐卧位，有利于呼吸和引流。

A₄型题：1. C 2. C 3. D 4. C 5. A 6. D 7. D 8. E 9. D 10. D

1题解析：胸部手术前要求患者戒烟、练习腹式呼吸和深呼吸、保持口腔清洁、进行胸腔闭式引流等相关知识的健康教育。

2题解析：胸部手术后应鼓励患者深呼吸和有效的咳嗽，避免并发肺不张和肺部感染。

3题解析：患侧全肺切除术后为了防止肺水肿，应将24小时输液量控制在2000ml，输液速度为20滴/分；应取患侧1/4侧卧位，以免纵隔过度移位而影响心功能；胸腔引流管一般呈钳闭状态，以保证患侧胸腔内有一定的渗液，减轻或纠正明显的纵隔移位。

4题解析：肺段或肺叶切除术后应取健侧卧位，有利于患侧肺的膨胀与扩张。

5题解析：吸烟是肺癌发病的一个重要因素。

6题解析：恶性肿瘤患者在静脉输注化疗前后均需用生理盐水冲管。

7题解析：支气管肺癌按细胞类型分为4种，鳞状细胞癌最常见，常为中央型肺癌。

8题解析：临床工作中输注化疗药前需告知患者，并要求签署化疗同意书。

9题解析：患者在输注化疗药过程中，突然感觉静脉穿刺处疼痛，最可能的情况就是化疗药物漏到血管外，应立即停止输液，做进一步处理，防止局部组织坏死。

10题解析：在化疗过程中，当白细胞低于3.5×10⁹/L时，患者抵抗力下降，易并发严重感染，应停止化疗或减量。

第19节 骨肉瘤患者的护理

A₁型题

1. 最常见的恶性原发性骨肿瘤是

A. 软骨肉瘤 B. 骨肉瘤
C. 尤因肉瘤 D. 纤维肉瘤
E. 骨髓瘤

2. 关于骨肉瘤以下说法错误的是

A. 恶性程度较高
B. 主要症状为疼痛
C. 多发生于股骨下端和胫骨上端
D. 多见于10~20岁青少年
E. 颅内转移发生率较高

3. 骨肉瘤最容易发生转移的脏器是

A. 脑 B. 肺
C. 肝 D. 脾
E. 肾

※4. 骨肉瘤化疗的护理不包括

A. 防止药液外渗
B. 定期检查血常规
C. 在头部放置暖水袋防止脱发
D. 化疗前半小时给予止吐药
E. 多饮水

A₂型题

1. 患者男，48岁。怀疑为右股骨骨肉瘤，以下能确诊的检查是

A. B超 B. X线
C. CT D. 活组织检查
E. 血碱性磷酸酶测定

2. 患者女，17岁。右膝关节下持续性疼痛6天，以夜间为甚。查体：右膝关节下明显肿胀，皮温增高，静脉怒张，膝关节活动受限，X线检查胫骨上端可见Codman三角，该患者最可能的诊断是

A. 骨软骨瘤 B. 骨巨细胞瘤
C. 骨肉瘤 D. 骨样骨瘤
E. 软骨肉瘤

3. 患者女，38岁。诊断为骨肉瘤。在接受化学药物治疗后，其日常生活中需护理干预的不良行为是

A. 每日饮水量多
B. 进食辛辣、油腻刺激性食物
C. 定期复查
D. 避免疲劳
E. 睡前及餐后漱口

A₃型题

（1、2题共用题干）

患者男，52岁。因右膝关节持续性疼痛10天入院，已诊断为右股骨骨肉瘤，拟行截肢手术。

1. 术前化疗不正确的是

A. 药物应现配现用，防止药液外渗

B. 化疗前半小时给予止吐药物，以预防恶心、呕吐
C. 白细胞降至 3×10^9/L、血小板降至 80×10^9/L，可继续化疗
D. 头部放置冰袋降温，预防脱发
E. 定期检查肝、肾功能及心电图

2. 手术后患者出现幻肢痛，正确的处理方法是
A. 给予镇痛药物
B. 热敷、理疗
C. 行神经阻断手术
D. 应用放松疗法等心理治疗手段
E. 鼓励活动

参考答案与难题解析

A_1 型题：1.B 2.E 3.B 4.C
4 题解析：化疗患者均有脱发，可在头部放置冰袋降温，减少毛囊部血运，降低头部皮下组织的血药浓度，预防脱发。
A_2 型题：1.D 2.C 3.B
A_3 型题：1.C 2.D
1 题解析：白细胞<3×10^9/L，血小板<80×10^9/L，提示骨髓抑制严重，应停药。
2 题解析：幻肢痛是指截肢患者在术后相当一段时间内对已经切除部分的肢体存在着一种虚幻的疼痛感觉。多为持续性疼痛，且以夜间为甚。护理上可采取心理诱导和心理治疗预防。

第 20 节　甲状腺肿瘤患者的护理

A_1 型题

1. 分泌大量降钙素的甲状腺癌是
A. 乳头状癌　　　B. 未分化癌
C. 转移癌　　　　D. 髓样癌
E. 滤泡状腺癌

2. 下列甲状腺癌中，恶性程度最高的是
A. 滤泡状腺癌　　B. 巨细胞癌
C. 未分化癌　　　D. 髓样癌
E. 乳头状癌

※3. 恶性肿瘤 TNM 分类中 M 表示
A. 原发肿瘤　　　B. 恶性程度
C. 区域淋巴结　　D. 远处转移
E. 预后情况

※4. 可作为甲状腺肿瘤定性诊断的检查是
A. CT　　　　　　B. B 超
C. X 线造影　　　D. MRI
E. 病理检查

5. 下列有关恶性肿块的特征的描述不正确的是
A. 边界不清楚　　B. 表面高低不平
C. 早期出现疼痛　D. 质地坚硬
E. 固定、不活动

6. 甲状腺癌的患者化疗期间白细胞降至 3×10^9/L，首先应
A. 加强营养　　　B. 减少用药量
C. 少量输血　　　D. 服用生血药物
E. 暂停用药

A_2 型题

※1. 患者男，40 岁，因甲状腺癌入院手术治疗，今为术后第 2 天，患者出现手足抽搐，有效的治疗是
A. 吸氧
B. 予以高蛋白食物
C. 静脉输入高渗的葡萄糖水
D. 静脉注射 10%葡萄糖酸钙
E. 给予镇静药物

※2. 某护士为一名患有淋巴肉瘤的患者静脉注射氮芥，患者感到局部明显疼痛，肿胀，回抽无回血，立即拔出针头，但局部仍痛。下列处理哪项正确
A. 给止血药　　　　B. 给热水袋热敷
C. 以 50%硫酸镁湿热敷　D. 外敷止痛膏
E. 局部冷敷以 10%硫代硫酸钠局部封闭

※3. 患者男，48 岁。甲状腺癌手术后饮水出现呛咳，发音正常，音调无明显改变，可能是因为
A. 一侧喉返神经损伤　B. 双侧喉返神经损伤
C. 喉上神经内支损伤　D. 喉上神经外支损伤
E. 喉上神经内外支均损伤

参考答案与难题解析

A_1 型题：1.D 2.C 3.D 4.E 5.C 6.E
3 题解析：T 为原发肿瘤，N 为区域淋巴结，M 为远处转移。
4 题解析：肿瘤的良、恶性定性检查是病理学检查。
A_2 型题：1.D 2.E 3.C
1 题解析：患者术后出现手足抽搐是因为手术中切除了甲状旁腺导致的低钙血症的表现，应该补充钙剂。
2 题解析：肿瘤患者化疗时，硫代硫酸钠是氮芥的解毒剂。
3 题解析：喉上神经内支管理喉黏膜的感觉，损伤时引起呛咳。

附：全麻患者的护理

A_1 型题

1. 为防止全麻时呕吐物误吸，术前禁食禁饮的时间是
A. 4 小时禁食，2 小时禁水
B. 6 小时禁食，4 小时禁水
C. 8 小时禁食，6 小时禁水
D. 10 小时禁食，4 小时禁水
E. 12 小时禁食，4～6 小时禁水

※2. 全麻患者清醒前最重要的护理是
A. 每 15 分钟测生命体征一次
B. 防止意外损伤
C. 保持输液道通畅
D. 注意观察伤口渗血情况
E. 去枕平卧，头偏向一侧

3. 麻醉前禁食禁饮的主要目的是
A. 防止术后尿潴留
B. 防止术中排便
C. 防止术后腹胀
D. 利于术后胃肠功能恢复
E. 预防术中呕吐物误吸

4. 全麻患者完全清醒的标志是
A. 能睁眼看人
B. 眼球转动
C. 呻吟翻身
D. 能准确回答问题
E. 睫毛反射恢复

5. 全麻非胃肠道手术进食时间为
A. 术后4小时
B. 术后6小时
C. 术后8小时
D. 术后12小时
E. 术后24小时

6. 患者麻醉前准备，下列**不正确**的选项是
A. 高血压患者应降压治疗
B. 严重贫血者少量多次输血
C. 纠正水电解质平衡失调
D. 有活动性出血的患者待失血补足后，才能施行手术
E. 心力衰竭者抗心力衰竭

7. 预防全麻术后患者发生呼吸困难，下列最重要的是哪项
A. 气管插管
B. 加压给氧
C. 注射激素
D. 去枕头侧位
E. 注射阿托品

A₂型题

1. 患者女，35岁，全麻术后未清醒，突然出现鼾声，可能是因为
A. 舌后坠
B. 喉痉挛
C. 即将醒来
D. 麻醉过深
E. 呼吸道被痰堵塞

2. 患者男，25岁，全麻下颅脑手术，术后已清醒。应采取的体位是

A. 半卧位
B. 平卧位
C. 头高斜坡位
D. 平卧头转向
E. 侧卧位

3. 患者女，32岁，在全麻下行胆囊切除术，术后早期出现恶心、呕吐。考虑原因为
A. 麻醉反应
B. 颅内压增高
C. 糖尿病酸中毒
D. 尿毒症
E. 低钾血症

A₃型题

（1、2题共用题干）

患者男，50岁，在全麻下行舌癌根治术，术后入ICU监测，麻醉未醒。

1. 患者血压、脉搏正常，呼吸困难，呼吸时喉头有啰音。应考虑
A. 舌后坠
B. 喉痉挛
C. 呕吐物窒息
D. 呼吸节律紊乱
E. 呼吸道分泌物过多

2. 该患者入ICU应采取的体位
A. 仰卧位
B. 半卧位
C. 去枕平卧位
D. 头高卧位
E. 去枕平卧，偏向一侧

参考答案与难题解析

A₁型题：1.E 2.E 3.E 4.D 5.B 6.D 7.D
2题解析：全麻未清醒患者去枕平卧，头偏向一侧预防呼吸道分泌物导致的窒息。
A₂型题：1.A 2.C 3.A
A₃型题：1.E 2.E

1题解析：舌后坠表现为鼾声，喉痉挛表现为鸡鸣音，呕吐物窒息表现为呼吸困难，呼吸道分泌物过多表现为痰鸣音或喉头啰音。

2题解析：全麻未清醒患者应取去枕平卧位，头偏一侧，防呕吐窒息。腰麻术后体位为去枕平卧6~8小时，防头痛。硬膜外麻醉术后应取平卧位4~6小时，防血压下降。